看護学テキスト NiCE

病態・治療論［10］

感染症／アレルギー／膠原病

編 集

竹末 芳生

一木 薫

佐野 統

東 直人

南江堂

執筆者一覧

1 感染症

編集

竹末　芳生　兵庫医科大学感染制御学教授
一木　　薫　兵庫医科大学病院感染制御部看護師長

執筆（執筆順）

中嶋　一彦　兵庫医科大学感染制御部講師
竹末　芳生　兵庫医科大学感染制御学教授
大久保　憲　平岩病院院長/東京医療保健大学名誉教授
鍋谷　佳子　大阪大学医学部附属病院看護部副看護部長/感染制御部
一木　　薫　兵庫医科大学病院感染制御部看護師長
石井　良和　東邦大学医学部微生物・感染症学講座教授
藤田　昌久　日本医科大学付属病院医療安全管理部感染制御室/副看護部長
健山　正男　琉球大学大学院医学研究科感染症・呼吸器・消化器内科学准教授
笠原　　敬　奈良県立医科大学感染症センター准教授
清祐麻紀子　九州大学病院検査部
幸福　知己　住友病院臨床検査技術科科長
臼井　哲也　長崎大学病院検査部
栁原　克紀　長崎大学大学院医歯薬学総合研究科病態解析・診断学分野教授
三澤　成毅　順天堂大学医学部附属順天堂医院臨床検査部
平井　　潤　琉球大学医学部附属病院第一内科
小林美奈子　三重大学大学院医学系研究科先端的外科技術開発学講師
楠　　正人　三重大学大学院医学系研究科消化管・小児外科学/先端的外科技術開発学教授
松元　一明　慶應義塾大学薬学部教授
垣内　大樹　慶應義塾大学医学部救急医学
佐々木淳一　慶應義塾大学医学部救急医学教授
山本　善裕　富山大学大学院医学薬学研究部感染予防医学講座教授
山岸　由佳　愛知医科大学病院感染症科/感染制御部特任教授
三鴨　廣繁　愛知医科大学病院感染症科/感染制御部教授
大毛　宏喜　広島大学病院感染症科
吉田　雅博　国際医療福祉大学医学部消化器外科学講座教授
重村　克巳　神戸大学大学院医学研究科腎泌尿器科学
矢野　晴美　国際医療福祉大学医学教育統括センター・感染症学教授
安田　　満　岐阜大学医学部附属病院生体支援センター講師
中川　　登　兵庫医科大学皮膚科学講師
上田　敬博　近畿大学病院救命救急センター
小谷　穣治　神戸大学大学院医学研究科外科学講座災害・救急医学分野教授
木幡　一博　日本赤十字社医療センター脊椎整形外科
山田　浩司　関東労災病院整形外科・脊椎外科副部長
尾内　一信　川崎医科大学小児科学教授
浮村　　聡　大阪医科大学内科学Ⅲ専門教授/附属病院感染対策室長
平岡　政信　和歌山県立医科大学耳鼻咽喉科・頭頸部外科
保富　宗城　和歌山県立医科大学耳鼻咽喉科・頭頸部外科教授

畑　　啓昭　国立病院機構京都医療センター外科・感染制御部
徳江　　豊　群馬大学医学部附属病院感染制御部診療教授
時松　一成　昭和大学医学部内科学講座臨床感染症学部門准教授
吉田耕一郎　近畿大学病院安全管理部感染対策室教授
藤本　寛樹　大阪市立大学大学院医学研究科臨床感染制御学病院講師
掛屋　　弘　大阪市立大学大学院医学研究科臨床感染制御学教授
河野　　圭　長崎大学病院感染制御教育センター
泉川　公一　長崎大学大学院医歯薬学総合研究科臨床感染症学教授
寺田　喜平　川崎医療福祉大学こども医療福祉学科特任教授
西　順一郎　鹿児島大学大学院医歯薬学総合研究科微生物分野教授
奥田真珠美　兵庫医科大学小児科学講座臨床教授
新垣　伸吾　琉球大学大学院医学研究科感染症・呼吸器・消化器内科学
鈴木　　崇　東邦大学医療センター大森病院眼科眼疾患先端治療学講座寄附講座准教授
太田　伸生　鈴鹿医療科学大学保健衛生学教授
鈴木　幹三　名古屋市立大学地域包括医療学寄附講座講師
石橋　大輔　長崎大学大学院医歯薬学総合研究科感染分子解析学准教授
藤谷　好弘　大阪大学大学院医学系研究科感染制御学講座
大石　和徳　富山県立衛生研究所所長

2/3 アレルギー/膠原病

編集

佐野　　統　京都岡本記念病院院長/兵庫医科大学名誉教授
東　　直人　兵庫医科大学内科学リウマチ・膠原病科准教授

執筆（執筆順）

松井　　聖　兵庫医科大学内科学リウマチ・膠原病科教授
東　　直人　兵庫医科大学内科学リウマチ・膠原病科准教授
田村　誠朗　兵庫医科大学内科学リウマチ・膠原病科
佐野　　統　京都岡本記念病院院長/兵庫医科大学名誉教授
北野　将康　京都岡本記念病院リウマチ・膠原病内科部長
関口　昌弘　兵庫県立西宮病院リウマチ科医長
森本　麻衣　兵庫医科大学内科学リウマチ・膠原病科
古川　哲也　兵庫医科大学内科学リウマチ・膠原病科
横山　雄一　兵庫医科大学内科学リウマチ・膠原病科
谷　　　名　兵庫医科大学内科学リウマチ・膠原病科
西岡　亜紀　西宮渡辺病院リウマチ科
荻田　千愛　兵庫医科大学内科学リウマチ・膠原病科
吉川　卓宏　兵庫医科大学内科学リウマチ・膠原病科
安部　武生　神戸市立医療センター西市民病院リウマチ・膠原病内科
角田慎一郎　住友病院膠原病・リウマチ内科診療主任部長
房間　美恵　行岡病院看護部/大阪行岡医療大学特任准教授
中原　英子　大阪行岡医療大学医療学部教授/行岡病院

第1部
はじめに

本書は看護学生向けテキスト「NiCE シリーズ」の1領域で，看護学生が専門基礎科目として，領域別に病態・治療を学ぶ際に使用されるテキストです．第1部「感染症」の構成は，第I章の感染症総論，第II章の感染症の診断・治療，第III章の感染症各論の3部構成となっており，執筆者はいずれもその領域でトップクラスの先生方にお願いいたしました．教科書としての利用はもとより，臨床実習や国家試験，さらに看護師になったときでも実地臨床で対応できる感染症に関する知識が満載となっています．

本書に記載されている内容をさらに理解しやすくするために，「臨床で役立つ知識」と「もう少しくわしく」が記載されています．前者は看護学生が臨床に出た際に役立つ基本的知識で臨床とのつながりを感じられる内容とし，後者は本文の解説を補足・補強する内容としています．また必要に応じて，コラムも執筆されていますので参照いただければと存じます．

現在，わが国での感染対策は infection control nurse（ICN）が中心となって行われています．病院に専従の ICN が働いていれば，すべての入院患者に加算が付き，病院経営にも大きな貢献となっています．

本書を活用し，一人でも多くの看護学生が感染症に興味を示し，将来の ICN を目指していただければと期待しています．

2019年6月

竹末　芳生

第2/3部
はじめに

アレルギーとは本来外部からの侵入物を排除するために存在する「免疫反応」が特定の物質（抗原・アレルゲン）に対して過剰に起こることをいいます．アレルギーが原因となって起こる病気がアレルギー疾患です．それには，喘息，アトピー性皮膚炎，アレルギー性鼻炎，アレルギー性結膜炎，薬物アレルギー，食物アレルギー，蕁麻疹などが含まれます．先進国ではアレルギー疾患の有病率は高まる傾向にあります．近年，アレルギー疾患の診断，治療は飛躍的に進歩しています．診断においては原因アレルゲンの検索が可能となりました．治療では減感作療法，薬物療法，手術療法などがあります．また，生活指導も重要です．

膠原病は免疫力に異常をきたし，全身のあらゆる臓器に慢性的な炎症を引き起こす疾患群の総称です．免疫力は本来，外部からの病原菌や異常な細胞に対してのみ働きますが，なんらかの原因でこのシステムが異常を起こし，自身を構成する細胞と外部から侵入した病原菌の識別が不能となり，病原菌がいないにもかかわらず自身の細胞や組織を病原菌であると認識してしまいます．その結果，本来は病原菌にのみ反応するリンパ球や抗体が自身の細胞に対して産生され，体のいたるところで炎症を引き起こすことにより，多彩な臓器障害が生じます．これが膠原病の発症機序と考えられています．

膠原病は1942年クレンペラー博士によって命名された疾患群です．当初は，関節リウマチ，全身性エリテマトーデス，強皮症，多発性筋炎・皮膚筋炎，結節性動脈周囲炎，リウマチ熱の6疾患に分類されました．これらは古典的膠原病と呼ばれ，現在では，その臨床症状や経過，病理学的特徴，異常免疫の機序，検査所見からさらに細分化されています．リウマチ性疾患や自己免疫疾患といわれることもあります．膠原病の診断と治療は近年著明に進歩しています．膠原病も治る疾患となりました．早期からの積極的な治療で関節リウマチにおいても関節破壊や変形が防止され，身体障害の出現を防ぐことが可能となっています．特に，生物学的製剤や低分子化合物などの開発が膠原病治療を劇的に変えました．そのため，看護においては薬剤の特徴と副作用を十分に熟知する必要があります．服薬や自己注射の指導も大切です．症状が安定すれば，積極的に患者さんの日常生活動作を高めるように努める必要があります．

「複雑で知識の整理がむずかしそう」と思われがちな免疫反応について，わかりやすくなるよう，項目立てには細心の注意を払いました．みなさまの実臨床に役立つことを願っております．

2019年6月

佐野　統

目次

1 感染症

2 アレルギー

3 膠原病

第Ⅸ章　膠原病各論　239

第１部　感染症

第Ⅰ章　感染症総論

1 感染症総論

A 感染と保菌

感染の定義

微生物が別の生物に侵入，付着し，安定的に増殖することを感染といい，すべての微生物が体内に定着するのではなく，通過することも多い．感染が生じるヒトなどの生物のことを宿主(しゅくしゅ)とよぶ．感染した微生物または産生する毒素などにより，宿主が臨床症状を引き起こすことを発病といい，感染による疾病を感染症という．感染後，発病するまでの期間が潜伏期間であり，病原体によってはある程度一定であるため，感染時期や原因微生物の推測に役立つ．

定着と保菌

微生物が宿主体内に侵入すれば必ず感染，発病するわけではなく，皮膚や消化管などに病原性を示すことなく微生物が生息することを定着という．皮膚や消化管などで形成される一定の微生物の集落を常在細菌叢(さいきんそう)（正常細菌叢）といい，ほかの有害な微生物の増殖を阻止する作用もある．病原微生物は検出されるが，症状を示さない宿主を保菌者（キャリア）といい，感染源となることがある．

顕性感染と不顕性感染

自覚的あるいは他覚的に症状を呈する感染を顕性感染，症状がないか，症状がごく軽度で，抗体産生など免疫反応のみ生じるものを不顕性感染という．水痘後の帯状疱疹のように感染後いったん症状が消失しても，宿主体内に潜在し続けるものを潜伏感染という．

B 微生物の病原性

微生物の病原性に関与する因子

微生物が宿主に対し感染症を生じさせるかは，感染した微生物の数，感染力，毒性と宿主の防御能力とのバランスによる．

感染症を起こさせる要素である病原因子が宿主の防御を凌駕すると感染が生じる．感染症を生じさせる主な因子として以下のものがある．

1）宿主に接着するための接着因子

細菌の線毛や菌体表面の糖タンパク，糖脂質，ウイルスの表面抗原がこの役割を果たす．

2）侵入に関する因子

細胞に付着後，細胞内や組織に入り込む性質であり，チフス菌，赤痢などは細胞や組織に侵入する．

3）貪食に抵抗する因子

組織や細胞に侵入した微生物は白血球などの免疫機構から逃れるための手段として，莢膜(きょうまく)などの多糖体を産生し白血球の食作用に抵抗する．また結核菌やレジオネラ菌は，貪食された細胞の中でも貪食細胞の活性酸素などの殺菌力に抵抗し，生存，増殖する能力をもつ．

4）毒素

微生物に由来する毒素は，内毒素と外毒素に分けられる．内毒素とは，グラム陰性菌の菌体表面の構成成分のひとつであるリポ多糖体（lipopolysaccharide：LPS）である．LPSは，免疫系細胞を活性化させることにより，発熱やエンドトキシンショックの原因となる．ある種の微生物は，外毒素を産生する．外毒素は微生物の種類により特有な物質であり，神経毒，腸管毒，細胞毒など多様な作用を示す物質である．

C 感染防御機構

生体防御は，感染を生じる体内へ侵入する細菌，ウイルス，真菌，原虫などを認識し，排除する機構である．また一度感染，侵入した微生物の特徴を記憶し，同じ微生物が再度侵入した際にすみやかに排除する働きをする．これを利用したものがワクチンである．

自然免疫と獲得免疫

免疫には，マクロファージや好中球などヒトが生まれながらにして保有している自然免疫系（innate immunity）と，T細胞，B細胞が関与し，出生後獲得する獲得免疫系（acquired immunity）がある．自然免疫系は恒常的に発現しているため，非自己に対して迅速に対応できるが，非特異的な反応であり防御能力には限界がある．一方，獲得免疫系は微生物に特異的な防御作用を示すため，反応までに時間がかかるが，高い防御能力と特異性を有する．

液性免疫と細胞性免疫

免疫現象からの分類では，免疫グロブリン，補体などの液性免疫と，マクロファージや好中球などの食細胞やT細胞などが関与する細胞性免疫がある．これらの免疫担当細胞がネットワークを構築することで，免疫反応が調整されている．

D 日和見感染

日和見感染とは生体の防御能力が先天的に脆弱，欠損，あるいは後天的に低下し，通常では感染症を発症しない弱毒菌や非病原性菌で生じる感染症をいう．また，日和見感染を生じる状態の宿主を，易感染性宿主（compromised host）という．先天性の免疫不全には，T細胞の分化異常に伴うディジョージ（DiGeorge）症候群，B細胞の分化異常であるX連鎖無ガンマグロブリン血症，白血球の機能異常により殺菌能低下をきたす慢性肉芽腫症，補体系の異常である補体欠損症などがある．続発的な免疫不全には，ヒト免疫不全ウイルス（human immunodeficiency virus：HIV）感染によるリンパ球の減少，免疫抑制薬や副腎皮質ステロイドによる免疫低下，糖尿病や腎不全などによる全身的な免疫能の低下のほか，熱傷や中心静脈カテーテルの挿入など物理的バリアの破綻によって生じるものがある（**表Ⅰ-1-1**）．

表Ⅰ-1-1 主な易感染性宿主

1）先天性免疫不全
ディジョージ症候群，X 連鎖無ガンマグロブリン血症，IgA 単独欠損症，慢性肉芽腫症，ミエロペルオキシダーゼ欠損症，補体欠損症など
2）続発性免疫不全
①感染による免疫低下：後天性免疫不全症候群
②悪性腫瘍による免疫低下：白血病，悪性リンパ腫，固形がん
③免疫疾患による免疫低下：膠原病など自己免疫，臓器移植
④疾患に伴う免疫低下：糖尿病，腎不全，肝不全
⑤医療行為による免疫低下：ステロイド，抗がん薬，免疫抑制薬，抗 TNF-α 抗体の投与
⑥バリア機能の破綻：中心静脈カテーテル，熱傷，胃切除後，肝硬変
⑦体内異物の存在：ペースメーカ，人工弁膜，人工関節，人工血管，気管挿管
⑧生理的要因：高齢者，未熟児

E 耐性菌と菌交代現象

抗菌薬による治療で，抗菌薬が効かない微生物が検出されることがある．元来その微生物がその抗菌薬に効果がない特性を有する菌も耐性菌として検出されるほか，もともとは抗菌薬に感受性であった微生物が，タンパク質の構造や機能に変化を生じることにより抗菌薬耐性の性質を獲得したものがある．後者は薬剤耐性遺伝子を他の細菌から獲得あるいは，遺伝子の突然変異により生じる．メチシリン耐性黄色ブドウ球菌（methicillin-resistant *Staphylococcus aureus*：MRSA）や多剤耐性緑膿菌（multidrug-resistant *Pseudomonas aeruginosa*：MDRP），カルバペネム耐性腸内細菌科細菌（carbapenem-resistant enterobacteriaceae：CRE）はその一例である．また，長期間にわたり抗菌薬を用いて治療を行うと，感受性を有する菌は死滅し，代わりに投与している抗菌薬に耐性を有する菌が増殖する．これを菌交代現象という．

F 感染経路

市中感染と院内感染

病院外にて通常の生活を営んでいる人が感染，発症するものを市中感染という．一方，入院後院内で感染，あるいは発症したものが院内感染と定義される．しかし，インフルンザのように病院外で感染し，入院後，院内で発症したものは院内感染ではなく市中感染であり，同室の患者にインフルエンザが感染した場合は院内感染である．病院に限らず長期療養型施設内など，あらゆる医療環境下での感染症を医療関連感染と称する．

内因性感染と外因性感染

常在細菌叢は定着部位で生息，増殖しているが健常な状態では感染症を起こさない．しかし，抗がん薬や白血病により好中球が減少した状態など著しい免疫抑制状態では定着している常在細菌，真菌が感染を生じさせることを内因性感染という．これに対し感染性腸炎や外傷などによる外界から病原体が侵入し感染を生じるものを外因性感染という．

感染経路別感染症の分類

感染経路別に，感染症は主に以下の①～③に分類される．

① 空気感染（飛沫核感染）．

② 飛沫感染．

③ 接触感染．

また，特殊な感染経路として，以下の④～⑦がある．

④ 病原微生物に汚染された食品や水の摂取による感染である経口感染．

⑤ 性的接触により感染する性行為感染．

⑥ 母体－胎児・新生児間での感染である母子感染（垂直感染）．

⑦ 病原微生物を保持する動物や節足動物からの直接の感染，または節足動物などの媒介生物（ベクター）により感染を生じる人獣共通感染．

院内感染対策においてはとくに空気，飛沫，接触感染が重要であり，院内での伝播を防ぐために感染経路に応じた対策が必要である．空気，飛沫，接触の感染経路別の対策については，「標準予防策，感染経路別対策」（p.17）を参照されたい．ここでは，特殊な感染経路における対策を記す．

1）経口感染

原因微生物に汚染された食品や水などが経口的に摂取され，消化管に感染する．食中毒の形態をとることも多く，一度に多数の患者が発生することもある．経口感染の予防の最も効果的な方法は，加熱による微生物の殺滅である．

2）性行為感染

性感染症（sexually transmitted infection：STI）とは，性交渉によって感染するものをさす（p.95，「性感染症」参照）．性行為感染症の拡大にはコンドームの不使用，性交渉の人数，性行動開始年齢の低年齢化，感染者の治療の遅れが関連すると考えられており，社会全体での啓発が必要となる．

3）垂直感染

母体より胎児への胎盤を介しての感染や，出生時の病原体への曝露，授乳を介して新生児，乳児が病原体に感染する．トキソプラズマ，風疹ウイルス，HIV，梅毒トレポネーマなどは胎内感染する．一方，B 型肝炎ウイルス，HIV は出生時の血液曝露でも感染する（**表Ⅰ-1-2**）．

表Ⅰ-1-2　垂直感染を生じる感染症

	感染症
胎内感染	先天性梅毒，先天性トキソプラズマ症，先天性巨細胞封入体病，先天性水痘症候群，先天性ヒトパルボ B19 感染症，先天性風疹症候群，HIV 感染症，B 型肝炎
出生時	感染新生児結膜炎（淋菌，クラミジア），新生児クラミジア肺炎，B 型肝炎，C 型肝炎，新生児ヘルペス，HIV 感染症
母乳による感染	成人 T 細胞白血病，HIV 感染症

表Ⅰ-1-3　主な人獣共通感染症の保菌動物と感染経路

	疾　患	病原体	感染源となる動物またはリザーバー	感染経路またはベクター
ウイルス	狂犬病	狂犬病ウイルス（Rabies virus）	イヌ，ネコなど脊椎動物	動物による咬傷
	黄熱	黄熱ウイルス（Yellow fever virus）	ヒト，サル	蚊
	デング熱	デングウイルス（Dengue virus）	ヒト	ネッタイシマカ
	日本脳炎	日本脳炎ウイルス（Japanese encephalitis virus）	ブタ	コガタアカイエカ
	クリミア・コンゴ出血熱	クリミア・コンゴ出血熱ウイルス（Crimean-Congo hemorrhagic fever virus）	家畜，野生動物	マダニ
	高病原性トリインフルエンザ	インフルエンザウイルス（Influenza virus）	トリ	感染鳥との濃厚接触，糞などの吸入
	ウエストナイル熱	ウエストナイル熱ウイルス（West Nile fever virus）	鳥類	蚊
	ラッサ熱	ラッサウイルス（Lassa virus）	マストミス	感染動物との接触
	エボラ出血熱	エボラウイルス（Ebola virus）	コウモリ	感染組織への接触
	ハンタウイルス肺症候群	ハンタンウイルス（Hantaan virus）	げっ歯類	糞尿飛沫吸入，咬傷
	腎症候性出血熱	ハンタンウイルス（Hantaan virus）	げっ歯類	げっ歯類の咬傷
	E 型肝炎	E 型肝炎ウイルス（Hepatitis E virus）	イノシシ，ブタ，シカ	獣肉の生食
細菌	ブルセラ症	ブルセラ（*Brucella*）属	家畜	動物との接触，汚染乳製品，肉の摂取
	炭疽	炭疽菌（*Bacillus anthracis*）	家畜	動物との接触，芽胞吸入，摂食
	非チフス性サルモネラ症	サルモネラ（*Salmonella*）属	家畜，野生動物，爬虫類	汚染食物の経口摂取，動物との接触
	ペスト	ペスト菌（*Yersinia pestis*）	げっ歯類	ノミ，吸入
	レプトスピラ症	レプトスピラ（*Leptospira*）属	げっ歯類	汚染水からの経皮，経口感染
	ライム（Lyme）病	ボレリア・ブルグドルフェリ（*Borrelia burgdorferi*）	野生動物，げっ歯類	マダニ
	腸管出血性大腸菌感染	大腸菌（*Escherichia coli*）	家畜（とくにウシ）	経口摂取
	ネコひっかき病	バルトネラ・ヘンセラエ（*Bartonella henselae*）	ネコ	ネコによる外傷，菌の眼粘膜への接触
	エルシニア感染症	エルシニア・エンテロコリチカ（*Yersinia enterocolitica*）	ブタ	経口
		エルシニア・シュードツベルクローシス（*Yersinia pseudotuberculosis*）	げっ歯類	経口
	オウム病	クラミジア・シッタシ（*Chlamydia psittaci*）	鳥類	塵埃，飛沫の吸入
	Q 熱	コクシエラ・バーネッティイ（*Coxiella burnetii*）	哺乳動物	経気道的，汚染畜産物の経口摂取
	野兎病	フランシセラ・ツラレンシス（*Francisella tularensis*）	げっ歯類，ウサギ，ダニ	感染動物への接触，経口，節足動物
	カンピロバクター感染	カンピロバクター・ジェジュニ（*Campylobacter jejuni*）など	家畜を主とする動物	汚染食物の経口摂取
	ツツガムシ病	オリエンティア・ツツガムシ（*Orientia tsutsugamushi*）	ツツガムシ	ツツガムシ
真菌	クリプトコックス症	クリプトコックス・ネオフォルマンス（*Cryptococcus neoformans*）	ハト	汚染塵埃の吸入
原虫	マラリア	マラリア原虫（*Plasmodium spp.*）など	ヒト，サル	ハマダラカ
	トキソプラズマ症	トキソプラズマ原虫（*Toxoplasma gondii*）	ネコ，ブタ	嚢子の経口摂取
寄生虫疾患	アニサキス症	アニサキス（*Anisakis*）	魚類，イカ	幼虫の経口摂取
	エキノコックス症	多包虫症（*Echinococcus multilocularis*），単包虫症（*Echinococcus granulosus*）	キツネ，イヌ，ネコ	動物糞便中の虫卵の経口摂取
	日本海裂頭条虫症	日本海裂頭条虫（*Diphyllobothrium nihonkaiense*）	サクラマス，カラフトマス	サクラマス，カラフトマスの生食
	無鉤条虫症	無鉤条虫（*Taenia saginata*）	ウシ	牛肉の生食
	有鉤条虫症	有鉤条虫（*Taenia solium*）	ブタ	豚肉の生食
ほか	牛海綿状脳症	異常プリオン（prion）タンパク	ウシ	異常プリオンのタンパクの経口摂取

4）人獣共通感染症（動物由来感染症）

もともとは動物が保持，感染している病原体が，ヒトに感染，発症するものである．感染は国内のみならず，海外で感染し，国内へ持ち込まれる場合がある．家畜，野生動物，節足動物が病原体を保持しており，感染源を完全にコントロールすることは困難である．感染動物への接触，刺咬，獣肉・糞便の経口摂取，微生物の吸入で感染する経路や，ダニや蚊などの媒介生物（ベクター）を介して感染する経路がある．診断にはペットの飼育歴や動物との接触の可能性，森林への立ち入り，海外渡航歴，獣肉の摂食歴，ダニ，蚊などの刺咬の聴取が必要である（**表Ⅰ-1-3**）.

G 新興・再興感染症

かつては知られておらず，新たに発生が認識された感染症で，地域あるいは国際的に公衆衛生上問題となるものを新興感染症という．また，既知の感染症でも，以前は猛威をふるっていたが，治療法や予防法の進歩によりいったんは制圧され，公衆衛生上問題とはならなくなっていた感染症が，再び増加，流行しつつある感染症を再興感染症という．その背景には経済発展と開発による森林への生活圏の拡大，気象変化，生態系変化，人口増加，海外渡航の活発化，戦争，飢饉，貧困など公衆衛生の悪化，微生物の耐性化などがある．

H 輸入感染症

一般的には，本来日本国内では発生がないか，近年国内では発生のみられない感染症に国外で感染し，帰国後に発症あるいは発病した状態で国内に持ち込まれた感染症をさすことが多い．海外への渡航者および海外からの入国者の増加，食品の海外での調達などが背景にある．診断には，発熱，下痢など症状の特徴に加え，渡航先，渡航先での生活環境と活動，食事，動物との接触，蚊やダニなどの刺咬，日本への入国の時期の聴取が重要となる（**表Ⅰ-1-4**）.

表Ⅰ-1-4 主な輸入感染症

主な感染経路	感染症
経口感染	コレラ，腸チフス，パラチフス，細菌性赤痢，アメーバ赤痢，下痢原性大腸菌感染症，ランブル鞭毛虫，顎口虫症，A 型肝炎，E 型肝炎
経気道感染	ペスト，ブラストミセス症，コクシジオイデス症，ヒストプラズマ症，麻疹，重症急性呼吸器症候，中東呼吸器症候群
性行為感染	クラミジア，アメーバ赤痢，ジアルジア症，HIV 感染症，B 型肝炎，ジカウイルス感染
人獣共通感染	レプトスピラ症，ペスト，回帰熱，発疹チフス，紅斑熱，炭疽病，マラリア，フィラリア症，ウエストナイル熱，日本脳炎，デング熱，黄熱，狂犬病，トリインフルンザ，エボラ出血熱，クリミア・コンゴ出血熱，ラッサ熱，ジカウイルス感染

表Ⅰ-1-5 感染症法に基づく感染症の分類（2018 年 3 月時点）

分類	感染症	対応
1 類	ペスト，エボラ出血熱，クリミア・コンゴ出血熱，痘瘡，南米出血熱，マールブルグ病，ラッサ熱	ただちに保健所へ届出
2 類	結核，ジフテリア，重症急性呼吸器症候群（SARS），中東呼吸器症候群（MERS），急性灰白髄炎，鳥インフルエンザ（H5N1，H7N9）	ただちに保健所へ届出
3 類	コレラ，細菌性赤痢，腸チフス，パラチフス，腸管出血性大腸菌感染	ただちに保健所へ届出
4 類	エキノコックス症，オウム病，回帰熱，Q 熱，日本紅斑熱，コクシジオイデス，炭疽，ツツガムシ病，鼻疽，ブルセラ症，発疹チフス，マラリア，ボツリヌス症，野兎症，ライム病，類鼻疽，レジオネラ症，レプトスピラ症，E 型肝炎，ウエストナイル熱，A 型肝炎，黄熱，オムスク出血熱，キャサヌル森林病，狂犬病，サル痘，ジカウイルス感染，重症熱性血小板減少症候群（SFTS），腎症候性出血熱，西部ウマ脳炎，チクングニヤ熱，鳥インフルエンザ（H5N1 および H7N9 を除く），ニパウイルス感染，日本脳炎，デング熱，ダニ媒介脳炎，東部ウマ脳炎，ハンタウイルス肺症候群，B ウイルス病，ベネズエラウマ脳炎，ヘンドラウイルス感染，リッサウイルス感染症，リフトバレー熱，ロッキー山紅斑熱	ただちに保健所へ届出
5 類（全数）	カルバペネム耐性腸内細菌科細菌感染症，クリプトスポリジウム症，クロイツフェルト・ヤコブ病，劇症型溶血性レンサ球菌感染症，ジアルジア症，侵襲性インフルエンザ菌感染症，侵襲性肺炎球菌感染症，播種性クリプトコックス症，破傷風，バンコマイシン耐性黄色ブドウ球菌感染症，バンコマイシン耐性腸球菌感染症，薬剤耐性アシネトバクター感染症，梅毒，アメーバ赤痢，ウイルス性肝炎（E 型肝炎および A 型肝炎を除く），急性脳炎（ウエストナイル脳炎，西部ウマ脳炎，ダニ媒介脳炎，東部ウマ脳炎，日本脳炎，ベネズエラウマ脳炎およびリフトバレー熱を除く），後天性免疫不全症候群，水痘（入院例），先天性風疹症候群，百日咳，急性弛緩性麻痺（急性灰白髄炎を除く）	7 日以内に保健所へ届出
	侵襲性髄膜炎菌感染症，麻疹，風疹	ただちに保健所へ届出
5 類（定点）	A 群溶血性レンサ球菌咽頭炎，感染性胃腸炎，性器クラミジア感染症，淋菌感染症，感染性胃腸炎（病原体がロタウイルスであるものに限る），クラミジア肺炎（オウム病を除く），細菌性髄膜炎（髄膜炎菌，肺炎球菌，インフルエンザ菌を原因として同定された場合を除く），マイコプラズマ肺炎，無菌性髄膜炎，ペニシリン耐性肺炎球菌感染症，メチシリン耐性黄色ブドウ球菌感染症，薬剤耐性緑膿菌感染症，RS ウイルス感染症，咽頭結膜熱，水痘，手足口病，伝染性紅斑，突発性発疹，ヘルパンギーナ，流行性耳下腺炎，インフルエンザ（鳥インフルエンザおよび新型インフルエンザ等を除く），急性出血性結膜炎，流行性角結膜炎，性器ヘルペスウイルス感染症，尖圭コンジローマ	感染症により異なる

Ⅰ 感染症法

感染症法は，感染症患者に必要な措置を規定することで，他者の感染症発生の予防と蔓延の防止，公衆衛生の向上と増進を図ることを目的とした法律である．公衆衛生上の重要度や感染性から，1 類から 5 類に分類されている．分類に従い，診断した際には保健所への届出，指定医療機関への入院が行われる（**表Ⅰ-1-5**）．

2 消毒・滅菌

2-1 消毒

消毒とは，対象とする微生物に対して，感染症を惹起しえない水準まで殺滅または減少させる処理方法である．

A 消毒法の種類

消毒法の種類を**表Ⅰ-2-1**に示す．

B 消毒薬の特性

消毒効果に影響を及ぼす要因として，被消毒物に付着している有機物，消毒薬の濃度・温度・接触時間，被消毒物の表面構造，水素イオン濃度（pH）などがあげられる．

- 消毒薬には微生物に対する抗菌スペクトル*があり，すべての微生物に有効な消毒薬はない．消毒殺菌効果の及ばない微生物が必ず存在する．
- 消毒効果の発現には微生物との接触時間が必要である．通常は3分間以上の接触

表Ⅰ-2-1 消毒法の種類

1）物理的方法	
①熱水消毒	80℃，10分間処理
②煮沸消毒	沸騰水の中に沈めて15分間以上煮沸処理
③蒸気消毒	100℃の水蒸気中に30〜60分間放置する
④間欠的消毒	80〜100℃の熱水または流通蒸気中に1日1回，30〜60分間ずつ，3〜6回加熱を繰り返す
⑤紫外線殺菌灯照射	殺菌作用は波長253.7 nm付近を使用する
2）化学的消毒	
①液体法/薬液消毒法	消毒薬を使用して清拭もしくは浸漬する
②散布法	狭い空間や溝などに消毒薬を撒く
③燻蒸消毒（fumigation法）	ホルマリンなどを加温して空気中に充満させる
④消毒薬蒸発気化（vapor法）	密閉空間にて消毒薬を蒸発させて充満させる

*抗菌スペクトル：病原微生物に対する抗菌薬・消毒薬の有効性を系列化して，図表や数値として示したもの．

が必要である．しかし，アルコール類は速効性があり，15秒間程度で効果を発揮する．

- 血液などの有機物があると消毒薬が不活性化されるため，被消毒物の洗浄が大切である．
- 生体毒性があり，皮膚，呼吸器，中枢神経系などに対して障害を示す．
- 消毒薬は化学的に不安定であり，保存により効果の減弱がある．
- 被消毒物の素材に対して腐食，劣化，変色などの悪影響を示すことがある．
- 不快な臭気や異常な着色がみられる場合がある．
- 環境に対して残留毒性などの悪影響を示すものがある（廃棄方法の厳守）．

C 殺菌効果に影響を示す要素

消毒薬の殺菌効果は，消毒薬の濃度と温度および接触時間に大きく左右される．

濃度

濃度に比例して消毒薬の殺菌効果は高まる．消毒薬には**至適濃度**があり，通常使用する濃度の範囲が定められている（コラム参照）．消毒薬の濃度表示は，容積に対する有効成分の重量比（w/v%）で表示される．ただし，アルコールは vol 比（v/v%）で表示される．

> コラム
>
> **消毒薬の使用濃度**
>
> 次亜塩素酸ナトリウムは至適範囲の幅がとくに広い消毒薬である．水道水やプールの水の殺菌には，水道水では遊離残留塩素濃度 0.1 mg/L（ppm），プールの水では同 0.4～1.0 mg/L（ppm）であり，医療器材の浸漬消毒では 100 ppm，1 時間，環境清拭消毒では 1,000～2,000 ppm が求められる．芽胞の消毒の場合には 5,000 ppm が必要となる．
>
> アルコール類の消毒薬では，濃度 100%（無水アルコール）の場合には消毒効果が極端に低下してしまう．消毒用エタノールでは 76.9～81.4%の濃度が最も消毒効果が高い．

多くの消毒薬は，作用させる時間が長くなるほど，低濃度でも有効となる．また，温度が高いほど効果が増す．消毒薬は使用中に有機物などの影響により濃度が低下することから，消毒終了時における有効濃度を確保することが必要となる．次亜塩素酸ナトリウムは，有効濃度の幅が広い（0.1～10,000 ppm）薬剤である．

作用温度

消毒は一種の化学反応であることから，反応温度が上昇すれば殺菌効果は高まる．一定以上の温度になると殺菌成分の変性・分解が起こり，有効性に影響が出る．通常は 20℃以上で使用する．

接触時間

微生物を殺滅させるには一定の接触時間が必要である．消毒薬と接触した微生物の生残数は，正確な対数減少を示さない場合も多い．

ポビドンヨードの場合には乾燥するまで待つような指示が多いが，乾燥しなければ効果が発揮できないのではなく，塗布後の時間を十分にとる必要があることを示している．

その他の要因

被消毒物の表面構造が粗の場合には，予備洗浄が十分に行えずに，消毒薬との接触も不十分となる．細管構造物や先端が盲端になっている場合も，消毒不良が起こりやすい．

D 基本的な消毒法

基本的な消毒法として，以下の①～④がある．

① 浸漬法（基本的な方法）：消毒薬に浸けておく方法．
② 清拭法（基本的な方法）：消毒薬を染み込ませた布などで拭く方法．
③ 散布法・噴霧法（限定された状況）：消毒薬をスプレー状に撒く方法．
④ 灌流法（細管構造物に対して）：細い管腔内に流し込む方法．

E 微生物別の消毒薬抵抗性

最も抵抗性のある病原体は，クロイツフェルト・ヤコブ（Creutzfeldt-Jakob）病のプリオンタンパクである．微生物の中ではバチルス（*Bacillus*）属やクロストリディオイデス（*Clostridioides*）属の芽胞*が消毒薬に対する抵抗性が強い．芽胞は100℃の沸騰水や蒸気にも抵抗性を示す．次に抵抗性を示すのがマイコバクテリウム（*Mycobacterium*）属の結核菌である．次いでエンベロープを持たないウイルスとしてノロウイルス，ポリオウイルスなどが抵抗性を示す．その次にアデノウイルス，糸状菌などが続く．

消毒薬に対する抵抗性がとくに認められない微生物としては，酵母様真菌，大腸菌，緑膿菌などがあり，エンベロープを有するウイルスとしてB型肝炎ウイルス，C型肝炎ウイルス，インフルエンザウイルス，エボラウイルス，重症急性呼吸器症候群（severe acute respiratory syndrome：SARS）コロナウイルスなどがあり，消毒薬感受性である（**図Ⅰ-2-1**）．

F ウイルスに対する消毒法の選択

下記の四つの方法が，ウイルスに対する消毒法である．

① 80℃，10分間の熱水消毒．
② アルコール類（消毒用エタノール，70％イソプロパノール）で清拭，または30分間浸漬．
③ 0.05～0.5％（500～5,000 ppm）次亜塩素酸ナトリウムで清拭または30分間浸漬．
④ 高水準消毒薬（2～3.5％グルタラールに30分間浸漬，0.55％フタラールに30分間浸漬，0.3％過酢酸に10分間浸漬）．

血液汚染に対して次亜塩素酸ナトリウムを使用する場合には0.5％（5,000 ppm）

* **芽胞**：芽胞とは，「非常に高い耐久性を持つ細胞構造」であり，細菌が死滅するような劣悪な条件（高温・乾燥・栄養の低下）においても，芽胞を形成して生き延びることができる構造を示す．細菌の発育に適当な条件におくと発芽して生育し増殖する．

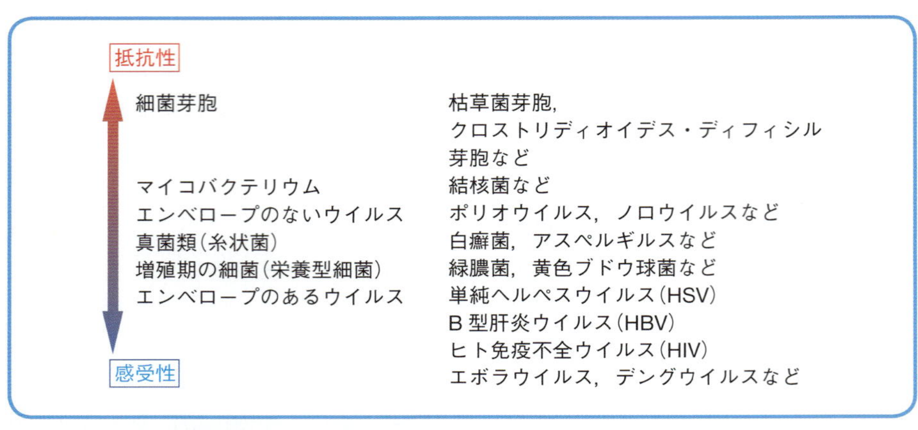

図Ⅰ-2-1　消毒薬に対する抵抗性の順序

を，また明らかな血液汚染がない場合には 0.05%（500 ppm）を用いる．なお，血液汚染に対してはジクロルイソシアヌール酸ナトリウム顆粒の使用も有効である．

G　消毒薬の段階的評価法（スポルディングの段階的評価法）

消毒薬は，高水準消毒薬，中水準消毒薬，低水準消毒薬の三つに分類される．

① 高水準消毒薬：一般細菌，芽胞，真菌，ウイルスなど，大量の芽胞を除いてすべての微生物を殺滅できる．グルタラール，過酢酸，フタラール．

② 中水準消毒薬：結核菌，その他の細菌，ほとんどのウイルスや真菌を不活性化できる．一部，殺芽胞性を示すものもある．次亜塩素酸ナトリウム，ポビドンヨードなど．

③ 低水準消毒薬：結核菌や芽胞には無効であるが，栄養型細菌であるほとんどの細菌に有効である．一部消毒薬耐性を示す細菌もあるため注意が必要である．第四級アンモニウム塩，クロルヘキシジングルコン酸塩液，オラネキシジングルコン酸塩液，両性界面活性剤など．

H　感染の危険度に応じたカテゴリー分類（スポルディングの分類）

患者にかかわる医療器材を，感染の危険度に応じて分類したものである．それぞれの器材をどのような患者に使用するかによって処理法を考える分類法である．

① クリティカル器具：患者の無菌の部位，血管内に使用するもの．注射針，手術器械．＜滅菌＞

② セミクリティカル器具：粘膜および創のある皮膚に接触するもの，内視鏡類が含まれる．ベンチレータの蛇管，麻酔用具，眼圧計など．＜高水準消毒＞

③ ノンクリティカル器具：創のない正常皮膚と接触するもの．聴診器，便器，血圧計のマンシェット，ベッド柵，リネン類．＜低水準消毒もしくは水拭き清掃＞

臨床で役立つ知識

手指消毒法

皮膚の細菌には，外部から皮膚表面に付着する通過菌（transient skin flora）と皮膚皮下組織内の皮脂腺などの構造物内の棲息菌（resident skin flora）が存在する．通過菌はさまざまな手指衛生法により大部分を除去することは可能であるが，棲息菌は消毒薬の使用によりその数は減少させることはできても，取り除くことはできない．
手指消毒法には大きく分けて流水と石けんによる方法，および速乾性擦式手指消毒薬を使用する方法がある．流水を使用した手洗いは，目に見える汚染が手にある場合，およびアルコールに抵抗性の微生物汚染の可能性がある場合に行われる手洗い法である．
アルコールは確実に微生物を減少させることができる．特別な設備も不要で，ベッドサイドや外来患者の診察中でも容易に使用できる．さらにアルコール製剤には手荒れ防止効果を示すエモリエント剤が配合されており，手荒れの問題も改善されてきている．

2-2 滅菌

無菌とはすべての微生物が存在しないことであるが，その無菌性を達成するために，すべての微生物を殺滅させる行為を滅菌といい，確率的な概念である．あらかじめ設定された無菌性保証水準（sterility assurance level：SAL）に達した状態を維持してはじめて滅菌という．SAL とは1個の微生物が存在している確率が100万分の1であり，10^{-6} と表現される．国際的な取り決め基準である（**図Ⅰ-2-2**）．

A 滅菌法の種類

滅菌法の種類を**表Ⅰ-2-2** に示す．

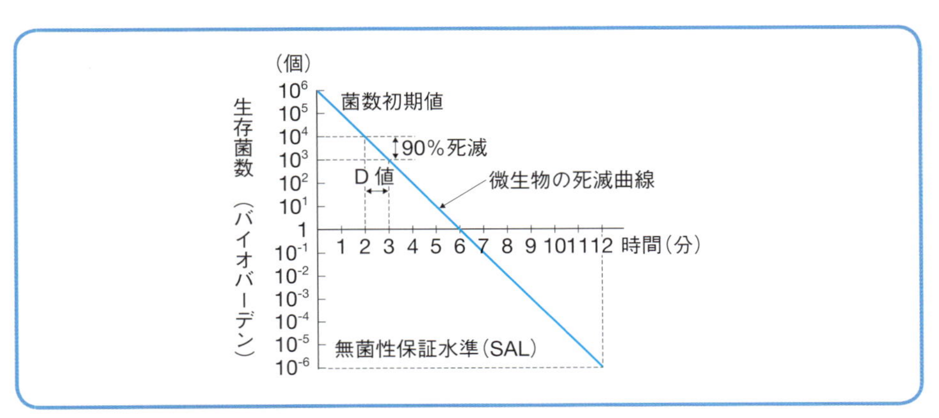

図Ⅰ-2-2 無菌性保証水準 10^{-6} の達成
SAL：sterility assurance level.

もう少しくわしく

滅菌のバリデーション

10^{-6} 以下の無菌性保証水準（SAL）を確保するためには，物理的および微生物学的な方法を用いた滅菌のバリデーションが行われる．
滅菌のバリデーションとは，滅菌にかかわる作業場の構造設備の状況，ならびに滅菌手順，工程が求められている滅菌を達成できていることを検証し，目的とする滅菌を恒常的に実施できることを検証するものである．
1）据付時適格性確認（installation qualification：IQ）
滅菌器が，あらかじめ定められた仕様に従い設置されたことを確認する．滅菌器の運転に必要な水，蒸気，電気，圧縮空気，排水設備などの確認も含まれる．
2）運転時適格性確認（operational qualification：OQ）
滅菌器に滅菌物を入れずに無付加状態で操作手順どおりに運転した場合に，あらかじめ定められた範囲内で滅菌器が作動することを確認する．滅菌器運転操作の確認，真空到達速度の確認，リークテストなどを行う．
3）稼働性能適格性確認（performance qualification：PQ）
物理的 PQ と微生物学的 PQ がある．実際の滅菌物や積載方法を考慮した負荷を行って確認試験をする．
- 物理的 PQ：温度センサーを用いて，規定した条件内で稼働しているかを確認する．
- 微生物学的PQ：物理的PQで得られたコールドスポットに，工程試験用具（process challenge device：PCD）に生物学的インジケータ（biological indicator：BI）を入れて SAL ≦ 10^{-6} を確保できる滅菌条件を設定して確認する．

B 主な滅菌法

1）高圧蒸気滅菌法

高圧蒸気滅菌法は，院内で行える各種滅菌法の中で最も確実な方法であり，最も広く用いられている．安全かつ信頼性が高く経済的でもある．加熱されたタンパク質が凝固変性して微生物が死滅する．耐熱性，耐湿性のある器材に適応している．材質としては金属，ガラス，磁器，紙，ゴム，繊維製品に加えて水，培地も適しており，かつ形態にかかわらず細管構造や複雑で入り組んだ器材も滅菌できる．

表I-2-2 滅菌法の種類

1）加熱法	①高圧蒸気滅菌法 ②乾熱滅菌法
2）照射法	①放射線滅菌法（γ線滅菌，電子線滅菌，制動放射線〔X線〕滅菌） ②高周波滅菌法
3）ガス法	①酸化エチレンガス滅菌法（EOガス滅菌法） ②過酸化水素低温ガスプラズマ滅菌法 ③過酸化水素ガス低温滅菌法 ④低温蒸気ホルムアルデヒド滅菌法 ⑤低温ホルムアルデヒドガス滅菌法
4）濾過滅菌法	フィルター孔径 0.22 μm，あるいはそれ以下．場合により 0.45 μm も使用される
5）化学滅菌剤処理法	グルタラール，過酢酸

日本では134℃，8～10分間の条件が一般的である．滅菌時には圧力，温度，湿度，時間の四つのパラメータについて検証して，記録しなければならない．

2）酸化エチレンガス（EOガス）滅菌法

確実な滅菌法であるが毒性があることや発がん性，大気汚染の問題からその使用は最小限にすべきである．非耐熱性器材の滅菌に適しており，合成樹脂製品，内視鏡類が対象である．滅菌モニターとしては温度，湿度，EOガス濃度，時間があげられる．滅菌後には十分なエアレーション*1が必要であり，滅菌物に水があると加水分解してEOガス濃度が低下して滅菌不良をまねく．

3）過酸化水素低温ガスプラズマ滅菌法

真空下でフリーラジカル*2を発生させて微生物の細胞壁，核酸，酵素を障害して滅菌する．約1時間で滅菌が終了し，ただちに使用できる．最近では約30分間で滅菌できる装置がある．

セルロース，ガーゼ，スポンジ，粉末，液体は滅菌できない．包装紙もポリエチレンやポリプロピレン製が必要である．細管腔を有する器材にはブースターを取り付けて滅菌できる．

4）過酸化水素ガス低温滅菌法

過酸化水素ガスは短時間で高い微生物殺滅能を有する．滅菌終了後の副産物は，水蒸気および酸素であり，残留毒性もなく安全である．

被滅菌物の素材との適合性について考慮しなければならない．

5）低温蒸気ホルムアルデヒド滅菌法

低温蒸気ホルムアルデヒド（low temperature steam and formaldehyde：LTSF）滅菌器による．滅菌剤は，ホルムアルデヒドの水溶液であるホルマリンと低温蒸気

臨床で役立つ知識

滅菌物の包装

包装材は細菌バリア性が高く，乾燥状態での搬送や取扱いが容易で，無菌性が維持でき，強度のあるものでなければならない．綿布，滅菌バッグ（不織布，合成樹脂），滅菌コンテナが使用されている．

滅菌物の滅菌器への積載および留意点は下記のごとくである．

① 被滅菌物を十分洗浄して，油脂やタンパク質を十分除去しておく．
② 過大な重量の滅菌物を一度に詰め込まない．
③ 素材ごとにグルーピングして包装して滅菌する（多種多様の器材を同時に滅菌すると滅菌不良を生じやすい）．
④ 包装材の包み方は，軟らかく包み，セットあるいはコンテナ内に滅菌物を固く詰め込まない．滅菌剤が浸透しやすいように，隙間をもたせる．

---

*1 **エアレーション**：酸化エチレンガス滅菌後のエアレーションは，滅菌残留ガスを被滅菌物から除去することを目的とし，作業者に対するガスの曝露を防止するために行われる．

*2 **フリーラジカル**：原子核の周囲には電子が2個ずつ存在しているが，電子が奇数個しかない場合を不対電子といい，不対電子をもつ原子（分子）をフリーラジカルという．フリーラジカルは反応性に強く，他の原子や分子から電子を奪うため細胞膜などを破壊し，微生物も殺滅される．

を混合させたものである．

芽胞に対するホルムアルデヒドの吸着・浸透には，水分の存在が重要である．蒸気との混合気体が芽胞形成菌外膜へ吸着し，浸透性を発揮して細菌芽胞を死滅させる．

滅菌適用範囲は酸化エチレンガス滅菌法とほぼ同一であり，軟性内視鏡，膀胱鏡，気管支鏡，プラスチック類，チューブ類など，耐真空性および耐湿性を有する器材が対象となる．

C 滅菌物の安全保存期間（使用期限）

滅菌物の安全保存期間は，包装材と保管方法により影響される．

これまでは時間依存型無菌性維持（time related sterility maintenance：TRSM）に基づき，金属缶で1週間，綿布二重包装で2週間，不織布で1ヵ月，滅菌バッグで3ヵ月などとされてきた．しかし最近では，いかに保管されていたかが重要であり，事象依存型無菌性維持（event related sterility maintenance：ERSM）を考慮して安全保存期間が設定される傾向となっている．長期的な保存は不良在庫となる．

D 滅菌インジケータ

滅菌の評価法として化学的インジケータ（chemical indicator：CI）と生物学的インジケータ（biological indicator：BI）がある．いずれも滅菌保証の補助手段として使用されている．

CIは温度や滅菌ガス濃度などの特定のパラメータに反応するものであり，滅菌状態を保証するものではない．滅菌包装ごとに貼付し，内部にも入れる．

BIは，滅菌工程を総合的に判断するものであり，高圧蒸気滅菌においては少なくとも1日1回は実施する．EOガス滅菌では毎回使用する．

プリバキューム式高圧蒸気滅菌器では，チャンバー内の空気排除が確実に行われ，かつ適正な蒸気が供給されたことを監視するために，ボウィー・ディックテスト（Bowie & Dick test）を始業時点検として実施することが望ましい．

●引用文献

1) 大久保 憲：手術用具の洗浄，消毒，滅菌．手術室看護の知識と実際，中田精三（編），p.50-54，メディカ出版，2003
2) 大久保 憲ほか：滅菌法．新版 増補版 消毒と滅菌のガイドライン，小林寛伊（編），p.145-169，へるす出版，2015
3) 一般社団法人日本医療機器学会：医療現場における滅菌保証のガイドライン 2015．一般社団法人日本医療機器学会，2015

3 標準予防策，感染経路別対策

A 標準予防策

標準予防策とは，感染症の有無（疑いも含む）にかかわらず，すべての人に標準的に実施する感染予防策である．基本的な考え方としては，汗を除くすべての体液，血液，分泌物，排泄物，傷のある皮膚，粘膜は感染性があるものとして対応することであり．標準予防策は，患者および医療従事者双方の感染リスクを低減するために実施する．

1）手指衛生

標準予防策の基本であり，石けんと流水による手洗いと，アルコールをベースにした速乾性の手指消毒薬（擦式アルコール消毒薬）の使用が含まれる．目に見える汚染がある場合は石けんと流水による手洗いを行い，目に見える汚染のない場合は，アルコールをベースとした速乾性の手指消毒薬を用いる．手指衛生のタイミングを**図Ⅰ-3-1** に示す．

2）個人防護具

血液や体液などで汚染の可能性がある場合は，患者との接触状況に応じて，個人防護具の種類を選択し，脱着するタイミングを判断して適切に使用する．使用した個人防護具は汚染しているので，使用方法によっては汚染を拡げることになる．「着用したまま他の患者エリアやナースステーションなどの共有場所には行かない」，

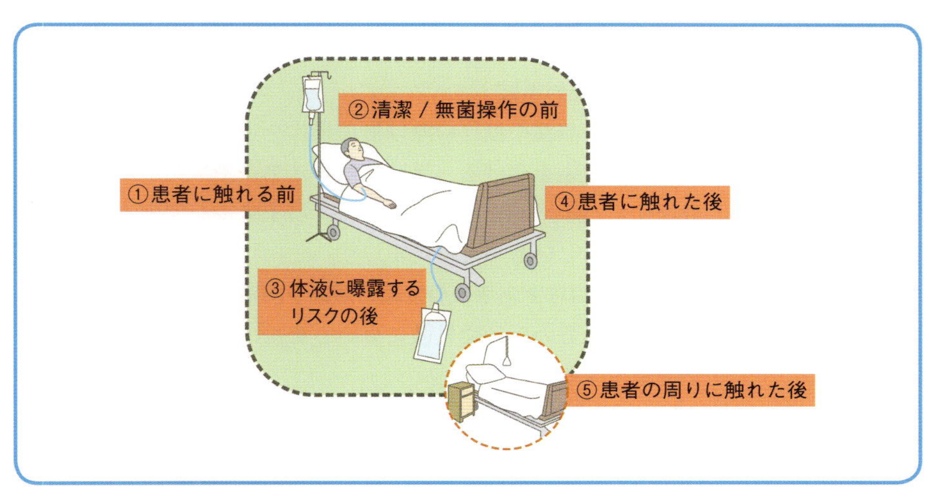

図Ⅰ-3-1 手指衛生のタイミング
［WHO Guidelines on Hand Hygiene in Health Care より引用］

「使用した患者エリアで汚染を拡げないように脱ぎ，すぐに廃棄する」など，汚染を拡げないように使用することが重要である．

3）呼吸器衛生／咳エチケット

呼吸器感染の徴候や症状のある患者の呼吸器分泌物を封じ込めるために，医療現場への受診の最初の時点（救急部門や開業医のトリアージや受付エリアなど）から以下の対策を開始する．

- くしゃみや咳をする際には，ティッシュペーパー，あるいはマスクで口と鼻を覆うように指導する．
- 使用したティッシュペーパーは迅速に廃棄する．
- 手が汚染された場合は手指衛生を遵守する．
- 咳をしている人が耐えられるなら，サージカルマスクを着用させる．

4）患者配置

分泌物，排泄物，創部からの排膿などが封じ込められず（ウイルス性呼吸器感染症や消化器感染症が疑われる幼児など），患者が微生物を伝播させるリスクが高い場合，環境を汚染する可能性がある場合，適切な衛生行動を維持できない場合は，可能であれば個室を優先する．

5）患者ケア用の器材・器具・機器の適切な取り扱い

患者の処置に使用した器材は，汚染が他者や環境への病原体の伝播を防ぐように取り扱う．汚染した器材を取り扱う際は，適切に個人防護具を使用する．

6）環境整備

患者ケア領域の環境表面は，汚染や埃がないように清掃する．とくに手指がよく触れる環境面（ベッド柵，床頭台，ドアノブなど）は，その他の表面より頻回に清掃する．

7）リネン類の取り扱い

使用したリネン類は，病原体に汚染している可能性が高く，他者や環境への病原体の伝播を防ぐように取り扱う．

8）安全な注射手技

注射薬の調薬や投与の際は無菌操作を遵守し，患者に使用する薬剤や針，シリンジなどの汚染を避ける．単回使用バイアルやアンプルを複数患者に使用しない．複数回使用バイアルを用いる場合は，バイアルを穿刺する際に用いる針やシリンジはそのつど新しいものを用いる．

9）特別な腰椎穿刺手技のための感染予防策

脊髄腔あるいは硬膜外腔にカテーテルの留置や注射をする際は，サージカルマスクを着用する．

10）血液媒介病原体対策

使用済みの注射針はリキャップせずに，使用後すぐに耐貫通性の廃棄容器に捨てる．可能であれば安全装置付き器材を導入し，正しく使用する．血液や体液などで汚染する可能性がある場合は，適切に個人防護具を使用する．

表Ⅰ-3-1 感染経路

経路	伝播方法	主な疾患・病原体
接触感染	人から人への直接接触と，環境表面や物品を介した間接接触がある．なかでも，医療従事者の手指による伝播が多いと考えられる	薬剤耐性菌 クロストリディオイデス・ディフィシルやノロウイルスによる胃腸炎
飛沫感染	病原体を含む飛沫が，咳・くしゃみなどにより飛散し，経気道的に粘膜に付着し，感染するのが飛沫感染である．飛沫の直径は5 μmより大きいため，飛散する範囲は約2 m以内である	インフルエンザ 風疹 マイコプラズマ肺炎
空気感染	病原体を含む飛沫核（直径5 μm以下）が長時間空中に浮遊し，広範囲に拡散され，吸い込むことで伝播する	肺結核 麻疹 水痘

表Ⅰ-3-2 感染経路別対策

	病室	個人防護具	物品管理
接触予防策	個室隔離が基本 集団隔離： 同じ病原体に感染しいている患者を同室 隔離が困難な場合： 微生物の種類，検出部位や排菌状態，患者のADLなどに基づき対応を考慮	入室する前： 手袋とエプロン（ガウン）を着用 退室する前： 手袋とエプロンを外し室内で廃棄 手指衛生を確実に実施	聴診器や体温計などは，個人専用 専用にできない場合： 使用後適切な消毒を実施してから，他の患者に使用
飛沫予防策	個室隔離が基本 困難な場合： ベッド間隔を1 m以上離し，カーテンなどで仕切る	入室する前： サージカルマスクを着用 患者が移動する際： サージカルマスクを着用	
空気予防策	個室隔離 部屋の条件： 陰圧 6回/時以上の換気 院外へ直接，または高性能フィルターを通す	入室する前： N95マスクを着用 退室後： 部屋の外でN95マスクを外す 患者が移動する際： サージカルマスクを着用	

血液や体液などに曝露する可能性のある人は，B型肝炎ワクチンを接種する．

B 感染経路別対策

感染経路予防策は，病原体の感染経路を遮断するために行う対策である．主な感染経路として接触感染，飛沫感染，空気感染の三つがあげられる（**表Ⅰ-3-1**）．

感染経路別予防策は，標準予防策だけでは感染経路を完全に遮断できない場合に用いられる．複数の感染経路別予防策を組み合わせて用いられる場合もあるが，常に標準予防策と併用して実施する．感染経路別対策の主なものを**表Ⅰ-3-2**に示す．

4 デバイス関連感染とその対策

A デバイス関連感染とは

カテーテルやチューブなど医療器具（デバイス）の挿入に関連して発生する感染を，デバイス関連感染（device-related infection）とよぶ．病院（院内）感染のなかでも，デバイス関連感染症の占める割合は高く，米国急性期治療施設で行われた1日の有病率調査では，医療関連感染のうちデバイス関連感染（血管カテーテル関連血流感染，尿路カテーテル関連尿路感染，人工呼吸器関連肺炎）が25.6%を占めていた[1]．以下に主要なデバイス関連感染である，**血管カテーテル関連血流感染（catheter-related blood stream infection：CRBSI）**，**尿道留置カテーテル関連尿路感染（catheter-associated urinary tract infection：CAUTI）**，**人工呼吸器関連肺炎（ventilator-associated pneumonia：VAP）**の予防策について述べる．

B デバイス関連感染の定義

疾患の診断・治療に用いる臨床診断の疾患定義と，デバイス関連感染を判断するサーベイランスの定義は異なる場合がある．臨床診断においては診断のための特定の画像検査や血液検査などの臨床検査を要し，それらの所見や特性の症状・徴候から判断する診断基準が設けられているが，疫学的な調査を目的としたサーベイランスでは，比較的単純な定義が使用される．サーベイランスにおいては，感染症と判断する定義が曖昧または複雑であった場合，判断する人により判定に差が生じる可能性がある．その結果，信頼性の低い発生率（オーバー or アンダーカウント）となり，疫学的な意味がなくなってしまう．また他施設やベンチマークとの比較もできなくなる．したがって，サーベイランスにおける感染の判断は，簡明な一定の定義が使用される．デバイス関連感染のサーベイランスの判断は，一般に米国の**疾病管理予防センター（Centers for Disease Control and Prevention：CDC）**の定義が用いられる．

C 血管カテーテル関連血流感染（CRBSI）

感染の防護機能の一つである皮膚を穿刺し留置される血管カテーテルは，血流感染のリスクとなる．血管カテーテルには，末梢静脈カテーテル，動脈カテーテル，中心静脈カテーテル（central venous catheter：CVC），末梢挿入中心静脈カテーテル（peripherally inserted central catheter：PICC）など，さまざまな種類がある．CVCは主に高カロリー輸液のために用いられるが，カテコラミン投与や悪性腫瘍に対する化学療法，血液製剤の投与など種々の目的で使用されることがある．しかしCVCを血液製剤や種々の薬剤投与，血液採取など多目的に使用した場合は，TPN

専用のカテーテルとした場合と比べて，CRBSIが有意に高率であったという報告があり，その使用にあたっては注意が必要である[2)]．

血管カテーテルの種類別では，透析カテーテルや中心静脈カテーテルの使用の際に発生率が高い．

CRBSIの主な感染経路

CRBSIの主な感染経路には，① カテーテル挿入部からの侵入，② カテーテル接続部からの侵入，③ 薬液の汚染，があげられる．

CRBSIの主な起炎菌

最もよく報告されている病原体は，コアグラーゼ陰性ブドウ球菌，黄色ブドウ球菌，腸球菌，カンジダ属である．

日本におけるCRBSIの集団感染は，セラチア菌のヘパリン生食や消毒用綿花の汚染によるものや，バチルス菌のリネン汚染が伝播の一因となった事例が報告されている．CRBSI対策を**表Ⅰ-4-1**に示す．

D 尿道留置カテーテル関連尿路感染（CAUTI）

尿路感染症（urinary tract infection：UTI）は，院内感染症の中で最も多く，急性期施設から報告される感染症の30%以上を占めている[3)]．そのほとんどが尿路に使用した医療器具に関連しており，中でも尿道カテーテルに関連するCAUTIが最も多い．

尿道留置カテーテルを2〜10日間留置した入院患者におけるUTIの発生率は，細菌尿の発生が26%，尿路感染症状を呈するものが24%，尿路感染から菌血症を発症したものが3.6%であり，CAUTI関連の死亡は12.7%であった[4)]．

CAUTIの多くは無症状のまま経過し，カテーテルの抜去に伴いほとんどが自然治癒する．しかし高リスクの患者においては，感染が長期化し，前立腺炎，副睾丸炎，腎盂腎炎，菌血症などの合併症を招くことがある．

CAUTIの主な感染経路

CAUTIの主な感染経路は，尿道カテーテルの外側を通るルートとして，カテーテル挿入時に病原体が膀胱内に押し込まれる経路と，陰部に定着した病原体が尿道カテーテルを伝って侵入する経路がある．また，カテーテルとランニングチューブ接続部の開放や蓄尿バッグの排液口からの微生物の侵入，尿の逆流，バイオフィルム[*1]による菌の放出などのカテーテルの内側を通るルートもある．

CAUTIの主な起炎菌

無症候性細菌尿[*2]と症候性尿路感染[*3]の両方を含むCAUTIの起炎菌として多いのは，大腸菌とカンジダ属であり，腸球菌属，緑膿菌，肺炎桿菌，エンテロバクター属がそれに続く[5)]．CAUTIは，尿道，直腸，腟での保菌に関連するグラム陰性桿菌による内因性感染が一般的であるが，汚染された医療従事者の手指や器材などを通した外因性もある．カテーテルの留置期間が30日以内の患者では，単一の菌による

＊1 **バイオフィルム**：微生物の産生する多糖体（グリコカリックス）やタンパク質のゲルの中に細菌，真菌が入り込んでカテーテル表面に付着する．細菌が増殖，結合し微小コロニーを形成して，カテーテル内腔にも外腔にも付着する．バイオフィルム内の細菌は，抗菌薬や消毒薬への抵抗性が高くなる．

＊2 **無症候性細菌尿（asymptomatic bacteriuria：ASB）**：発熱（>38℃），尿意切迫，頻尿，排尿障害，恥骨上圧痛などの症状はない細菌尿症状．

＊3 **症候性尿路感染（symptomatic urinary tract infection：SUTI）**：有症状の尿路感染．発熱（>38℃），尿意切迫，頻尿，排尿障害，恥骨上圧痛などの症状に加えて，尿培養で2種類以下の細菌検出や，尿中白血球エステラーゼもしくは/および亜硝酸塩の検出，膿尿などにより診断される．

表Ⅰ-4-1 CRBSI 対策

項目	推奨される対策
手指衛生	●手指衛生は，血管内留置カテーテルの挿入，交換，アクセス，修復，ドレッシングの前後だけでなく，カテーテル挿入部位の触診の前後にも行う
カテーテルの材質，ルーメン数	●細菌が付着しにくく抗血栓性の高いものを選択する ●必要最小限のポート数またはルーメン数を使用する ●クロルヘキシジン / スルファジアジン銀またはミノサイクリン / リファンピシン含浸 CVC は，包括的予防策*の導入後も CLABSI 率が低下していない場合において，カテーテル留置が 5 日を超えると見込まれる患者等に使用する（日本感染症学会抗菌薬含浸中心静脈カテーテル適正使用基準）
挿入部位の選択	●非トンネル型 CVC 留置に伴う感染リスクを最小限に抑えるため，成人患者では，大腿部位を避ける ●挿入部位によるリメリットと，機械的合併症（例：気胸，鎖骨下動脈穿刺，鎖骨下静脈裂傷，鎖骨下静脈狭窄症，血胸，血栓症，空気塞栓症，カテーテル誤留置）のリスクを比較して選択する ●血液透析患者および進行腎疾患患者では鎖骨下静脈狭窄症を避けるため，鎖骨下部位を避ける
バリアプリコーション	●CVC，PICC の挿入またはガイドワイヤー交換の際に，マキシマル・バリアプリコーション（キャップ，マスク，滅菌ガウン，滅菌手袋，全身用の滅菌ドレープの使用を含む）を用いる
皮膚消毒	●中心静脈カテーテルおよび末梢動脈カテーテル挿入前とドレッシング交換時に>0.5% クロルヘキシジンアルコール製剤で皮膚を消毒する．クロルヘキシジンに禁忌がある場合，ヨードチンキ，ヨードフォア，70% アルコールのいずれかを代替消毒薬として使用する ●末梢静脈カテーテル挿入前に消毒薬（70% アルコール，ヨードチンキまたはグルコン酸クロルヘキシジンアルコール製剤）で皮膚を消毒する
ドレッシング材	●挿入部のドレッシング材は滅菌ガーゼまたは滅菌透明ドレッシングのいずれかを使用し，湿ったり緩んだり汚れた場合に交換する ●短期 CVC 部位で使われるドレッシングは，ガーゼドレッシングの場合は 2 日ごと，透明ドレッシングの場合は少なくとも 7 日ごとに交換する．ただし，カテーテルトラブルのリスクがドレッシング交換のメリットを上回るおそれのある小児患者については，この限りではない ●透明な半透過性ポリウレタンドレッシングを使用すると，常時カテーテル部位を目視点検することができ，また標準的なガーゼとテープドレッシングほど頻繁に交換する必要がなくなる．カテーテル挿入部位から血液が滲出している場合はガーゼドレッシングが望ましい ●クロルヘキシジン含浸ドレッシングは，CRBSI を低減させることが報告されており，18 歳以上の短期非トンネル型 CVC 挿入部位に推奨される ●抗菌薬配合の軟膏やクリームは，真菌症と抗菌薬耐性を助長する可能性があるため，挿入部位に局所使用しない（透析カテーテルの場合を除く）
カテーテル・輸液セット	●中心静脈カテーテルの定期的な交換は推奨しない ●成人患者の末梢カテーテルは，感染と静脈炎のリスクを減らすために，72～96 時間ごとを超える頻度で交換する必要はない．小児患者の末梢カテーテルは，臨床的に必要な時に限り交換する ●輸液セットの交換は，96 時間以上の間隔を空け，長くとも 7 日ごとに交換する．血液，血液製剤または脂肪乳剤（アミノ酸やブドウ糖と組み合わせた三種混合注入，または単独注入するもの）を投与するのに用いられる点滴ラインは，点滴開始から 24 時間以内に交換する ●輸液製剤は，吊り下げから 24 時間以内に注入を終了する．脂肪乳剤単剤の場合は，12 時間以内に注入を終了する．プロポフォール注入液の投与に使用する点滴ラインは，製造元の推奨どおりに，6 時間または 12 時間ごとに交換する ●1 回用量のバイアルを複数人で共有してはいけない．また多用量バイアルを使用する場合は，滅菌器具でバイアルを穿刺し，メーカーの使用に従い保管する ●適切な消毒薬（クロルヘキシジン，70% アルコールポピドンヨード，ヨードホール）用いてポートを拭き，滅菌された機器のみをポートに接続する
その他	●再挿入の回数や機械的合併症低減のために超音波ガイド下でカテーテルを留置する．超音波ガイドはその使用に熟練した者のみが使用する ●不要になった血管内留置カテーテルはすみやかに抜去する ●CRBSI を減らすために 2% クロルヘキシジンで毎日の皮膚清拭を行う

*包括的予防策：カテーテルの挿入・維持管理を行う者の教育，マキシマル・バリアプリコーションの採用，>0.5% クロルヘキシジンアルコール製剤による皮膚消毒.

［Centers for Disease Control and Prevention：Updated Recommendations on the Use of Chlorhexidine-Impregnated Dressings for Prevention of Intravascular Catheter-Related Infections (2017), Page last reviewed：October 2, 2017, https://www.cdc.gov/infectioncontrol/guidelines/bsi/c-i-dressings/index.html（最終確認：2019 年 4 月 16 日），および，荒川宜親ほか：高カロリー輸液など静脈点滴注射剤の衛生管理に関する指針，科学技術庁研究開発局，2000 を参考に作成］

表Ⅰ-4-2 CAUTI 対策

項目	推奨される対策
手指衛生	●カテーテルを挿入する直前/直後，カテーテル器具の操作時に手指衛生を行う
尿道カテーテルの適正使用	●適応のある症例に限り，カテーテルを挿入して必要な期間だけ留置する
閉鎖の維持	●尿道カテーテルは無菌的に挿入し，閉鎖式導尿システムを維持する ●閉鎖を保つために，カテーテルと採尿バッグの接続部は外さない．カテーテルや蓄尿バッグの交換が必要な場合にも，どちらかのみ交換するのではなくバッグとカテーテルを含めた一式すべてを交換する
停滞のない尿流の維持	●抜去前に留置カテーテルをクランプする必要はない ●カテーテルや導尿チューブが折れ曲がらないようにする ●ベッドや車椅子への移動の際には，蓄尿バッグを空にするとともに，チューブの閉塞や尿の逆流がないように注意する
カテーテル交換	●定期的な間隔での尿道留置カテーテルまたは採尿バッグの交換は推奨しない ●感染や閉塞のような臨床的な適応に基づくか，閉鎖式システムが損なわれた時にカテーテルと採尿バッグを交換する
尿道口のケアとカテーテルの固定	●CAUTI 予防のためにカテーテル挿入中の日常ケアとして，消毒薬で尿道口周囲を消毒しない ●カテーテル挿入部の尿道口は日常的に清潔を保つ（例：毎日の入浴やシャワー時の尿道面の洗浄など） ●細いカテーテルの方が尿道の損傷や刺激が少ないため，カテーテルは流量が確保される内腔をもつ，できるだけ細いサイズを選択する ●留置カテーテルはズレや尿道の牽引を防ぐために，動きすぎないよう，引っ張られないように固定する．女性は大腿部，男性は陰茎を頭部に向けて下腹部に固定する
膀胱洗浄	●カテーテルの閉塞（たとえば，前立腺や膀胱の手術後の出血など）が予想されない限り推奨しない．抗菌薬での日常的な膀胱洗浄も推奨しない ●もし閉塞が予想される場合には，閉塞予防のために閉鎖式（3way）の持続洗浄を行う
その他	●カテーテルまたは採尿システムの操作時は，適宜，手袋とガウンの着用を含め標準予防策を遵守する ●患者ごとに異なる清潔な採尿容器を用いて，定期的に採尿バッグを空にする ●尿が飛散しないように，また未滅菌の採尿容器と排尿口が接触しないようにする ●尿回収の際にはカテーテル挿入部位，あるいは尿が触れる可能性がある場合には手袋を着用し，前後の手指洗浄消毒あるいは手指消毒を徹底するといった標準予防策を遵守する必要がある

［カテーテル関連尿路感染（CAUTI）の予防のための CDC ガイドライン 2009．Y's Letter3（7）：1-3, 2010,〔http://www.yoshida-pharm.com/wp/pdf/letter03_07.pdf〕（最終確認：2017 年 11 月 14 日）より抜粋して作成］

表Ⅰ-4-3 尿道留置カテーテルの適正使用基準

1）急性の尿閉または膀胱下尿道閉鎖がある
2）重篤患者で正確な尿量測定が必要である
3）特定の外科手術のための周術期使用
 ●泌尿器科手術
 ●長時間手術：ただし術後早期（回復室やケアユニット）で抜去すること
 ●術中に大量の点滴または利尿剤をうけることが見込まれる
4）尿量の術中モニタリングが必要な場合
5）尿失禁患者の仙骨部または会陰部の開放創の治癒を促すため
6）長期の床状安静：胸椎，腰椎の疾患，骨盤骨折など
7）終末期ケアをより快適にするため

［Guideline for Prevention of Catheter-associated Urinary Tract Infections, 2009 より引用］

CAUTIが多くみられるが，それより長期間留置している患者では複数の菌によるCAUTIが発生する．無症候性細菌尿に対する不適切な抗菌薬の使用や，医療従事者の手指や汚染した医療器具の接触による多剤耐性菌が問題となっており，とくに長期留置患者の尿はその温床となっている．

CAUTI対策

CAUTI対策を**表Ⅰ-4-2**に示す．尿道カテーテルは，患者にとって快いものではなく，不快感や痛みを伴う．さらにカテーテル留置により，体動が制限されることがあり，深部静脈血栓症（deep vein thrombosis：DVT）や褥瘡などの合併症のリスクを上げることもある．尿道カテーテル留置にあたっては，留置の必要性を適正に見極め適応のある症例にのみ挿入し，不要になったカテーテルを1日でも早期に抜去することが効果的な予防策である．カテーテルの適正使用基準を**表Ⅰ-4-3**に示す．

E 人工呼吸器関連肺炎（VAP）

VAPは，気管挿管後の人工呼吸器管理により発症する医療関連感染の一つである．人工呼吸器装着患者の肺炎は，非装着患者の6～20倍であり，VAPの合併は死亡率や入院期間，医療費などが増加することが報告されている[6]．人工呼吸器装着患者のうち9～27%にVAPが発生し，1,000入院日あたり5～10例にVAPを認める[6]．人工呼吸開始5日以内では3%/日，5～10日で2%/日，以後1%/日の割合でVAP発生率が増加する[6]．

VAPの感染経路

VAPは患者の口腔内，副鼻腔，上気道内，気管チューブ，胃に定着した病原菌の，人工呼吸器回路や気管チューブ内を通じた下気道への誤嚥，気道チューブカフ

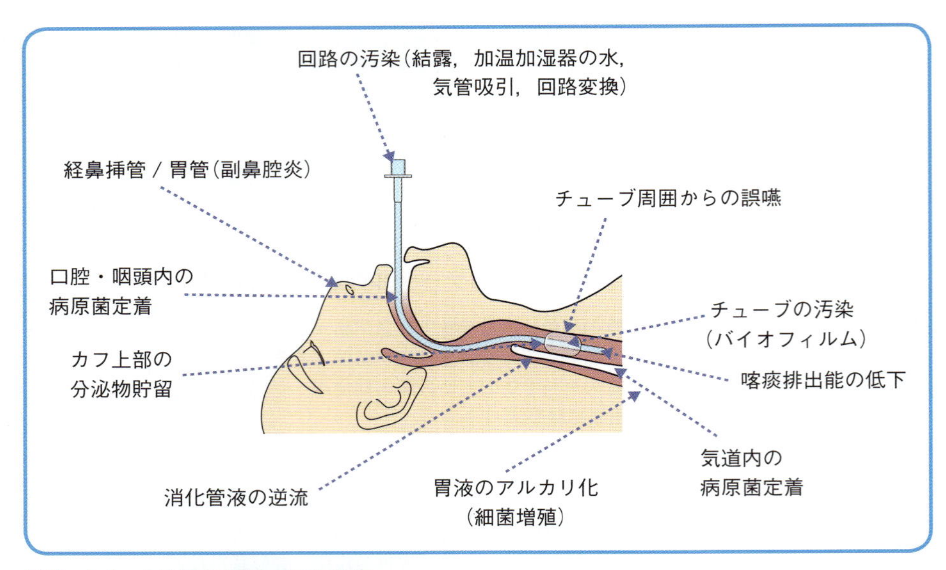

図Ⅰ-4-1 VAPに関与する因子
［志馬伸朗：人工呼吸器関連肺炎の予防．いますぐ実践したい周術期管理と抗菌薬適正使用，竹末芳生（編），p.163，医薬ジャーナル社，2011より引用］

表Ⅰ-4-4 VAP 対策

項目	推奨される対策
人工呼吸器の早期離脱	●人工呼吸器からの離脱の手順を定め，定期的に評価し早期離脱を図り，人工呼吸期間を短縮する
人工呼吸器回路	●人工呼吸器回路の定期的な交換の必要はなく，肉眼的に汚れているか機械的に不具合が起こった時に交換する ●回路内の結露は，患者側に流入しないよう頻回に排出する．回路内結露を排出する場合，手袋を着用しその前と後には手指衛生を行い，汚染された手袋をしたまま人工呼吸器を操作しない
鎮静	●過鎮静を予防し適切な鎮静状態を維持するよう，鎮静スケールで評価する
体位	●禁忌でないかぎり，常にベッドの頭位を 30 度から 45 度挙上させ誤嚥を防止する
カフ圧の管理	●適正圧（20～30 cmH_2O）を維持する ●カフ圧を調整する際には，調整のための操作でカフが減圧してし，カフの垂れ込みが生じないように，カフ圧の調整の前にはカフ上の吸引を行う
声門下の分泌物のドレナージ	●カフ上部の貯留物を吸引するための側孔付きの気管チューブを使用し，カフ上部の貯留物を，定期的に吸引，除去する
気管吸引チューブ	●気道を開放することにより低酸素に陥りやすい急性肺損傷など呼吸不全患者の人工呼吸中では閉鎖式吸引システムの使用を推奨する
口腔ケア	●定期的に口腔内清拭を行う

周囲の誤嚥，ネブライザーなどから発生した汚染エアロゾルの吸入などの感染経路があげられる．咳反射の低下，気道絨毛運動の低下に伴う気道防御能の破綻が，誤嚥のリスクを高める．VAP に関与する因子を**図Ⅰ-4-1** に示す．

VAP の主要な起炎菌

気管挿管 4 日以内に発症した肺炎を早期 VAP（early-onset VAP），気管挿管 5 日以降に発症した肺炎を晩期 VAP（late-onset VAP）とよび，VAP の発生した時期により分類される．早期 VAP は，耐性菌による発生は少なく，晩期 VAP に比べて予後は良好である．一方，晩期 VAP は緑膿菌や MRSA，アシネトバクター属が多く，多剤耐性菌による発症が多い[6]．VAP 対策を**表Ⅰ-4-4** に示す．

●引用文献

1）Magill SS et al：Multistate point-prevalence survey of health care-associated infections. N Engl J Med 370（13）：1198-1208, 2014
2）武澤　純，井上善史：カテーテル血流感染対策．エビデンスに基づいた感染制御　第 1 集：基礎編，改訂第 2 版，小林寛伊ほか（編），p.28-59，メヂカルフレンド社，2003
3）Klevens RM et al：Estimating health care-associated infections and deaths in US hospitals, 2002. Public Health Rep 122（2）：160-166, 2007
4）Saint S：Clinical and economic consequences of nosocomial catheter-related bacteriuria. Am J Infect Control 28：68-75, 2000
5）Centers for Disease Control and Prevention：Guideline for Prevention of Catheter-Associated Urinary Tract Infections（2009）, Page last updated：October 24, 2016
https://www.cdc.gov/infectioncontrol/guidelines/cauti/index.html
（最終確認：2017 年 10 月 21 日）
6）Guidelines for the Management of Adults with Hospital-acquired, Ventilator-associated, and Healthcare-associated Pneumonia, All AJRCCM Issues 171（4）, Feb 15, 2005

5 問題となっている耐性菌

A メチシリン耐性黄色ブドウ球菌（MRSA）

定義

メチシリンなどのペニシリン系薬をはじめとするβラクタム系薬に耐性を示す黄色ブドウ球菌である（**図Ⅰ-5-1**）．メチシリンはブドウ球菌が産生するβラクタマーゼに分解されることはない．したがって，メチシリン耐性黄色ブドウ球菌（methicillin-resistant *Staphylococcus aureus*：MRSA）のメチシリンに対する耐性はβラクタマーゼ産生とは異なる機序で獲得される．MRSAは，メチシリン感受性ブドウ球菌にない**細胞壁合成酵素**（**ペニシリン結合タンパク質**〔penicillin-binding protein：**PBP**〕）であるPBP2′やPBP2a，MecAともよばれるPBPを保有している．このPBPはメチシリンを含むβラクタム系薬による阻害を受けにくいことから，MRSAはβラクタム系薬に広く耐性を示すことができる．

治療

MRSA感染症の治療には，**バンコマイシン**，**テイコプラニン**，**アルベカシン**，**リネゾリド**，**ダプトマイシン**などの抗MRSA薬が用いられる．抗菌薬は，薬剤感受性検査成績に基づいて選択し，感染部位や重症度，症状などを考慮して投与期間を決定する．なお，バンコマイシン，テイコプラニンおよびアルベカシンは，薬物動態理論に基づいた患者ごとの投与設計を行うことにより，安全かつ効果的な治療が達成される．

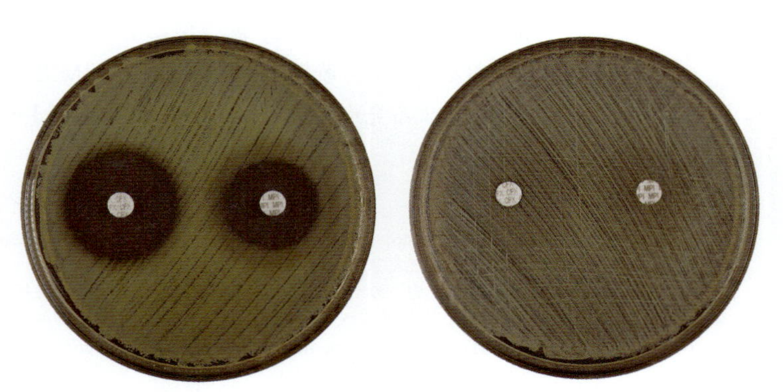

図Ⅰ-5-1 ディスク法によるメチシリン耐性黄色ブドウ球菌（MRSA）の確認検査

左：オキサシリン（MPIPC）およびセフォキシチン（CFX）ディスク周囲にそれぞれ阻止円が観察され，当該菌株がメチシリン感受性黄色ブドウ球菌（MSSA）であることが理解できる．

右：オキサシリンおよびセフォキシチンディスク周囲に阻止円が観察されず，当該菌株がメチシリン耐性ブドウブドウ球菌（MRSA）であることが理解できる．

その他

MRSAは**感染症法**における5類**定点把握対象疾患**である．日本における入院患者から分離されている黄色ブドウ球菌（*Staphylococcus aureus*）の50〜70%をMRSAが占めていたが，近年は減少傾向にある．したがって，MRSAは現在もなお，院内感染の主要原因菌である．MRSAは接触により伝播するので，**院内感染**の制御には，病棟内におけるMRSAによる感染患者の把握と適切に**個人防護具**を使用して**接触伝播**を防止することが重要である．

健常者にも重篤な感染症を惹起することがある，感染・伝播力が強い，**市中感染型MRSA**（community-acquired MRSA：**CA-MRSA**）が出現した．CA-MRSAは皮膚と皮膚の接触により容易に伝播する．幼稚園，学校，軍隊，刑務所などのような集団生活の場で拡散する傾向がある．CA-MRSAは，世界各地で急速に拡散し，現在は病院内にも流入している．さらに，これまでのMRSAが保有するPBPとは異なるMecCとよばれるPBPを保有するMRSAが，ヨーロッパの野生動物や家畜から分離された．このMRSAのヒトへの伝播が危惧されている．MRSAの保菌調査をする場合，材料として適切なのは鼻腔スワブである．

B バンコマイシン耐性腸球菌（VRE）

定義

バンコマイシン耐性腸球菌（vancomycin-resistant *Enterococcus*：VRE）は，1980年代に出現したバンコマイシンに耐性を示す**腸球菌**である．なお，院内感染で問題となる菌種は**エンテロコッカス・フェシウム**（*Enterococcus faecium*）と**エンテロコッカス・フェカリス**（*E. faecalis*）であり，*vanA*や*vanB*などの耐性遺伝子を獲得した菌株である．エンテロコッカス・ガリナラム（*E. gallinarum*）やエンテロコッカス・カセリフラバス（*E. casseliflavus*）などの菌種は染色体上に*vanC*を保有しており，バンコマイシンに自然耐性（低度耐性）を示す．

治療

すべての感染症治療の基本であるが，感染部位から適切に分離された感染症の原因菌の薬剤感受性検査成績に基づいた抗菌薬の選択が原則である．腸球菌による感染症にはペニシリン系薬とアミノ配糖体系薬の併用療法が行われる．しかし，多くのVREはアミノ配糖体系薬に対して高度耐性であることから，治療薬選択に難渋することが少なくない．VRE感染症に対しては，リネゾリドやキヌプリスチン・ダルホプリスチン配合剤，ダプトマイシンが抗菌力を示す．

その他

VRE感染症は感染症法における5類**全数把握対象疾患**である．厚生労働省院内感染対策サーベイランス事業（Japan Nosocomial Infections Surveillance：JANIS）によると，2015年に9人の新規VRE感染患者が報告されている．

多くのVRE感染者はVREを腸管に保菌しているため，糞便を介した伝播が危惧される．VRE感染者は**個室管理**が基本となるが，患者のオムツ交換などのリスクを伴う手技に際しては，適切に個人防護具を使用して伝播防止を心がけることが重要である．アウトブレイクが疑われる場合は，VREの**保菌スクリーニング検査**が必要となるが，検査材料としては糞便が適している．

C ペニシリン耐性肺炎球菌

定義

1970年ごろ出現したペニシリンGに対して耐性を示す**肺炎球菌**である．**ペニシリン耐性肺炎球菌**は，感受性株にはみられないPBP（PBP1A, PBP2B, PBP2X）をコードする遺伝子に変異がみられる．現在，臨床材料から分離される肺炎球菌の30～50%が，ペニシリンに感受性を示さない．

治療

ペニシリン耐性肺炎球菌が単に定着している症例に対する抗菌薬投与は，不要である．ペニシリン耐性肺炎球菌による中耳炎や副鼻腔炎，敗血症，髄膜炎，肺炎，術創感染症などの感染症には，**カルバペネム系薬**の投与あるいはペニシリンの大量投与が一般的である．成人の場合は，**フルオロキノロン**の投与が有効な場合もある．

その他

ペニシリン耐性肺炎球菌（penicillin-resistant *Streptococcus pneumoniae*：PRSP）感染症は，感染症法における5類定点把握対象疾患である．JANISによると，2015年に690人の新規PRSP感染患者が報告されている．

肺炎球菌は，飛沫あるいは誤嚥により感染し，肺炎や慢性気管支炎などの呼器感染症，中耳炎や副鼻腔炎などの耳鼻科領域感染症，敗血症や髄膜炎といった全身感染症の原因菌となる．好発年齢は，5歳未満の小児と高齢者である．高齢の免疫不全宿主などのハイリスク患者に対しては感染対策が必要である．肺炎球菌多価ワクチンが認可されている．

D 基質拡張型βラクタマーゼ（ESBL）産生菌

定義

1980年代に出現した，オキシイミノ基を有する第三世代あるいは第四世代セファロスポリン系薬やモノバクタム系薬に耐性を示す腸内細菌科細菌が産生する，クラスAあるいはクラスDに属するβラクタマーゼである．

治療

基質拡張型βラクタマーゼ（extended-spectrum β-lactamase：ESBL）産生菌による感染に関しては感染症の症状がみられない，保菌状態の場合の治療は不要である．血流感染などの重症感染症にはカルバペネム系薬による治療が推奨されている．中等症の場合はβラクタマーゼ阻害薬との配合薬やセファマイシン系薬による治療や，単純性の膀胱炎などは，場合によっては，抗菌薬の投与を必要としないという選択肢もあり，一律にカルバペネム系薬による治療は必要ではない．

その他

現在，大腸菌に占めるESBL産生株の頻度は20%前後であり，外来患者からも分離されることが特徴である．すなわち，ESBL産生菌は健常者も腸管内に保菌している．ESBL産生菌が市中から病院内への流入を防ぐことは，困難な状況である．ただし，病院内におけるESBL産生菌の伝播は，糞便や尿，喀出痰などの排泄物を介した接触感染が中心である．したがって，標準予防策の遵守と個人防護具の適切な使用によって伝播防止に努めることが大切である．

E カルバペネム耐性腸内細菌科細菌（CRE）

定義

メロペネムなどのカルバペネム系薬に耐性を示す腸内細菌科細菌である．感染症法では，メロペネムなどのカルバペネム系薬および広域βラクタム系薬に耐性を示す菌株と記載されている．

治療

カルバペネム耐性腸内細菌科細菌（carbapenem-resistant enterobacteriaceae：CRE）による感染症の治療に単独で有効な抗菌薬は，限られている．**コリスチン**あるいは**チゲサイクリン**の有用性が報告されているが，単剤治療により耐性菌が出現したことが報告されている．また，コリスチンは**組織移行性**がわるく，呼吸器感染症に対する全身投与の有用性には疑問がある．さらに，プロテウス（*Proteus*）属菌やセラチア（*Serratia*）属菌などの腸内細菌科細菌は，コリスチンに**自然耐性**を示すことに注意が必要である．

欧米ではクラスＡやクラスＤのカルバペネム分解型βラクタマーゼに対する阻害薬であるアビバクタムとβラクタム系薬の合剤の投与ができるが，日本では利用の目処が立っていない．現時点では，薬剤感受性検査成績と既報を参考に，抗菌薬の併用を含めて有効と考えられる抗菌薬が投与されている．

その他

CRE 感染症は，感染症法における５類全数把握対象疾患である．2016 年の感染症法に基づく CRE 感染症の届出にのっとって修正された結果，2016 年１月４日〜2017 年１月１日の期間に 1,581 例の届出があり，うち届出時の死亡例は 53（3.4%）であり，性別は男性が 982 例（62.1%），診断時年齢の中央値は 75 歳（範囲 0〜102 歳）で，65 歳以上が全体の 77.2% を占めていた．感染症の類型として尿路感染症 32.4%，菌血症・敗血症 24.8%，肺炎 20.6% の順であり，分離検体は，尿が 29.0% と最も多く，次いで血液 26.1%，喀痰 19.2% の順であった．CRE は腸管内に長期間保菌されることが知られており，その伝播を防止するためには，汚染検体の取り扱いのみならず，オムツなどの処理をする際の十分な対応が求められる．また，CRE の分離頻度の高い国や地域からの日本への流入が危惧されている．そのような国・地域で医療行為を受けた患者は，CRE を保菌している可能性があることから**積極的監視培養**の実施を考慮してもよい．

F 多剤耐性アシネトバクター属菌（MDRA）

定義

多剤耐性アシネトバクター属菌（multidrug-resistant *Acinetobacter*：MDRA）に対する国際的同意に基づいた定義はない．感染症法の届出基準には，MDRA は広域βラクタム系薬，**アミノ配糖体系薬**およびフルオロキノロン系薬の異なる３系統の抗菌薬に対して耐性を示す菌株であると記載されているが，同基準では，アミノ配糖体系薬は米国 Clinical and Laboratory Standards Institute（CLSI）のブレイクポイントにおける中間耐性以上を耐性としている．

治療

アシネトバクター（*Acinetobacter*）属菌の主要なカルバペネム系薬に対する耐性因子は，クラスＤに属するカルバペネマーゼである．この酵素を産生する MDRA 感染症は，コリスチンおよびチゲサイクリンを除く，グラム陰性桿菌による感染症の治療薬として市販されている抗菌薬による治療効果が期待できない．しかし，すでにコリスチン耐性 MDRP（後述）が出現しており，問題となりつつある．抗 MRSA 薬の一つであるアルベカシンに感性の菌株が多いが，耐性菌も出現している．薬剤感受性検査成績に基づいて，当該 MDRA に感性を示す抗菌薬と他の抗菌薬の組み合わせによる治療が行われる．

その他

MDRA 感染症は，感染症法における 5 類全数把握対象疾患である．JANIS によると，2015 年に 2 人の新規 MDRA 感染患者が報告されている．

アシネトバクター属菌は，グラム陰性菌ではあるが乾燥にも抵抗性があり，長期間病院環境に生残する．また，金属やプラスチック表面への付着性が強く，人工呼吸器関連デバイス，各種キーボード，マウス，ベッド周囲を汚染していることはよく知られている．さらに，手袋を介した院内感染も報告されており，院内での拡散を防ぐためには標準予防策の遵守に加えて個人防護具の適切な使用が重要である．MDRA の保菌調査に用いる材料は糞便ではなく，腋窩あるいは鼠径部の皮膚拭いが望ましい．

G 多剤耐性緑膿菌（MDRP）

定義

多剤耐性緑膿菌（multidrug-resistant *Pseudomonas aeruginosa*：MDRP）に対する国際的同意に基づいた定義はない．

治療

MDRP による感染症に対して単独で抗菌活性を示す抗菌薬はコリスチンである．しかし，コリスチンに耐性の MDRP が報告されていることとコリスチンの組織移行性がわるいことから，コリスチン単独による治療は推奨されていない．したがって，抗緑膿菌活性を有する複数の抗菌薬の併用による治療が行われる．なお，チゲサイクリンは，緑膿菌に対する抗菌活性はない．

その他

MDRP 感染症は，感染症法における 5 類定点把握対象疾患である．JANIS によると，2015 年に 187 人の新規 MDRP 感染患者が報告されている．

MDRP は，MDRP で汚染された尿を介して拡散することが知られている．したがって，標準予防策の遵守とともに，不要な蓄尿を禁止して交差感染のリスクを軽減することが MDRP 感染症の拡大防止には重要である．さらに，緑膿菌は乾燥に弱いが，水まわりに生息することから洗面所や浴室の汚染にも注意を要する．MDRP の保菌調査に用いる材料は，糞便が適切である．

6 感染症サーベイランス

A サーベイランスとは

サーベイランス(surveillance)は，**医療関連感染**(healthcare-associated infection：HAI）の発生に関係する関係するデータを継続的に収集，分析，解釈をすることである．そしてこれらのデータは，改善の目的において関連する（データを知る必要のある）人に共有されることまでを含む[1]．医療関連感染サーベイランスの流れを**図Ⅰ-6-1** に示す．

B サーベイランスの主な方法

1）包括的サーベイランス

病院や部門全体を対象として，医療関連感染の発生を明らかにする．

2）対象限定サーベイランス

特定の医療器具，感染部位および微生物や感染症を対象とするため，患者などの背景要因や感染管理上の問題点を把握しやすい．

C サーベイランスの対象，目的と期待する効果

院内感染の標準感染率（base line rate）の把握[2]

目的は，日常的な感染率を知ることにより，経時的な変化による問題の有無，感

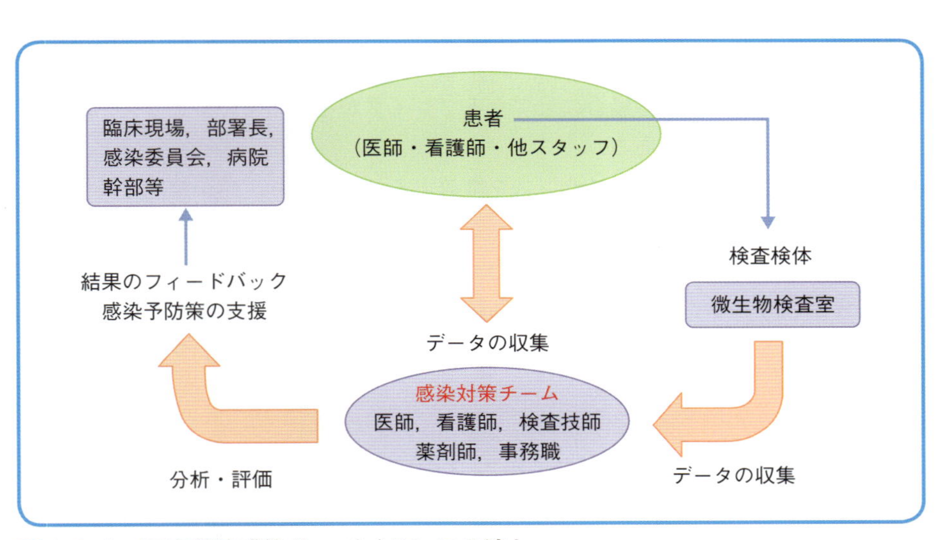

図Ⅰ-6-1　医療関連感染サーベイランスの流れ

染管理の効果測定などの評価を行うことを可能にすることである.

1）病院全体の感染率と部署別の感染率

病院全体の感染率は，感染リスクとなる患者層および手術や処置件数，頻度の多い部署などの背景により，比較的まれに発生する感染症や，部署に特化した感染管理上の改善点がみえにくいという問題がある.

2）感染部位，医療器具別の感染率

対象限定サーベイランスは，感染管理上問題となる人工呼吸器，中心静脈カテーテル，尿道留置カテーテルなどの医療器具関連感染，または手術部位の感染を，適切な手法や定義を用いて判定・計算・分析することにより，患者等の背景要因や，感染管理上の問題をより明確にし，患者の安全のための予防策を講じることが一般的である．また，継続することにより，データの経時的変化や外部データとの比較等を行うことが可能となり，より具体的な感染対策に活用することができる.

3）医療器具使用率（比）

医療器具の使用割合と感染率の関連を分析するために，サーベイランス対象の患者において，どのくらいの割合でその器具が使用されているかを算出する．器具の使用率が高いと，使用している患者は感染のリスクが高まるため，不必要に使用されていないかを監視する効果もある.

4）薬剤耐性菌サーベイランス

薬剤耐性菌，クロストリディオイデス・ディフィシル（*Clostridioides difficile*，旧クロストリジウム・ディフィシル〔*Clostridium difficile*〕）や，そのほか医療関連感染上問題となる微生物について，微生物検査室など関連する部署と協働し，感染率や感染者数の集積を把握し，早期発見や対応を行うことに活用する（**表Ⅰ-6-1**）.

アウトブレイクの早期発見

特定の感染症や微生物が，標準となる（日常的な）感染率や頻度より逸脱して発生または検出されることをいう.

必要に応じて，感染率や微生物の検出のみならず，同時期（期間）や特定の場所において，同様の症状および徴候を認める場合や，まれな微生物の検出や感染症を認める場合にもアウトブレイクが発生していると考え，感染管理上の対応を行う場合がある.

感染管理（対策）の評価

サーベイランスを継続することにより，感染症発生時の対応や問題事象（アウトブレイク）対応後，改善策の導入後の評価を，客観的な数値に表して行うことができるため，再発防止や感染管理体制の向上に役立てることができる．また，あわせて効果的な感染予防策が実施されているかを臨床の実施場面（過程：プロセス）[3]で観察する，プロセスサーベイランスの実施と，フィードバックも感染予防策遵守に寄与できる.

D サーベイランスの実施体制について

サーベイランスは感染管理を担当する部門がその実施方法の策定やデータの管理を行い，分析・評価を行ったうえで，関連する（データを知る必要のある）人に確

表Ⅰ-6-1　対象となる感染症や微生物

発生頻度＼時期・季節性アウトブレイクのリスク	高い	低い
高い	インフルエンザ，ノロウイルス，流行性角結膜炎，咽頭結膜熱，RSウイルス，メチシリン耐性黄色ブドウ球菌（MRSA），基質特異性拡張型ベータラクタマーゼ産生菌（ESBL）	
低い	麻疹，風疹，水痘（播種性帯状疱疹を含む），流行性耳下腺炎，クロストリディオイデス・ディフィシル，腸管出血性大腸菌，結核，疥癬，多剤耐性緑膿菌，バンコマイシン耐性腸球菌（VRE），多剤耐性アシネトバクター属，メタロベータラクタマーゼ産生菌，カルバペネム耐性腸内細菌科細菌（CRE）	バンコマイシン耐性黄色ブドウ球菌（VRSA），KPC産生グラム陰性桿菌，レジオネラ症，アスペルギルス症

実にフィードバックする必要がある．またサーベイランスが効果的に継続され結果が報告されるためには，専門的な研修を積んだ担当者の配置，実施方法やデータの流れが整備されている必要がある．

E　感染症（病原体別）サーベイランスについて

感染症サーベイランスの実施は，対象の選定を適切に判断することが必要である．自施設において問題となる（なったことのある）微生物や感染症，時期（季節）的に問題となる感染症，施設全体で問題となりうる薬剤耐性菌などを対象とすることが一般的である．また，施設背景（急性期病院，救急病院，療養型施設など）や患者の行き来のある施設間，国内や地域の疫学情報[4]に基づく問題となる感染症の把握など，自施設とその周囲の状況をふまえ実施することが必要である．

●引用文献

1）Guidelines for Evaluating Surveillance Systems. MMWR 37（S5），1-18, 1988
2）牧本清子（編著）：医療関連感染のサーベイランス：EBMに基づく感染管理のために，メディカ出版，2007
3）Donabedian A：An Introduction to Quality Assurance in Health Care, Oxford University Press, New York, 2002
4）厚生労働省院内感染対策サーベイランス事業　公開情報，2016年1月〜12月年報（全集計対象医療機関）院内感染対策サーベイランス　検査部門
https://janis.mhlw.go.jp/report/kensa.html（最終確認 2017年12月1日）

7 血液・体液曝露対策

医療従事者における血液・体液曝露後に職業感染が成立した病原体は30種類以上が報告されているが，頻度としてB型肝炎ウイルス（hepatitis B virus：HBV），C型肝炎ウイルス（hepatitis C virus：HCV），ヒト免疫不全ウイルス（human immunodeficiency virus：HIV）が重要であり，この3疾患には労働者災害補償保険（労災）の対象となっている．

血液・体液曝露時のリスクを最小限にするために最も重要なのは，曝露前の対策である．医療従事者は（病棟実習する学生も含めて），HBVワクチンによって抗体を獲得しておく，安全器材の取り扱いに習熟する，事前に曝露発生時の対応を学ぶことが，その職業を選んだ人の責務であり，雇用者の義務でもある．

本稿では，この代表的な3ウイルスによる職業感染曝露対策について述べる．

A 血液・体液曝露時の感染リスク[1)]

1）病原体別感染リスク

血液・体液曝露時の感染リスクは高い順にHBV，HCV，HIVとなる（**表I-7-1**）．HBVは，いったん汚染されると目にみえないテーブルなどの環境表面でも100〜1,000コピー*/mL存在し，室温で7日以上にわたって感染力を維持すると報告されている[1)]．チンパンジーによる感染実験結果の報告をみると，HBVは10コピー/mL相当，HCVは10〜100コピー/mLで感染が成立する[1, 2)]．HIVについては，サーベイランスのデータからHCVの1/10以下と推察されている[3)]．

2）検体別感染リスク

標準予防策は，すべての血液・体液に感染性があることを前提とする．検体の感染リスクは高い順に，① 血液，② 血液や感染細胞が混入した体液（母乳，羊水，脳脊髄液，腹水，胸水，関節液，精液，腟分泌物），③ 血液や感染細胞の混入の可能性が低い体液（唾液，尿，涙液，汗），となる．

3）曝露様式別感染リスク（表I-7-1）

感染の成立する可能性は，体内に侵入したウイルス量と曝露様式に大きく影響する．病原体の絶対量は病原体の血液・体液濃度と曝露量を掛け合わせた積であるため，通常は血液が大量に曝露した場合にリスクが最も高くなる．曝露様式としては，

---

* **コピー**：ウイルス粒子の数は，RT-PCR法によって測定されたRNAのコピー数（DNAやRNAの数は1本を1コピーと表現する）で表す．なお，1個のHIV粒子には2本のRNAが含まれるので，計算上はコピー数の1/2がHIV粒子の個数となる．

表Ⅰ-7-1 血液・体液曝露時の感染リスクが高いウイルス

感染経路	HBV	HCV	HIV
穿刺	6〜30%	1.8%（1〜7%）	0.30%
粘膜	未検証 感染報告あり	未検証 感染報告あり	0.09%
健常皮膚	未検証 感染報告なし	未検証 感染報告なし	確定なし

［文献 3)〜5) を参考に作成］

輸血が最も高く，穿刺，粘膜曝露の順に低下する．注射針や血管内留置針は内部が中空であるため，使用後の器材は血液を含んでいる可能性が高く，穿刺した場合は感染のハイリスクである．

健常の皮膚はウイルスの侵入に対して高い防御効果を持つため，感染はきわめて低率である．しかしながら皮膚が損傷した場合には損傷程度に応じてリスクが高くなる．深い穿刺が最もリスクが高く，擦過，粘膜曝露とリスクは低下する（**表Ⅰ-7-1**）．

B 血液・体液曝露時の対応

どの病原体でも，最初にすべきは曝露部位を流水と石けんで洗浄することである．次に曝露源患者の HBV，HCV，HIV の感染状況を確認する．また曝露を受けた医療従事者（被曝露者）の HBV ワクチン接種歴および抗 HBs 抗体，HBs 抗原，抗 HCV 抗体，抗 HIV 抗体を確認する．検査は最も迅速な対応を要する HIV では 1〜2 時間以内，HBV では 24〜72 時間以内に完了するように努める．15 分以内に診断が可能な迅速診断キットが市販されている．

HCV はとくに曝露後処置はないので，平日の検査でも対応可能である．

曝露後の処置が終了した後に，各施設内で取り決めされている血液・体液曝露報告書を提出する．これは曝露のエピソードを公的書類として記録・保存し，労災申請時に必要となるほか，その施設の職業感染対策に必要な資料となる．血液曝露発生数は欧米では 100 床あたり 20〜27 件とされるが，日本では 4 件と低い．これは，日本では血液曝露の報告率が実際よりもかなり低く，17% 程度と推定されているためである．曝露後の健康管理のため，また万が一の感染成立時に備えるためにも，必ず報告することが重要である．

曝露後の感染の有無，肝炎発症の観察期間は，通常は 6ヵ月である．

1）HBV 曝露時の対応

<①HBV 曝露前の感染予防>

優れた予防ワクチンがあるため曝露前に，HBV キャリア（HBs 抗原陽性者）を除いて，抗 HBVs 抗体陰性の場合には HBV ワクチンによって抗体を獲得しておくことが重要である．また曝露時に備えて，自身の HBV に関連する情報をすぐに表

示できるよう努める．

＜②HBV 曝露時の感染予防＞

曝露者が抗 HBs 抗体が陰性である場合には，感染率が 10〜30% と高く，激症肝炎による死亡例も報告されているため，感染予防策として 48 時間以内の高力価抗 HBs 免疫グロブリン（HBIG）投与と，3 回の HBV ワクチン接種が推奨される．曝露者が HBV キャリアである場合は，すでに HBV に感染しているため，その後の処置は不要である．

2）HCV 曝露時の対応

HIV や HBV と異なって，曝露後の有効な感染予防法は存在しないので，その後は肝臓専門外来にてフォローし，急性肝炎を発症した時点で治療を開始する．

3）HIV 曝露時の対応[2)]

曝露後でも有効な感染予防薬がある[3)]．正しく内服すれば，予防効果は 90% 以上である．米国での報告であるが，これまでに HIV の職業感染者は確定例で 58 例報告されているが，2000 年以降では確定した例はない[4, 5)]．これは職業感染に対する教育の充実と予防内服の効果とされる．曝露時には可能な限り早く，2 時間以内を目処に予防内服を開始することが重要である[5)]．実際の臨床現場では曝露源と曝露者の HIV 検査に時間を要することも多いので，その場合は 1 回だけ服用して，その後の検査結果に従い，中止または継続の判断をすることも推奨されている[4)]．

●引用文献

1）Schillie S et al：CDC Guidance for evaluating health-care personnel for hepatitis B virus protection and for administering postexposure management. MMWR 62（RR-10）：1-19, 2013

2）Kuhar DT et al：Updated US public health service guidelines for the management of occupational exposure to human immunodeficiency virus and recommendations for postexposure prophylaxis. Infect Control Hosp Epidemiol 34：875-892, 2013

3）Occupational Safety and Health Administration：Bloodborne pathogens and needlestick prevention. https://www.osha.gov/SLTC/bloodbornepathogens/recognition.html（Accessed March 25, 2014）

4）Prevention. CDC Centers for Disease Control and Prevention. HIV in the United States：at a glance. Atlanta, GA. http://www.cdc.gov/hiv/pdf/statistics_basics_factsheet.pdf. MMWR, 1 July, 2015

5）Joyce MP et al：Notes from the field：occupationally acquired HIV infection among health care workers - United States, 1985-2013 MMWR Morb Mortal Wkly Rep 63（53）：1245-1246, 2015

第１部　感染症

第Ⅱ章　感染症の診断・治療

1 主な感染症の診断のプロセス

A 感染症の診断の原則

1）感染症か，非感染症かに分けて考える

感染症とは，細菌やウイルス，真菌や寄生虫などの病原体が人に感染し，咳や痰，腹痛や下痢，発熱などさまざまな症状を起こす疾患である．このような患者の診断のプロセスにはさまざまなものがあるが，感染症が疑われる患者の場合にはまずは**「感染症か，非感染症か」**の二つの軸に分けて考えるとよい．たとえば咳や痰などの呼吸器症状を訴えて受診する患者の場合，感染症としては気管支炎や肺炎などが考えられ，非感染症としては肺がんや間質性肺炎などが考えられる．また腹痛や下痢などの消化器症状を訴えて受診する患者の場合，感染症では細菌性腸炎などが考えられるし，非感染症では潰瘍性大腸炎やクローン病などが考えられる．

感染症を考える場合は，**① 感染臓器，② 原因微生物，③ 患者背景，**の三つが重要である．以下にこの三つの考え方について説明する．

2）患者の症状から感染臓器を考える

感染症を考える場合，その原因となっている病原体が感染を起こしている臓器，すなわち感染臓器を考える．たとえば呼吸器症状を訴える患者では，感染臓器は咽頭や扁桃，気管支や肺などの呼吸器系の感染臓器を考える．あるいは腹痛や下痢などの消化器症状を訴える患者では，胃や十二指腸，大腸などの消化器を感染臓器として考える．**表Ⅱ-1-1** に患者が訴える症状や所見と想定される感染症名を示す．

感染症によっては感染臓器が特定しにくいものもある．たとえばインフルエンザなどのウイルス感染症や，菌血症や感染性心内膜炎，血管内カテーテル由来感染症などの血流感染症では，発熱や全身倦怠感，全身の関節痛や筋肉痛といった非特異的な全身症状が主体となることが多い．

感染臓器の想定は，適切な微生物検査を行ううえでも重要である．たとえば肺炎を疑う患者には喀痰を，膀胱炎や腎盂腎炎を疑う患者には尿を，血流感染症を疑う患者には血液培養を採取するといった具合である．

3）感染臓器と患者背景から原因微生物を考える

感染症には必ずその原因となる微生物が存在する．よく「風邪を引いた」と来院する患者に，「何か思い当たる原因はありますか？」と聞くと，「冷房をかけっぱなしで寝てしまった」とか「風呂上がりに身体を冷やしてしまった」などと答えることがあるが，身体が冷えることは，感染症の直接的な原因ではない．

原因微生物は，治療や感染対策を考えるうえできわめて重要である．たとえば抗

表Ⅱ-1-1　主な症状や所見と想定される感染症名

症状や所見	感染症名
頭痛，けいれん，意識障害，項部硬直	髄膜炎，脳膿瘍，脳炎
耳痛，耳漏	中耳炎
鼻汁，鼻閉，頭痛	副鼻腔炎
咽頭痛，扁桃腫大，扁桃の白苔	扁桃腺炎
咳，痰，呼吸困難，胸痛	肺炎，肺膿瘍，胸膜炎
腹痛，嘔吐，下痢，腹膜刺激徴候，黄疸	腸炎，憩室炎，虫垂炎，腹膜炎，胆囊炎，胆管炎
頻尿，残尿感，膿尿，肋骨脊椎角叩打痛	膀胱炎，腎盂腎炎，尿道炎，前立腺炎
異常分泌物，分泌物増加，腹痛	腟炎，卵管炎，骨盤腹膜炎
関節痛，疼痛	関節炎，骨髄炎
皮膚の発赤，腫脹，疼痛	丹毒，蜂窩織炎，壊死性筋膜炎

菌薬，抗ウイルス薬，抗真菌薬の選択は，原因微生物に基づいて行われるし，原因微生物の種類によって空気予防策や接触予防策などの感染対策も異なってくる．

原因微生物の想定は，感染臓器と患者背景の二つの軸から行われる．たとえば肺炎では肺炎球菌や肺炎マイコプラズマなどが多いが，人工呼吸器を装着した患者の肺炎では，メチシリン耐性黄色ブドウ球菌（methicillin-resistant *Staphylococcus aureus*：MRSA）や緑膿菌などを考える．また温泉に行ったことのある重症肺炎患者ではレジオネラを考えなければならないし，高齢者や免疫不全患者では肺結核も考えるだろう．蜂窩織炎などの皮膚軟部組織感染症ではレンサ球菌属やブドウ球菌属が原因となるが，ネコやイヌに咬まれた患者ではパスツレラ属やカプノサイトファーガ属といった菌を考えなければならない．食中毒ではカンピロバクター属やサルモネラ属，腸管出血性大腸菌などを考えるが，東南アジアへの旅行歴がある患者では赤痢菌なども考慮しなければならない．

微生物によっては特殊な検査が必要な場合もあり，主治医から疑っている微生物を検査室に伝えなければならないこともある．感染症診断のプロセスの中でも，原因微生物の想定は最も重要なステップである．

もう少しくわしく

侵入門戸と感染臓器の違い

侵入門戸とは，病原体がヒトに侵入する場所のことをさす．主な侵入門戸として，鼻や口，カテーテル挿入部位や手術創部などの体表面の傷などがある．侵入門戸と感染臓器は，必ずしも同じとは限らない．たとえば黄色ブドウ球菌が血管内留置カテーテルの刺入部位から侵入したとしても，血流に乗って，感染性心内膜炎や関節炎など，侵入門戸とまったく異なる部位が感染臓器となることもある．ほかには肺炎球菌やクリプトコックスなどは鼻咽頭から侵入し，髄膜炎を起こすことがある．

もう少しくわしく

熱型の観察

患者が発熱を訴えると，ついつい症状緩和のために解熱薬を投与しがちであるが，熱のパターン（熱型）が診断の参考になることがある．たとえば熱が出っぱなし（体温が持続的に上昇し，日差変動が 1℃を超えないもの）の熱型を**稽留熱**とよび，大葉性肺炎や粟粒結核，腸チフスなどでみられる．数日おきに発熱を繰り返す疾患としては，マラリア（三日熱マラリアや四日熱マラリア）や，回帰熱（7～10 日ごとに発熱）などがある．**弛張熱**は日差変動が 1℃を超えて変動するが，正常体温までは下がらない熱，**間欠熱**は正常体温まで下がる熱であるが，弛張熱や間欠熱を呈する感染症はさまざまなものがあり，診断の参考にはならない．

コラム

悪寒と戦慄

悪寒は全身がぞくぞくとする不快な寒け，戦慄は身体がガタガタと震えることである．インフルエンザなどでも悪寒がすることは多いが，発熱に悪寒と戦慄の両方を伴うと，菌血症である可能性が高まる[1]．このようなときは，積極的に血液培養を行うとよいであろう．

B 感染症の診断と治療の流れ

一般的に病気の診断や治療では，問診や身体所見からはじまり，さまざまな検査を行って，確定診断がついてから治療を開始する．感染症においても，インフルエンザなどの迅速検査が可能な疾患については，最初に確定診断をつけてから治療することが可能である．しかし，培養検査や感受性検査を行う場合は，検査に数日を要するため，最初から確定診断をつけることはできない．したがって感染症診療においては，しばしば「推定」の状況で治療を開始し，徐々に判明する検査結果や治療効果などを総合的に見極めながら，**診断と治療を同時並行**で進めていくのが最大の特徴である．さらに感染症の診断においては，① 感染臓器はどこか，② 原因微生物は何か，③ 原因微生物の薬剤感受性は何か，など診断しなければならない要素が複数存在し，しかもそれらが診断できるタイミングが異なるため，そのプロセスが複雑，あるいはむずかしいととらえられがちである．一般的な感染症の診断と治療の流れを，**図Ⅱ-1-1** に示す．

C 感染症の診断における検査

感染症における検査は主に微生物検査と画像検査とがある．検査を行ううえでの大前提は，「どのような結果が予想されるのか．その結果によって治療がどのように変わるのか」をあらかじめ十分に考えることであり，やみくもに絨毯爆撃（じゅうたんばくげき）的な検査を行ってはいけない．たとえば一般的な喀痰培養検査を提出しても，肺炎球菌やインフルエンザ菌などは検出できるが，肺炎マイコプラズマやレジオネラ，結核菌や

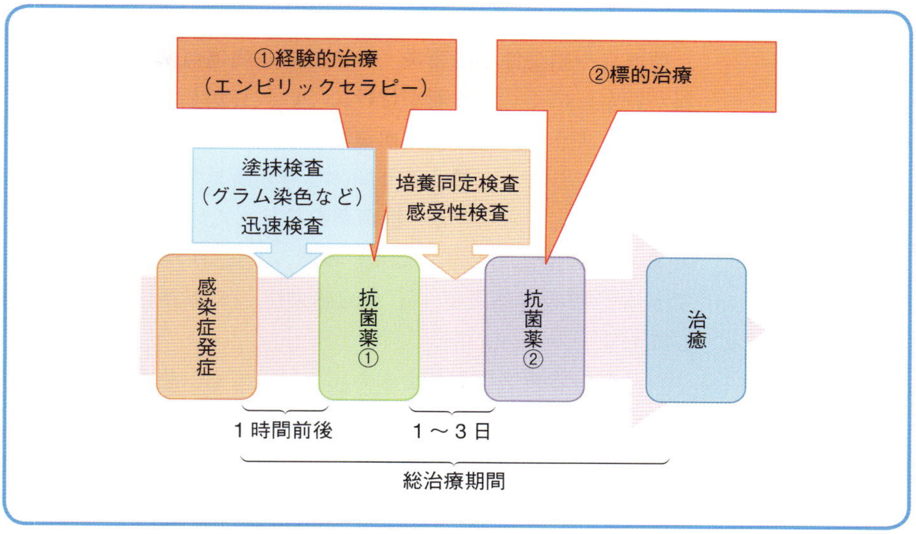

図Ⅱ-1-1 感染症の診断と治療の流れ
①経験的治療から②標的治療へ変更することを「デ・エスカレーション」という.

コラム　がん診療と感染症診療は似ている

抗菌薬はときに発熱があるから，あるいはC反応性タンパク（C-reactive protein：CRP）が高いからといった理由だけで投与されることがある．しかし，がん患者で痛みがあるから，あるいは腫瘍マーカーが高いからといった理由だけで抗がん薬を使うことはないだろう．がん患者では通常「がんがどこにあるのか」，すなわちがんの存在する臓器を決定し，次に「どのような細胞なのか」，つまり生検などを行って病理組織検査を行う．感染症診療も同様で，まずは感染症の存在する臓器を決定し，次に原因となっている微生物を同定する．臓器を決定し，その臓器から検体を採取するというプロセスはがん診療と感染症診療でよく似ている．
発熱やCRPに対して抗菌薬を投与するのではなく，感染臓器と原因微生物を明らかにして，抗菌薬を投与しよう．感染症の診断は決してむずかしくない．

ウイルスなどは検出できない*．微生物によっては特殊な培地や特殊な培養条件が必要なことがあるので，必ず「どんな微生物を疑っているのか」を明らかにしてから微生物検査を提出する．

画像検査も同様で，たとえば胸部X線で明らかな肺炎がある患者に胸部CT検査を行っても追加で得られる情報は少ない．また，発熱患者の感染臓器を想定することなく胸腹部CT検査を行ったりすることは，無意味に患者の放射線曝露を増やし，また医療資源を消費するだけである．

---

*肺炎マイコプラズマは咽頭ぬぐい液を用いた抗原検査もしくは遺伝子検査，レジオネラは尿を用いた抗原検査，結核菌はチール・ニールセン染色や抗酸菌用の特殊な培地，ウイルスは抗原検査が主に用いられる.

D 診断に困る場合

菌血症や感染性心内膜炎，カテーテル関連血流感染症などの血流感染症は感染臓器が特定しにくく，診断が付けにくい．しかしこのような患者で安易に抗菌薬を投与してしまうと，その後に血液培養検査などを行っても，抗菌薬の影響で検出できなくなってしまう．しっかり問診と身体所見を取っても感染臓器がわからず，原因微生物も想定できないが，抗菌薬を投与したい場合は，最低限，**① 胸部 X 線検査，② 血液培養検査，③ 尿（培養）検査，**の三つの検査は行い，それぞれの検査で診断できる① 呼吸器感染症，② 血流感染症，③ 尿路感染症，の有無はしっかりと確認しておく．

これらの診断プロセスをきちんと行っても，患者が訴える症状の原因がはっきりとしないこともある．たとえば外来あるいは入院でさまざまな検査を行っても原因がわからず発熱が続く状態を「不明熱（fever of unknown origin：FUO）」とよぶ．不明熱の原因には感染症以外に悪性腫瘍や膠原病，薬剤熱などがある．診断に困る場合は，原点に戻り，「感染症か，非感染症か」「感染臓器は何か，原因微生物は何か，患者背景はどうか」を一つ一つていねいに振り返り，検証しなおすことが重要である．

●引用文献

1）Tokuda Y et al：The degree of chills for risk of bacteremia in acute febrile illness. Am J Med 118：1417, 2005

2 感染症の検査

1 適切な培養検体の採取法

感染症診療に重要な原因菌の検索には**適切な検体採取**と**保存**が重要であり，不適切な取扱いがあれば，原因菌が死滅したり，誤った検査結果を導くことになる．一般的な注意事項として，検体は感染症を疑う部位から採取し，抗菌薬投与前のタイミングで採取することが重要である．すでに抗菌薬投与中の場合には抗菌薬を中止するか，次の抗菌薬投与直前（血中濃度が最も低い時期）に採取する．また，検体は乾燥を避けて滅菌容器に採取し，目的菌に応じて採取法や保存条件が変化する可能性があることも理解しておく必要がある．

採取する検体は大きく**無菌材料**と**非無菌材料**に分けることができる．また，検査室では簡便に検査ができる**迅速診断検査**を行っている．それぞれの代表的な材料について採取法の注意点を述べる．

A 無菌材料

無菌材料において菌を検出した場合，細菌検査においてはすべて原因菌と考える．したがって，**採取時のコンタミネーション***には細心の注意を払い，採取容器は**滅菌容器**を用いる必要がある．

1）血液

血液培養は，通常，**検出感度の向上**と**起炎菌か汚染菌かの鑑別**のため，好気ボトルと嫌気ボトルの組み合わせで複数セットを採取する（**図Ⅱ-2-1**）．詳細な採取手順は各種マニュアルを参照されたい．以下に，よくある注意点を記載する．

- 採取部位は静脈でよい（動脈血と静脈血で検出に差はない）．
- 使用する血液培養ボトルの上部も消毒用アルコールにて消毒を行う．
- 血液培養ボトルに接種する血液は適量が決まっており，少なすぎても多すぎても検出感度が下がる．
- 採取後の血液培養ボトルは**冷やしてはいけない（冷蔵庫に入れない）**．
- 採取後，2時間以内に専用機器に装填するか，検査室に提出する．

---

* **コンタミネーション**：異物や細菌が混入すること．コンタミネーションにより混入した菌を誤って起炎菌とする可能性があるため，無菌的な操作で検体を採取する必要がある．

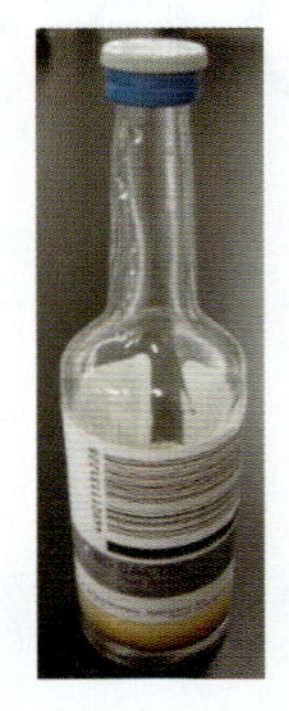

好気ボトル
採血量：8～10mL

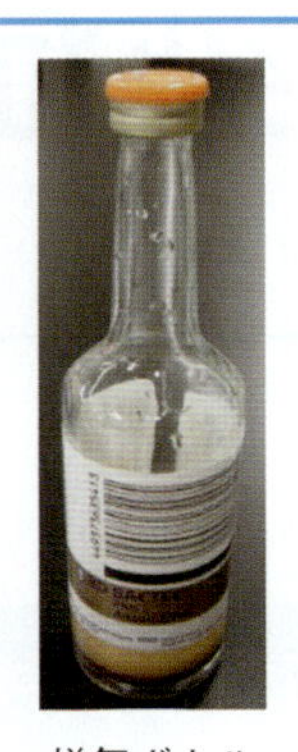

嫌気ボトル
採血量：8～10mL

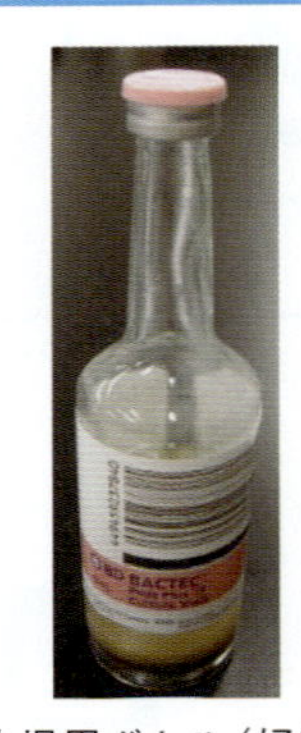

小児用ボトル（好気）
採血量：1～3mL

図Ⅱ-2-1 血液培養ボトルの種類と採血量
Bactec FX（日本BD）の血液培養ボトルの1例を示す．ボトルごとに決められた採血量を採取する．

2）カテーテル先端

皮膚を消毒し，周囲の皮膚に接触しないように滅菌ピンセットを用いて抜去する．抜去したカテーテルは先端約5 cmを滅菌容器に入れ，乾燥を防ぎ，ただちに検査室に提出する．

3）脳脊髄液

マキシマル・バリアプリコーション*で採取する．髄膜炎菌は低温で死滅するため，髄膜炎菌を起炎菌として疑う場合，採取後の脳脊髄液は**冷やしてはいけない（冷蔵庫に入れない）**.

4）非開放性膿

非開放性膿から膿瘍を採取する場合は注射器を使用し，膿瘍壁に近い外側より検体を採取する．嫌気性菌を起炎菌として疑う場合，嫌気ポーター（嫌気性菌用の専用容器）に採取する．また，真菌を疑う場合には検査室に目的菌を伝える．

5）穿刺液

採取した検体は滅菌容器に移す（針がついたままの注射器で提出しない）．通常，10 mL程度を検査室に提出する．血液培養ボトルに採取する方法もあるが，血液培養ボトルは血液を対象に作られているため，血液培養ボトルに穿刺液を接種した場合には検出できない菌種がある．また，菌量が判定できない点や，起炎菌が複数菌種の場合，複数菌種を検出できない可能性があることも理解しておく必要がある．

B 非無菌材料

非無菌材料は，常在菌が混在することが想定される．したがって，常在菌の混入

*マキシマル・バリアプリコーション：高度無菌遮断予防策．キャップ・マスク・滅菌ガウン・滅菌手袋・大型滅菌全身用ドレープを用いて無菌操作で施行する．

表現	内容
M1	唾液，完全な粘性痰
M2	粘性痰の中に膿性痰が少量含まれる
P1	膿性部分が 1/3 以下の痰
P2	膿性部分が 1/3〜2/3 の痰
P3	膿性部分が 2/3 以上の痰

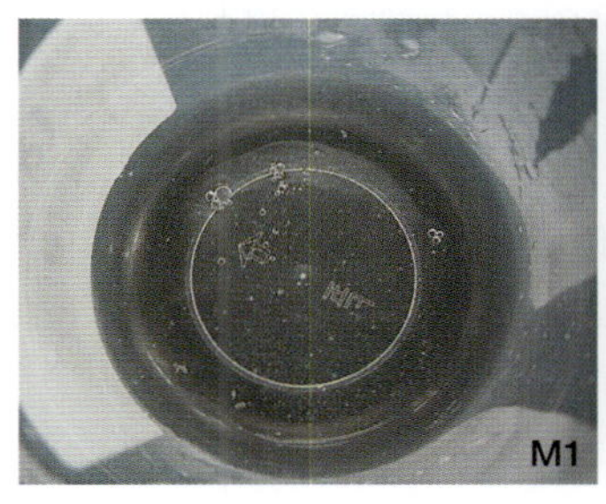

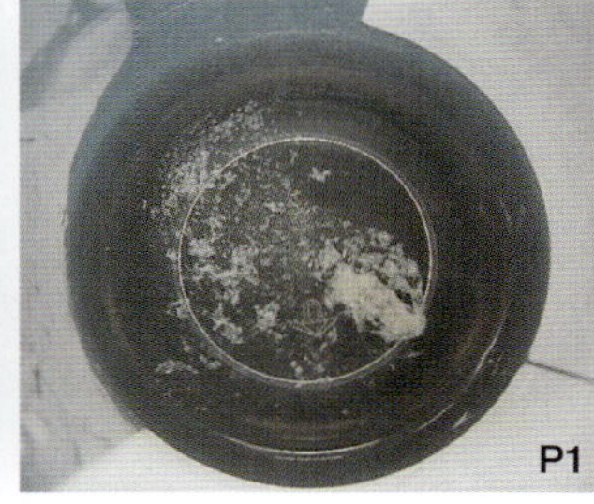

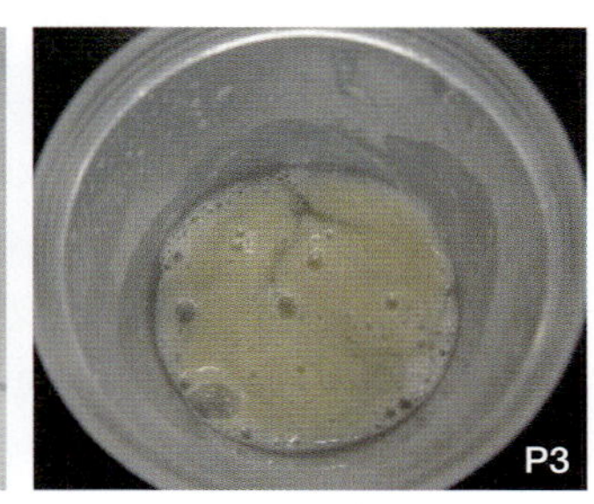

図Ⅱ-2-2 喀痰の肉眼的品質評価（ミラー&ジョーンズの分類）
検査に適した喀痰は膿性部分が含まれる喀痰であり，P1，2，3とされている．肉眼的な観察で膿性部分が多い場合，細菌性の感染症を疑うことができる．

が最低限になるように採取する必要がある．また，採取後は常在菌が増加しないようにすみやかに検査室に提出するか，冷蔵庫で保存する．

1）喀痰

採取前に水道水で数回うがいをし，膿性痰を採取する．喀痰の肉眼的品質評価（p.47，脚注参照）は，ミラー&ジョーンズ（Miller & Jones）の分類として評価することができる（**図Ⅱ-2-2**）．唾液の場合は検査に適さないため，再採取を行う．喀痰が出にくい患者の場合，生理食塩液や高張食塩液の超音波ネブライザーによるエアロゾル吸入を行い，喀痰を誘発させて採取する．

患者によい痰を出してもらう指導として，喀痰が出やすい体位（仰向け，横向き，うつぶせ）を調整し，勢いよく息を吐き出すハフィングなども試みる．

2）尿

通常，中間尿を採取し，滅菌スピッツに 10 mL 程度採取する．淋菌，クラミジアを原因菌として疑う場合は**初尿**を採取し，検体は**冷やしてはいけない（冷蔵庫に入れない）**．留置カテーテルからの採取は，接続チューブの**採尿ポート**より 10 mL 程度採取する．

3）便

食中毒の原因菌検索の場合，特殊な培地や培養条件が必要な菌種が多く存在するため，食中毒を疑う際には検査室に**検査目的**を伝える．便は粘液や血液が混入している部位を親指大程度採取する．スワブより**自然排泄便**の方が原因菌の検出感度が高い．また，ビブリオ目的の場合，検体は**冷やしてはいけない（冷蔵庫に入れない）**．

C 迅速診断検査

施設ごとに実施している検査項目は異なり，**専用容器**があるため施設ごとの検査室の指示に従い実施する．

1）インフルエンザ

咽頭後壁または口蓋扁桃を綿棒で数回擦過し，すみやかに検査室に提出する．検査は15分程度で実施できる迅速診断キットが多くの施設で使用されている．

2）クロストリディオイデス・ディフィシル　トキシン

便中のクロストリディオイデス・ディフィシル*のトキシンの有無を30分程度で検査することができる．便を親指大採取し，滅菌容器に入れて提出する．クロストリディオイデス・ディフィシル関連下痢症の検査であるため，対象は下痢便であり，固形便の場合には検査不適となる．

3）エンドトキシン，β-D グルカン

専用採血管を使用しなければならない．採血管は開封厳禁である．

2 微生物検査（グラム染色，培養）

感染症の診断には，病原微生物の特定が重要であり，迅速抗原検査，培養検査および遺伝子学的検査などが用いられる．とくに細菌や真菌が原因の感染症では，グラム染色と培養検査が有用である．培養検査は，病原微生物を特定し治療に有効な抗菌薬を調べることが可能であり，感染症診療の基本となる検査法である．**病原微生物**は，**感染臓器**に存在するため，**適切な時期**に**適切な方法**で感染臓器から**検体を採取**することが大切である．

A グラム染色

グラム染色とは

グラム染色は，1884年にデンマークの学者グラム（Gram HCJ）によって発明された，細菌を2種類に染め分ける方法である．青く染まる菌を**グラム陽性菌**，赤く染まる菌を**グラム陰性菌**とよび，丸い菌を球菌，棒状の菌を桿菌とよぶ．色と形からグラム陽性球菌，グラム陽性桿菌，グラム陰性球菌，グラム陰性桿菌の四つに分類される．さらにグラム陽性球菌では，ブドウの房状のブドウ球菌と鎖のように連なった連鎖球菌に，グラム陽性桿菌では芽胞菌に，グラム陰性菌では短桿菌，らせん菌などに区別される（**図Ⅱ-2-3**）．感染症の原因として多く分離されるのは，グラム陽性球菌とグラム陰性桿菌である．グラム染色の手順を**図Ⅱ-2-4**に示す．

グラム染色の役割

グラム染色の役割は，提出された検体の**品質評価**と感染症の**原因菌の推定**である．

*クロストリジウム・ディフィシル（*Clostridium difficile*）は，2016年に再分類され，学名がクロストリディオイデス・ディフィシル（*Clostridioides difficile*）へ変更された．

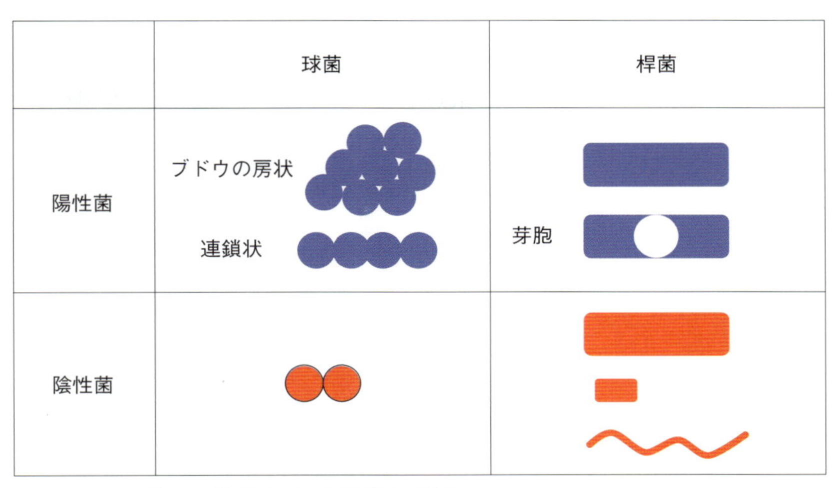

図Ⅱ-2-3　グラム染色による細菌の分類

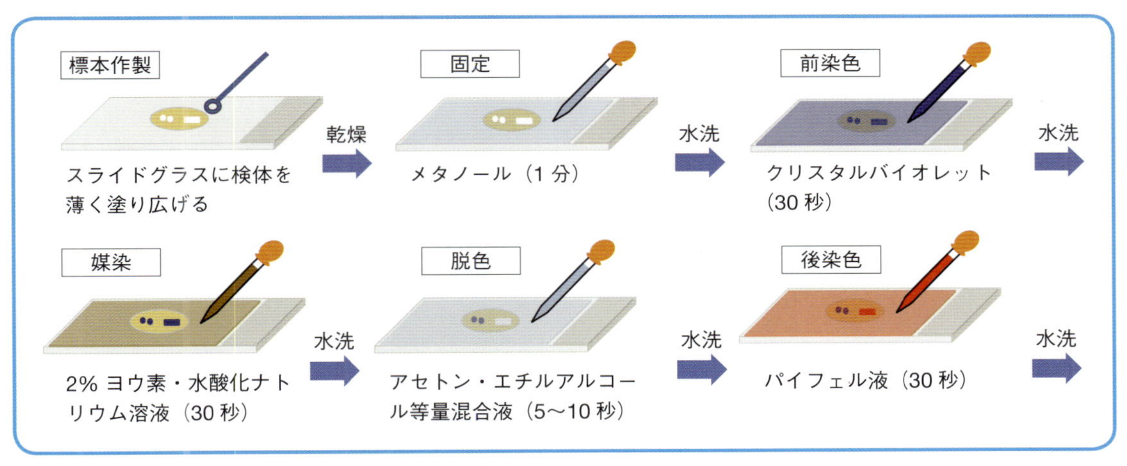

図Ⅱ-2-4　グラム染色の手順（バーミー法）

1）品質評価

検体中の好中球の存在は，提出された検体が炎症部位から採取された検体であると判断される．喀痰では検体中の好中球と扁平上皮の数で品質評価*を行っている（**表Ⅱ-2-1**）．好中球が多く扁平上皮が少ないゲックラー（Geckler）分類の4群または5群が検査に適した検体である．一方，口腔内の扁平上皮を多数認め，好中球が少数のみのゲックラー1群は唾液と判断され，培養検査に不適切な検体のため採り直しが必要となる（**図Ⅱ-2-5**）．原因微生物を正しく特定するためには**適切な検**

* **品質評価**：検査に適した検体かどうかを判定する．喀痰では，見た目の評価であるミラー・ジョーンズ分類と，顕微鏡による評価であるゲックラー分類がある．

表Ⅱ-2-1 ゲックラー分類

群	細胞数 /1 視野（100 倍）	
	好中球	扁平上皮
1	＜10	＞25
2	10〜25	＞25
3	＞25	＞25
4	＞25	10〜25
5	＞25	＜10
6	＜10	＜10

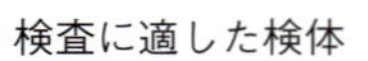

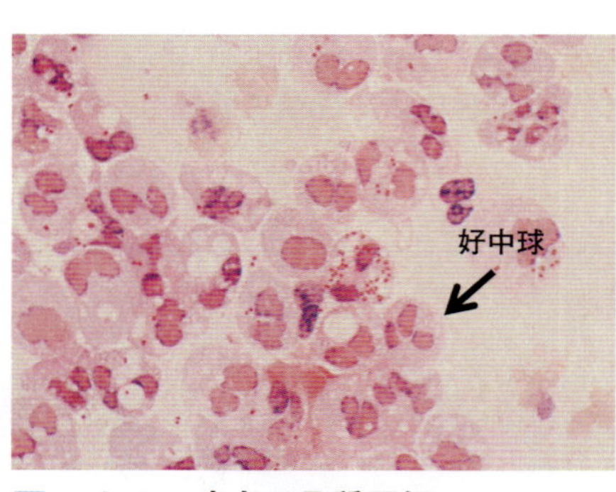

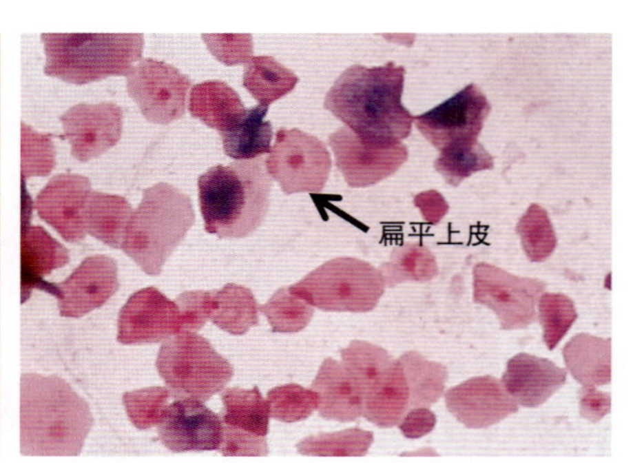

図Ⅱ-2-5 喀痰の品質評価

左：ゲックラー5 群（良質な喀痰）．好中球＞25，扁平上皮＜10 であり，検査に適した良質な喀痰である．

右：ゲックラー1 群（唾液）．好中球＜10，扁平上皮＞25 であり，唾液成分と判断され，不適切な検体である．

体採取が不可欠である．

2）原因菌の推定

特徴的な形態から病原微生物の推定が可能な場合がある．たとえば，喀出痰で菌体周囲が抜けたグラム陽性のランセット型双球菌*を認めた場合は肺炎球菌を疑い，グラム陰性の短桿菌を認めた場合はインフルエンザ桿菌を疑う（**図Ⅱ-2-6**）．グラム染色は**10 分程度で実施可能**であり，**抗菌薬の初期選択**に有用である．

B 培養検査

培養検査とは

培養検査の目的は，提出された検体から病原微生物を分離することである．検体を寒天培地に塗布し，35℃のふ卵器（インキュベーター）で一晩培養すると菌の塊が形成される．塊を**集落（コロニー）**とよび，一つの細菌から一つの集落が形成される．その集落を用いて菌の名前の決定（同定）と，どの抗菌薬が有効かを調べる

* **ランセット型双球菌**：楕円形の菌が，横長に二つ連なっている双球菌．

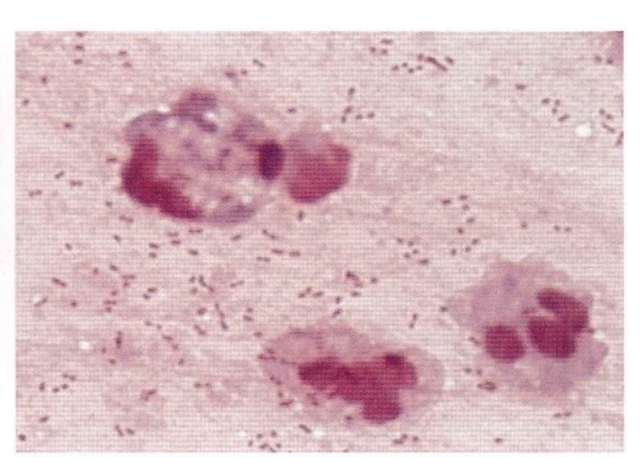

図Ⅱ-2-6　典型的なグラム染色像（例：喀痰）
左：肺炎球菌．菌の周りが抜けてみえるランセット型と呼ばれる楕円形の菌が横長に二つ連なっている双球菌．
右：インフルエンザ桿菌．グラム陰性の短桿菌．球菌のようにもみえる．

(薬剤感受性試験)．通常は，検体提出日から２日後に同定と薬剤感受性試験結果が判明する．

培養検査の実際

培養検査に提出される検体には，血液や髄液などの無菌的な材料と喀痰や尿などの常在菌が混入する材料があり，分離菌の解釈が異なる．また，すべての細菌が培養で発育するとは限らない．結核菌やマイコプラズマなどは，日常的に使用する培地には発育しないため，特殊な培地を使用する必要がある．

1）無菌的材料

血液，髄液，胸水および関節液などの無菌部位から採取された材料は，分離された菌を**すべて原因菌**と考える．ただし，検体採取時の皮膚常在菌(表皮ブドウ球菌，コリネバクテリウム属，アクネ菌など）の混入に注意が必要である．とくに血液中は菌数が少ないため，血液培養ボトル１セット（好気ボトルと嫌気ボトル）に採取後，血液培養自動分析装置で培養する．血液培養は異なる2ヵ所の部位からの2セット採取が基本である．２セット採取することは，検出率の向上と汚染菌の鑑別に有用である．皮膚常在菌が２セット４本採取中，１本のみ陽性となった場合は汚染菌の可能性が高い．

2）常在菌の混入する材料

喀痰や尿などの常在菌の混入する材料では，分離菌がすべて原因菌とは限らない．**分離菌の種類や菌量**，グラム染色での**好中球の貪食像**などから判断する．喀痰では，肺炎の原因となる肺炎球菌やインフルエンザ桿菌，尿培養では，尿路感染症の原因菌である大腸菌や肺炎桿菌が分離された場合に原因菌と考えられる．一方，喀痰から黄色ブドウ球菌が分離された場合は，グラム染色で好中球の貪食像がみられた場合に原因菌の可能性が高くなる（**図Ⅱ-2-7**）．

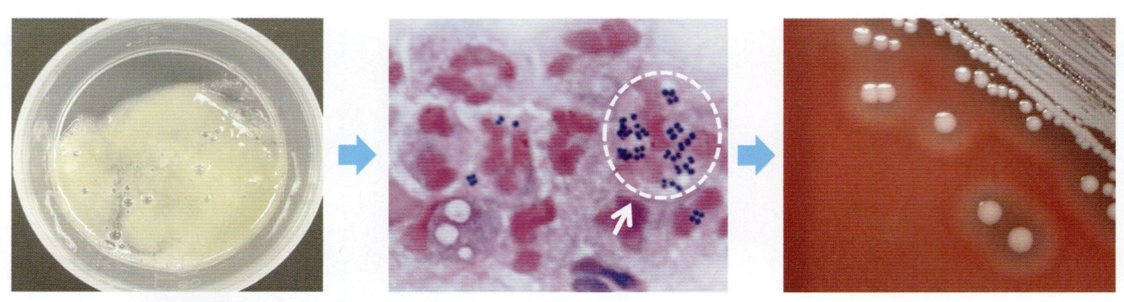

図Ⅱ-2-7 培養検査の流れ（例：喀痰）
左：喀出痰．膿性部分が大半を占める膿性痰であり，検査に適した検体である．
中：グラム染色．好中球に貪食されたブドウの房状のグラム陽性球菌（矢印）を認め，原因菌の可能性が示唆される．
右：血液寒天培地上の集落．集落の周囲が抜けてみえ（β溶血），黄色ブドウ球菌が疑われる．

3 血液生化学的検査，血清診断

感染症の血液検査には，白血球（WBC），C反応性タンパク（CRP）などの血液生化学的検査などから，最近では，プロカルシトニン（PCT）やプレセプシンなどの新たな感染症検査があり，感染症の有無と程度の判断に使用されている．

A 血液生化学的検査

白血球（WBC）

とくに細菌感染症においては，**白血球**（white blood cell：**WBC**）における白血球分類（好中球）の「**左方移動**」が重要な検査である．細菌感染が生じると，**分葉核球**が感染巣に移動し細菌を貪食する．細菌感染巣で消費される分葉核球が多くなり，分葉核球だけでは対処できなくなると**桿状核球**または**後骨髄球**，**骨髄球**などの幼若な好中球を動員しないといけなくなる．この幼若な好中球が増えることを「左方移動」という（**図Ⅱ-2-8**）．具体的には，桿状核球が15％を超えれば「左方移動」とし，細菌感染症があると判断する[1]．

CRP

C反応性タンパク（C-reactive protein：**CRP**）は急性期タンパクの代表的な成分で，炎症時に最も著しい増加を示す[2]．細菌感染症の診療で最も用いられ，ほとんどの細菌感染において上昇する．

CRPは細菌感染症以外にも，膠原病，悪性腫瘍，梗塞，外傷などでも上昇するため，白血球数の上昇，白血球分類の「左方移動」と合わせて細菌感染症の程度を検討するのに有用である．

また，CRPは2〜3日で検査値がピークとなり，12〜24時間で骨髄から供給される白血球（好中球）とタイムラグがあるため，白血球分類（好中球）の「左方移動」が考えられる場合にCRPがピークの検査値になっていなければ，細菌感染直後と推定できる．

ただし，これらWBC，CRPは上昇してくるまでのタイムラグがあることや，細

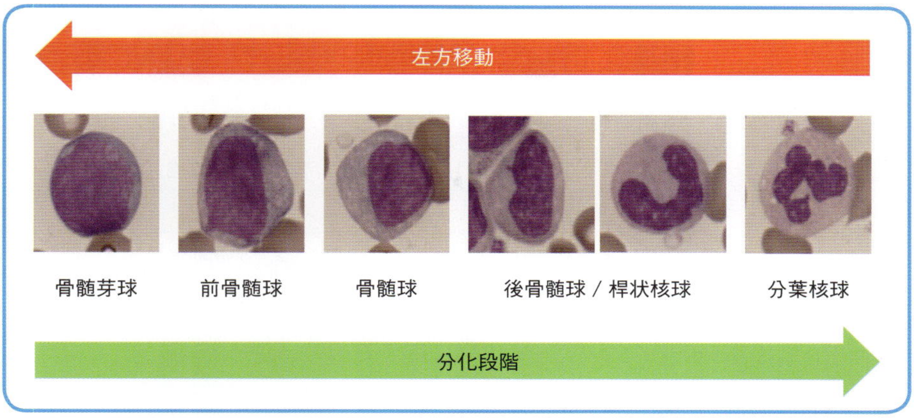

左方移動

骨髄芽球　前骨髄球　骨髄球　後骨髄球 / 桿状核球　分葉核球

分化段階

図Ⅱ-2-8　白血球分類（好中球）の左方移動

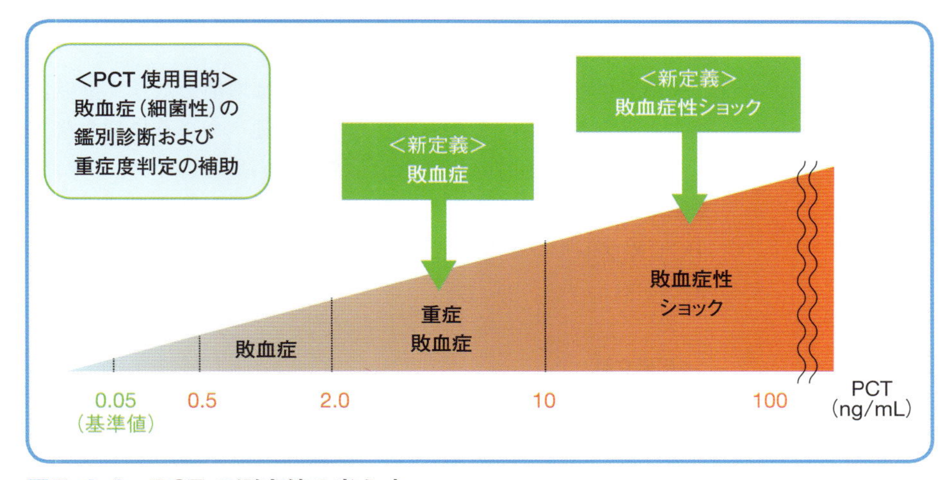

図Ⅱ-2-9　PCT の測定値の考え方
敗血症の鑑別診断 0.5 ng/mL，重症敗血症は 2.0 ng/mL である．

菌感染症に限らずさまざまな炎症で上昇してしまうことに注意が必要である．

B 血清診断

感染症検査には，ほかにも役に立つ検査項目があり，プロカルシトニン（PCT）やプレセプシンなどがある．

プロカルシトニン（PCT）

プロカルシトニン（procalcitonin：**PCT**）は，重症感染症と敗血症の診断マーカーで[3]，敗血症（細菌性）の鑑別診断および重症度判定の補助に使用される（**図Ⅱ-2-9**）．また，一般的にウイルス感染症，自己免疫疾患では上昇しないといわれている．

プレセプシン

プレセプシンは，敗血症（細菌性）の診断の補助に使われており，敗血症の早期に上昇し，侵襲の大きい外傷・外科手術などの影響を受けにくいといわれて

表Ⅱ-2-2 プロカルシトニン（PCT）とプレセプシン

項目	PCT	プレセプシン
分子量	13 kDa	13 kDa
産生臓器	全身臓器 （肺，肝臓，腎臓，脂肪細胞，筋肉など）	単球，顆粒球
産生刺激	細菌感染，サイトカイン，LPS など	生菌
発症後応答時間	2〜3 時間	<2 時間
血中半減期	20〜24 時間	0.5〜1.0 時間

LPS：リポ多糖（lipopolysaccharide）．

いる（**表Ⅱ-2-2**）．

C 血液検査の考え方

細菌感染症では，時期によって WBC は増加したり，重症化した場合に低下したりする場合がある．また，CRP も上記で述べたように採血後，2〜3 日でピークとなるため，採血実施時の状態を示していない．このため，一つの検査値や一時点の検査値だけで疾患を決定することはむずかしく，これらの関連する複数の検査データ（PCT やプレセプシン）を組み合わせることで病態を把握していくことが大切である．

●**引用文献**

1）本田孝行：ワンランク上の検査値の読み方・考え方：ルーチン検査から病態変化を見抜く，第 2 版，p.54，総合医学社，2014
2）河合　忠ほか：異常値の出るメカニズム，第 6 版，p.366，医学書院，2013
3）Meisner M：プロカルシトニン：生化学と臨床診断，p.8，UNI-MED，2010

4 遺伝子検査（PCR 法）

A 感染症検査における遺伝子検査

感染症検査における遺伝子検査は，患者検体中から病原体由来の遺伝子を検出する検査を指す．病原体由来の遺伝子は，核酸である DNA や RNA である．

遺伝子検査では，ポリメラーゼ連鎖反応（polymerase chain reaction：PCR）法などの核酸増幅法を用いて核酸を増幅，検出する．核酸増幅法は PCR 法が最も多く使用されているが，他の原理によるものもある[1]．

B 遺伝子検査の目的

遺伝子検査の目的を**表Ⅱ-2-3** に示した．

表Ⅱ-2-3 感染症検査における遺伝子検査の利用

目的	使用法（主な感染症，病原体，病原因子）
病原体診断	迅速な診断確定（敗血症，結核，レジオネラ肺炎，百日咳） 検査困難な病原体の検出（ウイルス，リケッチア，クラミジア） 毒素の証明が必要（CD トキシン，腸管出血性大腸菌由来の志賀毒素〔ベロ毒素〕，破傷風毒素）
治療方針の決定	遺伝子型の決定（C 型肝炎ウイルス，ヒトパピローマウイルス）
治療効果の評価	血液中の核酸量をモニター（B 型肝炎ウイルス，C 型肝炎ウイルス，HIV，サイトメガロウイルス，EB ウイルス）
院内感染対策	薬剤耐性遺伝子*の決定 遺伝子型による伝播経路解明

*プラスミドにより薬剤耐性の性質が他菌へ伝達される下記の抗菌薬を分解する酵素にかかわる遺伝子がとくに重要．
ESBL：基質拡張型β-ラクタマーゼ（extended-spectrum β-lactamase）．
MBL：メタロ-β-ラクタマーゼ（metallo-β-lactamase）．
KPC：クレブシエラ・ニューモニエカルバペネマーゼ（*Klebsiella pneumoniae* carbapenemase）．
OXA：オキサシリナーゼ（oxacillinase）．

1）病原体診断

遺伝子検査は，培養検査や免疫学的検査によって検出できないウイルスのような特殊な病原体による感染症や，結核のように診断を急ぐ場合に使用される．

2）治療方針の決定

C 型肝炎ウイルスなどは，遺伝子型によって治療薬が選択されるので，このために遺伝子検査が行われる．

3）治療効果の評価

ウイルス性肝炎や HIV 感染では，血液中のウイルス量をモニターすることによって治療効果が評価される．

臓器移植後患者における感染症のモニタリングとして，サイトメガロウイルスや EB ウイルスの検査が行われる．

4）院内感染対策

院内感染対策上問題となる薬剤耐性菌を迅速に検出することは，非常に重要である．薬剤耐性の性質がプラスミド*によって媒介されるものは，病院内で拡散しやすい．耐性遺伝子の決定や同一クローンかどうかを調べることにより，伝播経路の追跡に使用される．

C 遺伝子検査の利用上の注意点[2)]

1）検査陰性の解釈

PCR 法などの核酸増幅法は高感度であるが，最低検出感度は経験的に検体 1 mL

*__プラスミド__：環状の DNA 分子であり，細菌の細胞質内で複製され，分裂時における分配や線毛による細菌どうしの接合によって伝達される．薬剤耐性の情報はプラスミド上にあるものが多く，他菌へ情報が次々と伝達されることになる．

あたり10～100個以上であり，実際には培養検査より劣る．感染症発症のごく初期は病巣中の病原体量が検出感度以下のことがあり，検査が陰性となる．したがって，遺伝子検査陰性の情報のみでは感染症を否定できない．

2）治療開始後の使用

遺伝子検査は核酸を検出しているので，病原体が死滅していても陽性となる．治療効果の評価にはウイルス量のモニター目的を除き用いない．

●引用文献

1）一般社団法人日本感染症学会（編）：総論III 診断，D 微生物検査各論①―検査法の原理と応用，1 遺伝子診断．感染症専門医テキスト，第I部解説編，改訂第2版，p.133-140，南江堂，2017
2）一般社団法人日本感染症学会（編）：総論III 診断，C 微生物検査概論―検査の基本，4 微生物検査のための検査のオーダ方法と注意点．感染症専門医テキスト，第I部解説編，改訂第2版，p.82-93，南江堂，2017

3　感染症の画像診断

1　呼吸器感染

この項目では，代表的な呼吸器感染症の肺炎像（肺胞性肺炎・気管支肺炎）を解説する．これらの特徴的な画像と，疫学（ローカルファクター：各医療機関での抗菌薬感受性パターン）・臨床症状などの情報から，原因微生物を推定することが可能である．

A　胸部X線

1）肺胞性肺炎

肺胞における感染．肺胞内の炎症によって浮腫と粘稠性の低い多量の滲出液が肺胞内に認められる．代表的な気腔性肺炎を起こす病原微生物は**肺炎球菌**，**肺炎桿菌**，**レジオネラ**，**クラミドフィラ・ニューモニエ**（*Chlamydophila pneumoniae*）などである．典型的な画像は，末梢肺野に浸潤影（コンソリデーション）という全体的に肺野の透過性が低下（炎症による滲出液により肺胞内が満たされ白い陰影となる）を認め，白い陰影内に気管支透亮像（エアーブロンコグラム）*1 を認める（**図Ⅱ-3-1**）．また，この炎症が肺胞内の側副換気路（コーン〔Kohn〕孔やランバート〔Lambert〕管）を介して，炎症のある肺胞から隣接する肺胞内へ広がり，「大葉性肺炎*2（手の平サイズの肺炎 / 連続する肺炎）」といわれる像を呈する．

2）気管支肺炎

呼吸細気管支・細気管支を中心に炎症が起こる．気管支に炎症が起こるため，気管支壁肥厚が目立つ画像を呈する．大葉性肺炎と異なり，隣接する肺以外のいくつかの肺に炎症を起こすことが特徴である（**図Ⅱ-3-2**）．気管支肺炎を起こす代表的な原因菌は，**インフルエンザ桿菌**，**黄色ブドウ球菌**，**緑膿菌**，**マイコプラズマ・ニューモニエ**（*Mycoplasma pneumoniae*）などである．

図Ⅱ-3-3 に肺の構造と呼吸器感染症の病変部位と代表的な病原微生物のまとめを示す．

---

*1 **気管支透亮像（エアーブロンコグラム）**：肺胞内が炎症による水で満たされると，気管支内の空気が黒く抜けてみえるようになる．白と黒のコントラストが目立ち，気管支像が浮かび上がる．

*2 **大葉性肺炎**：肺胞内の炎症が，隣接する肺葉を超えて広がる（胸部X線では手の平サイズ並みの大きな肺炎像を呈する）．

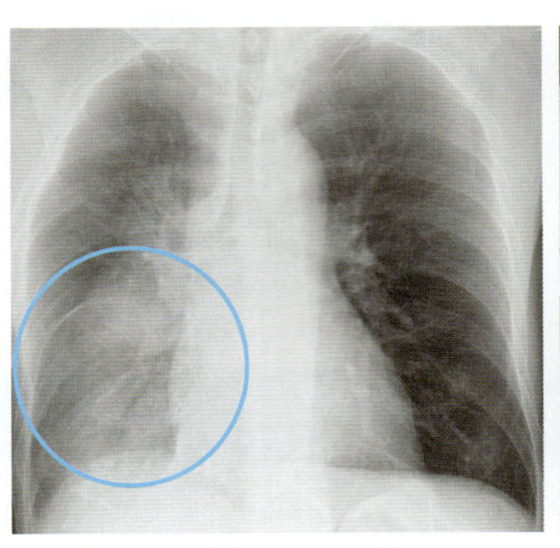

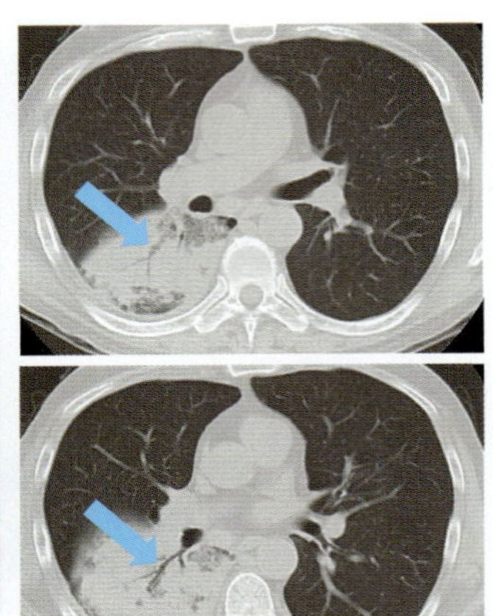

図Ⅱ-3-1 肺炎球菌による肺胞性肺炎像
左：胸部Ｘ線．右下肺野に手の平サイズの肺炎像を認める．
右：胸部 CT．浸潤影の中にエアーブロンコグラムを認める（矢印）．

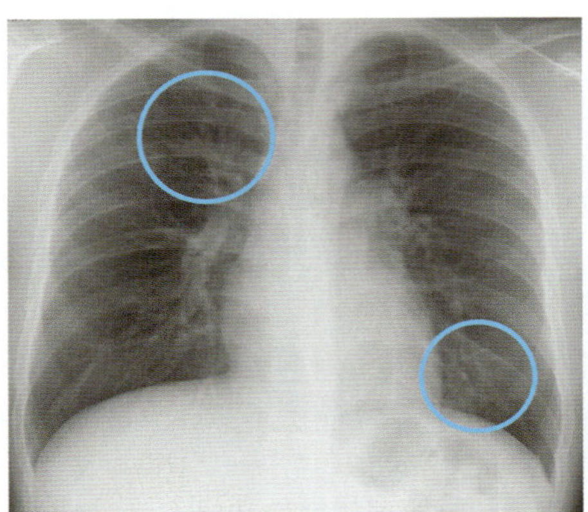

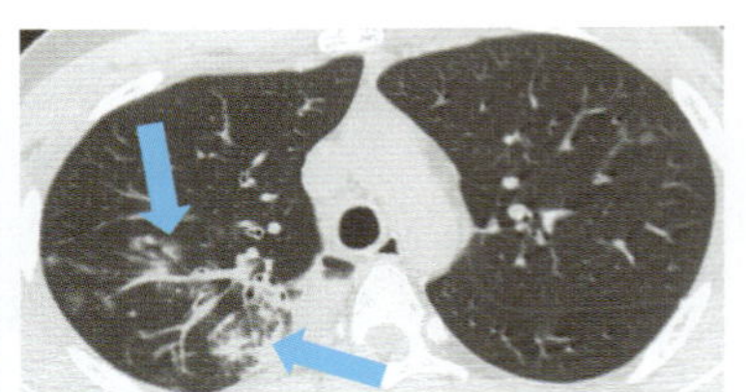

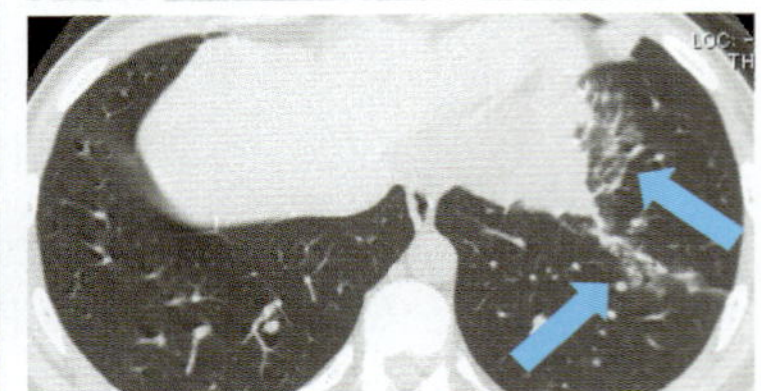

図Ⅱ-3-2 マイコプラズマ・ニューモニエによる気管支肺炎像
左：胸部Ｘ線．右上肺野と左下肺野に気管支肺炎像を認める．
右：胸部 CT．矢印は，胸部Ｘ線で認めた右上肺野と左下肺野に気管支肺炎像を示す．

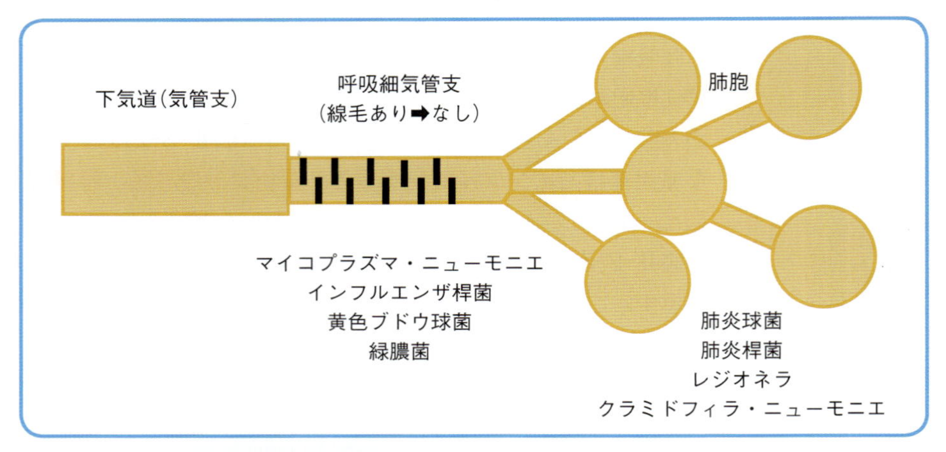

図Ⅱ-3-3 肺の構造と呼吸器感染症の病変部位と代表的な病原微生物

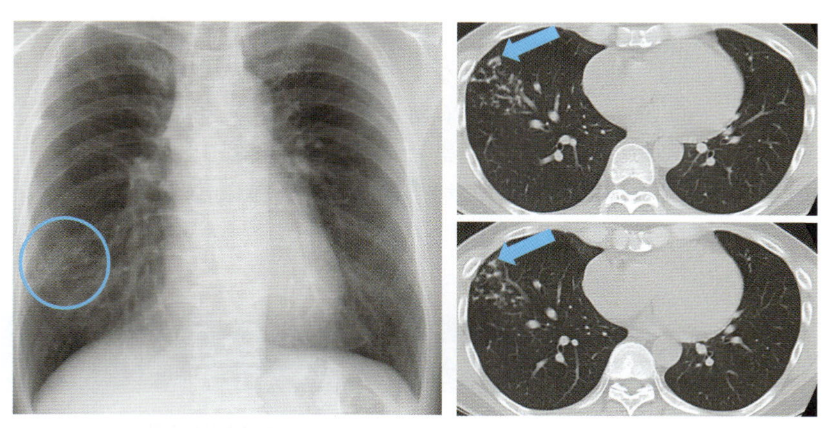

図Ⅱ-3-4 肺結核の画像
右下肺野に 5 mm 以下の粒状影を認める．

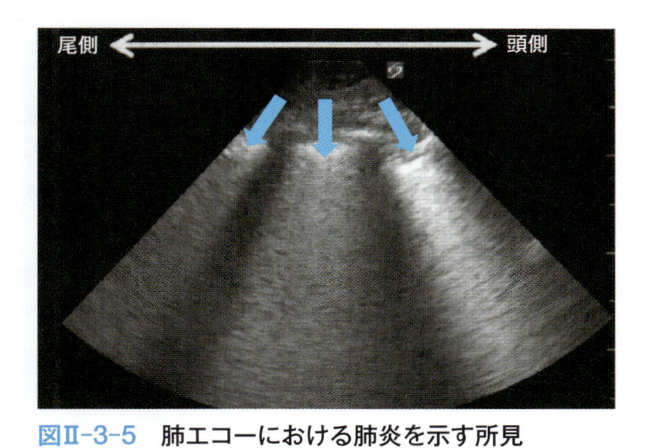

図Ⅱ-3-5 肺エコーにおける肺炎を示す所見 (B-line)
［野村岳志：重症患者における肺エコー．ICU と CCU 41 (2)：103-110, 2017 より許諾を得て転載］

3）肺結核

結核菌は大きさが 5 μm 程度と微小なため，肺の末梢まで到達し，肺結核を引き起こす．画像では，粒程度の影（粒状影）を呈する（**図Ⅱ-3-4**）．

もう少しくわしく　呼吸器領域の画像に関連する用語

粒状影：5 mm 以下（結核：図Ⅱ-3-4，非結核性抗酸菌など）
結節影：5 mm～3 cm（肺転移，サルコイドーシスなど）
腫瘤影：3 cm 以上（肺がん，過誤腫など）

B 肺エコー

近年，非侵襲的な検査で放射線曝露のない肺エコー検査が，肺炎以外に心不全，気胸などの鑑別に有効であるということで注目されている．肺炎では，B-line が認められることが特徴的である（**図Ⅱ-3-5**）．B-line とは，肺を包む臓側胸膜から垂直に描出される高輝度の線状陰影（white lung とよばれる）のことで，肺炎の際に数本認められる．

2 腹腔内感染

腹腔内感染症とは，腹腔内で起こる細菌や真菌などによる感染症のことである．

1）穿孔性腹膜炎

消化管の穿孔により，腸管内容物の漏出刺激と感染による腹膜炎である．胃十二指腸潰瘍穿孔，胃がん・大腸がん穿孔，小腸穿孔，メッケル（Meckel）憩室・大腸憩室穿孔など，原因はさまざまである．

X 線検査では，消化管内ガス以外に腹腔内へ漏出した腹腔内遊離ガス（フリーエア）を認めることが多い[1]．フリーエアは腹腔内の最も高い部位に集まるため，立位もしくは坐位で撮影した場合には左右の横隔膜下に集まり，遊離ガス像が確認しやすい（**図Ⅱ-3-6**）．しかし，疼痛などのため，立位・坐位が困難な場合には左側臥位（デクビタス）で撮影し，腹壁と肝右葉外側縁との間のフリーエアを証明することが有用である．

フリーエア以外の所見として，麻痺性イレウスに伴う腸管内ガス像の拡大，ケルクリング（Kerckring）襞の消失，腸管壁の浮腫などの所見を認めることがある．

超音波検査では，漏出性腹水に比し，エコー輝度が高い滲出性腹水が観察される

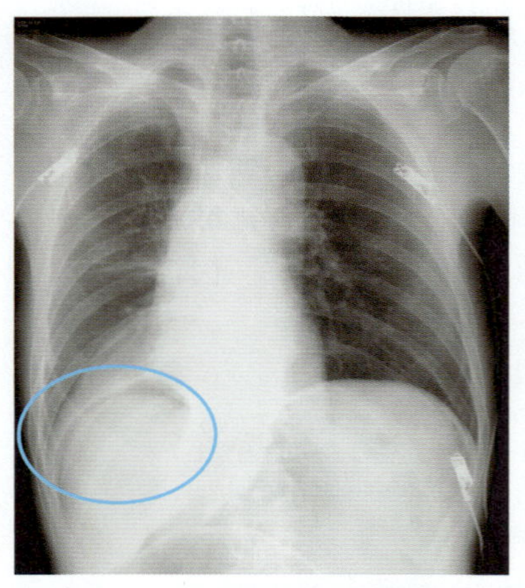

図Ⅱ-3-6 胸部X線画像（穿孔性腹膜炎）
右横隔膜下にフリーエア（囲み）を認める．

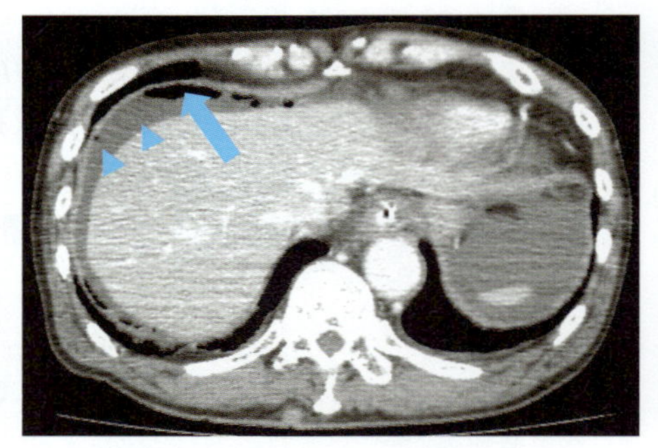

図Ⅱ-3-7 腹部 CT（穿孔性腹膜炎）
腹腔内にフリーエア（矢印）と腹水（矢頭）を認める．

ことがある．しかし，麻痺性イレウスに伴う腸管内ガスにより，観察視野が制限されることが多い．

CT 検査では X 線同様，腹腔内に漏出したフリーエアを認める（**図Ⅱ-3-7**）．X 線検査に比し，少量のフリーエアを同定できるとされている[2]．また，腹腔内に貯留する液体成分の存在が診断できるだけでなく，単なる腹水か膿瘍かの判断が可能であり，造影 CT を行うことにより，診断能はより高くなる．

2）腹腔内膿瘍

腹腔内の炎症や穿孔が原因となり，経過の中で膿瘍が形成されたものである．

超音波検査や CT 検査で，膿瘍の存在を検出することで診断される．腹腔内膿瘍は，原発臓器の周辺，もしくは解剖学的に仰臥位で陥没している部に生じやすいため，左右の横隔膜下腔，右肝下面（モリソン〔Morison〕窩），左右の腸骨窩，ダグラス（Douglas）窩が好発部位（**図Ⅱ-3-8**）であり，これらの部位の観察が重要で

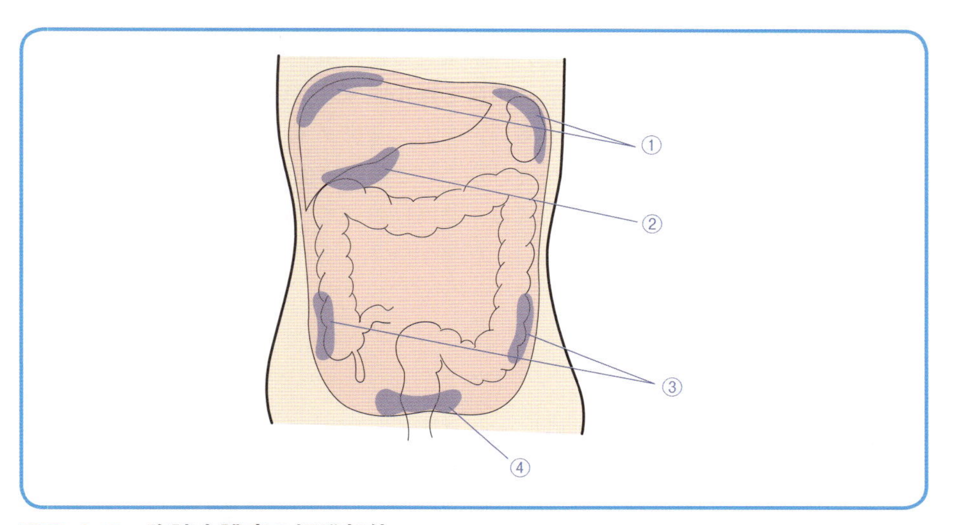

図Ⅱ-3-8　腹腔内膿瘍の好発部位
①左右横隔膜下腔．②右肝下面（モリソン窩）．③左右腸骨窩．④ダグラス窩．

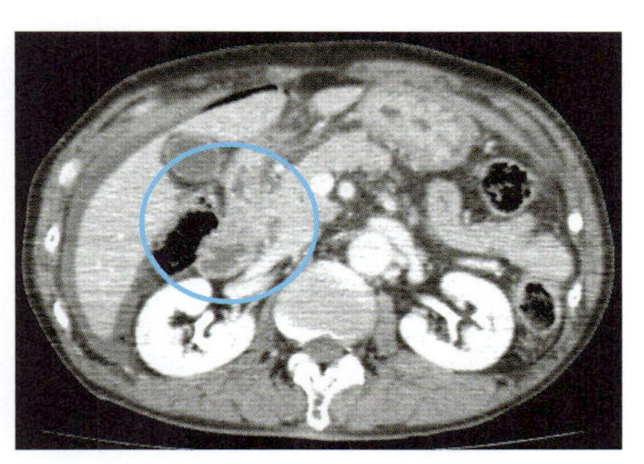

図Ⅱ-3-9　腹部 CT（十二指腸穿孔による右肝下面〔モリソン窩〕の膿瘍）

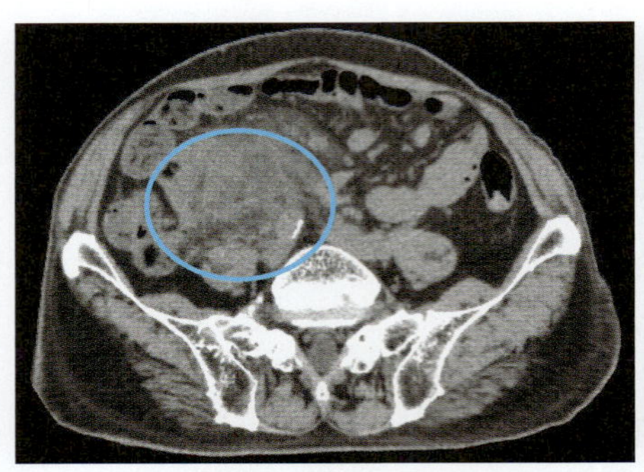
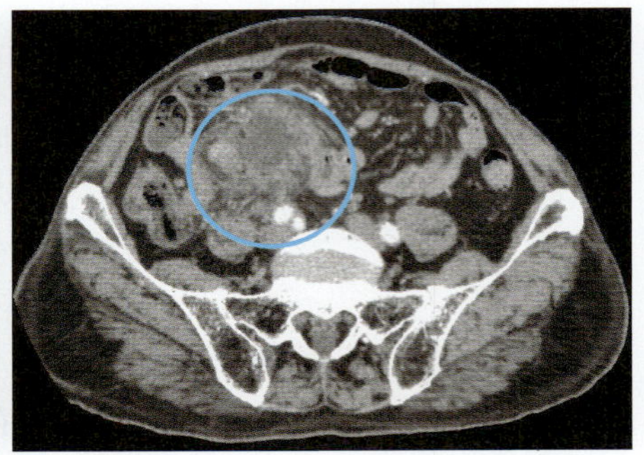

図Ⅱ-3-10 腹部CT（穿孔性虫垂炎による腹腔内膿瘍）
左：単純CT．右：造影CT．

ある（**図Ⅱ-3-9**）．

虫垂炎は，超音波検査，CT検査で腫大した虫垂として比較的容易に診断可能である．しかし穿孔性虫垂炎では，虫垂の腫大がみられず，合併する腹膜炎により回盲部付近の小腸の腫脹と壁が肥厚しているため，単純CTでは虫垂と小腸の区別ができないことが多い．一方，造影ダイナミックCTでは，虫垂壁は腸管壁と比較してより強く濃染されることで診断可能となる（**図Ⅱ-3-10**）．このような腹膜炎を伴う穿孔性虫垂炎では，診断において，超音波検査よりCT検査のほうが有用との報告がある[3]．

●引用文献

1）Willoams N, Everson NW：Radiological confirmation of intraperitoneal free gas. Ann R Coll Surg Engl 79（1）：8-12, 1997
2）Lacalamita MC et al：Role of CT in the diagnosis of jejunal-ileal perforations. Radiol Med 119（9）：651-657, 2014
3）Doria AS et al：US or CT for diagnosis of appendicitis in children and adults?：a meta-analysis. Radiology 241（1）：83-94, 2006

4 抗菌薬治療の基本

1 抗菌薬治療

抗菌薬を選択する際は，患者の免疫状態，感染部位，原因菌を想定あるいは明確にする必要がある．免疫状態が正常な人には感染症を起こさない細菌でも，免疫状態がわるい患者には感染症を引き起こすことがある（日和見感染症）．そのため，患者の免疫状態により，原因菌は異なる．また，感染部位によっても原因菌は異なる．患者の免疫状態，感染部位から想定あるいは明確になった原因菌に対して，抗菌薬を選択する．その際には，抗菌スペクトルを考慮する．

実際の抗菌化学療法においては，患者の状態がわるく，原因菌の同定が待てない場合もしくは原因菌が不明な場合は，患者の免疫状態，感染部位などから**経験的治療**が開始される．その場合，想定される原因菌をカバーするために**広域抗菌薬**が使用されるが，その選択には施設ごとに作成されている**アンチバイオグラム***を確認し，感受性率が高い抗菌薬を選択する．通常，細菌培養結果が出るまでに3日程度かかる．原因菌が同定されれば，**標的治療**として，感受性のある**狭域抗菌薬**へ変更したり，不要な抗菌薬を中止したりする．これを**デ・エスカレーション**という．広域抗菌薬の長期使用は正常細菌叢の破壊，原因菌以外の菌種の耐性化，菌交代症（p.4，「耐性菌と菌交代現象」参照）を引き起こすので，デ・エスカレーションを行うことで，二次感染の頻度，抗菌薬への耐性化，致死率は改善されると考えられている．

2 抗菌薬の分類と作用機序

表Ⅱ-4-1 に，抗菌薬の分類と作用機序を示す．

3 抗菌スペクトル

ペニシリン系薬

最も古いペニシリン系薬として，**ペニシリンG**がある．現在でも肺炎球菌，緑色

***アンチバイオグラム**：各種細菌に対する抗菌薬ごとの感受性率表のことである．

本項目に出てくる細菌名と欧文表記

インフルエンザ菌：*Haemophilus influenzae*	バクテロイデス属：*Bacteroides* spp.
エンテロバクター属：*Enterobacter* spp.	ブドウ球菌属：*Staphylococcus* spp.
黄色ブドウ球菌：*Staphylococcus aureus*	プロテウス・ブルガリス：*Proteus vulgaris*
クラミジア属：*Chlamydophila* spp.	プロテウス・ミラビリス：*Proteus mirabilis*
クレブシエラ属：*Klebsiella* spp.	マイコプラズマ：*Mycoplasma pneumoniae*
嫌気性菌：anaerobe	モラクセラ・カタラーリス：*Moraxella catarrhalis*
シトロバクター属：*Citorobacter* spp.	モルガネラ・モルガニー：*Morganella morganii*
髄膜炎菌：*Neisseria meningitides*	緑色連鎖球菌：*Streptococcus viridans*
セラチア：*Serratia marcescens*	緑膿菌：*Pseudomonas aeruginosa*
大腸菌：*Escherichia coli*	レジオネラ：*Legionella pneumophila*
肺炎球菌：*Streptococcus pneumoniae*	連鎖球菌属：*Streptococcus* spp.

表Ⅱ-4-1 抗菌薬の分類と作用機序

分類	薬物名	作用機序
βラクタム系薬	<ペニシリン系薬> ペニシリンG，アンピシリン，アモキシシリン，ピペラシリン <ペニシリン系薬＋βラクタマーゼ阻害薬> アンピシリン / スルバクタム，アモキシシリン / クラブラン酸，ピペラシリン / タゾバクタム <セフェム系薬> セファゾリン，セフォチアム，セフメタゾール，セフトリアキソン，セフォタキシム，セフタジジム，フロモキセフ，セフェピム <カルバペネム系薬> イミペネム，メロペネム	細菌の細胞壁合成阻害 ペニシリン結合タンパク質（PBP）に作用
グリコペプチド系薬	バンコマイシン，テイコプラニン	細菌の細胞壁合成阻害 D-アラニル-D-アラニン（D-Ala-D-Ala）に作用
アミノグリコシド系薬	アルベカシン，アミカシン，ゲンタマイシン，トブラマイシン，ストレプトマイシン*	タンパク質合成阻害 30S および 50S リボソームに作用
マクロライド系薬	エリスロマイシン，クラリスロマイシン，アジスロマイシン	タンパク質合成阻害 50S リボソームに作用
テトラサイクリン系薬	ミノサイクリン，ドキシサイクリン	タンパク質合成阻害 30S リボソームに作用
ニューキノロン系薬	シプロフロキサシン，トスフロキサシン，レボフロキサシン，ガレノキサシン，モキシフロキサシン，シタフロキサシン	細菌の DNA ジャイレースおよびトポイソメラーゼⅣを阻害することによって DNA 合成を阻害
その他	メトロニダゾール（DNA を傷害），リネゾリド（タンパク質の合成を阻害），ダプトマイシン（細胞膜を傷害），スルファメトキサゾール / トリメトプリムの合剤（ST 合剤）（葉酸代謝経路の連続した 2ヵ所を阻害）	

*ストレプトマイシンは 30S リボソームのみに作用．

表Ⅱ-4-2 セフェム系薬の世代分類と抗菌スペクトル

細菌	第一世代	第二世代		第三世代			第四世代
	セファゾリン	セフォチアム	セフメタゾール	セフトリアキソン	セフタジジム	フロモキセフ	セフェピム
メチシリン感受性黄色ブドウ球菌(MSSA) 肺炎球菌 連鎖球菌属	○	○	△	○	△	○	○
大腸菌 クレブシエラ属 プロテウス・ミラビリス	○	○	○	○	○	○	○
インフルエンザ菌 モラクセラ・カタラーリス	—	○	○	○	○	○	○
エンテロバクター属 セラチア シトロバクター属 プロテウス・ブルガリスモルガネラ・モルガニー	—	—	—	○	○	○	○
緑膿菌	—	—	—	—	○	—	○
バクテロイデス属	—	—	○	—	—	○	—

○：抗菌活性あり．△：弱い抗菌活性．—：抗菌活性なし．
［公益社団法人日本化学療法学会抗菌化学療法認定医認定制度審議委員会（編）：抗菌薬適正使用生涯教育テキスト，改訂版，p.65，公益社団法人日本化学療法学会，2013 より許諾を得て改変し転載］

連鎖球菌，髄膜炎菌等に使用されている．**アンピシリン**，**アモキシシリン**はグラム陽性菌に対する抗菌スペクトルに加えて，グラム陰性桿菌の腸内細菌にも有効である．しかし，クレブシエラ属や緑膿菌には効果がない．**βラクタマーゼ阻害薬**を配合することにより，黄色ブドウ球菌や嫌気性菌にも有効になる．**ピペラシリン**はグラム陽性菌，緑膿菌を含むグラム陰性菌まで有効であり，βラクタマーゼ阻害薬の配合で，嫌気性菌にも有効になるため，**ピペラシリン / タゾバクタム**の抗菌スペクトルはカルバペネム系薬とほぼ同等であり広い．

セフェム系薬

セフェム系薬の抗菌スペクトルを**表Ⅱ-4-2** に示す．第一世代セフェム系薬の**セファゾリン**は，メチシリン感受性黄色ブドウ球菌（methicillin-susceptible *Staphylococcus aureus*：MSSA）の第一選択薬である．セフェム系薬は世代を経るにつれて，有効なグラム陰性菌の種類が増える．第三世代セフェム系の中では，**セフタジジム**のみ緑膿菌まで有効である．しかし，グラム陽性菌への抗菌活性は弱い．**セフメタゾール**，**フロモキセフ**は嫌気性菌にも効果がある．第四世代セフェム系薬の**セフェピム**はグラム陽性菌に加え，緑膿菌を含むグラム陰性菌に有効である．**カルバペネム系薬**は第四世代セフェム系薬の抗菌スペクトルに加え，嫌気性菌まで有効であり，βラクタム系薬の中で最も抗菌スペクトルが広い．

キノロン系薬

ナリジクス酸，ノルフロキサシンは腸内細菌科のグラム陰性菌にのみ抗菌活性を有し，**シプロフロキサシン**，パズフロキサシンは緑膿菌を含むグラム陰性菌，さらに，非定型菌（マイコプラズマ，クラミジア属，レジオネラなど）に有効である．**レボフロキサシン**，**トスフロキサシン**はグラム陰性菌，非定型菌に加え，グラム陽性菌にも抗菌活性を有し，**モキシフロキサシン**，**ガレノキサシン**，**シタフロキサシン**はさらに嫌気性菌にも活性がある．

マクロライド系薬

マクロライド系薬はブドウ球菌属，連鎖球菌属，肺炎球菌，インフルエンザ菌，モラクセラ・カタラーリス，非定型菌（マイコプラズマ，クラミジア属，レジオネラ）に抗菌活性を有する．

アミノグリコシド系薬

アミノグリコシド系薬のストレプトマイシン，カナマイシンは抗結核菌作用があり，**トブラマイシン**，**アミカシン**，**ゲンタマイシン**などは緑膿菌を含むグラム陰性菌に有効である．ゲンタマイシンはグラム陽性菌による感染性心内膜炎時に併用薬として使用される．**アルベカシン**はメチシリン耐性黄色ブドウ球菌（methicillin-resistant *Staphylococcus aureus*：MRSA）のみに適応がある．アミノグリコシド系薬は嫌気性菌には無効である．

テトラサイクリン系薬

テトラサイクリン系薬はグラム陽性菌，陰性菌（緑膿菌は除く），嫌気性菌，非定型菌（マイコプラズマ，クラミジア属，レジオネラ）にいたるまで幅広い抗菌活性を有するが，耐性化と副作用の問題で，第一選択薬とはならない．ブルセラ症，リケッチア症，ライム病，回帰熱，エーリキア症，ビブリオ感染症には第一選択薬となる．

グリコペプチド系薬・その他

バンコマイシン，**テイコプラニン**，**リネゾリド**，**ダプトマイシン**はMRSA感染症に使用される．**メトロニダゾール**は嫌気性菌に有効である．

4 抗菌薬の主な副作用と相互作用

主な副作用

抗菌薬による副作用は多岐にわたる(**表Ⅱ-4-3**)．副作用は発現様式からみると，投与量（濃度）依存的に発現すると考えられるものと，投与量（濃度）非依存的に発現すると考えられるものに大別することができる．たとえば，グリコペプチド系薬，アミノグリコシド系薬による**腎障害**，ペニシリン系薬，セフェム系薬，カルバペネム系薬，キノロン系薬による**けいれん**などは，投与量依存的な副作用であるため，適切な投与設計により回避できる．一方，**過敏症**やペニシリン系薬，セフェム系薬，カルバペネム系薬による**間質性腎炎**などは投与量非依存的な副作用で，免疫学的な機序により発現する．過敏症は死にいたるケースもあるため，投与前の問診と投与時の観察が重要である．その他，投与速度が問題となる副作用もあり，バンコマイシンによる**レッドマン症候群**はその例である．レッドマン症候群を回避するためには，0.5 g あたり 0.5 時間以上かけて点滴静注する．

主な相互作用

抗菌薬の主な相互作用を**表Ⅱ-4-4** に示す．カルバペネム系薬はバルプロ酸と併用することで，**バルプロ酸**の**血中濃度が低下**し，てんかん発作が再発することがあるため併用禁忌である．クラリスロマイシンは，**ピモジド**，**エルゴタミン含有製剤**，

表Ⅱ-4-3 抗菌薬の主な副作用

抗菌薬	主な副作用
ペニシリン系薬	腎障害，けいれん，皮膚粘膜眼症候群，中毒性表皮壊死症
セフェム系薬	腎障害，けいれん，側鎖にメチルテトラゾールメチオル基をもつ薬物でのジスルフィラム様作用，皮膚粘膜眼症候群，中毒性表皮壊死症
カルバペネム系薬	腎障害，けいれん，皮膚粘膜眼症候群，中毒性表皮壊死症
マクロライド系薬	消化器障害，QT 延長，心室性不整脈，心停止，皮膚粘膜眼症候群，中毒性表皮壊死症
キノロン系薬	腎障害，溶血性貧血，骨髄抑制，けいれん，錯乱などの神経症状，低血糖，QT 延長，軟骨の成長阻害，腱障害，光線過敏症，横紋筋融解症，間質性肺炎，皮膚粘膜眼症候群，中毒性表皮壊死症
アミノグリコシド系薬	腎障害，聴力障害（第Ⅷ脳神経障害）
グリコペプチド系薬	腎障害，レッドマン症候群
リネゾリド	骨髄抑制，代謝性アシドーシス，低ナトリウム血症
ダプトマイシン	クレアチンホスホキナーゼ上昇，好酸球性肺炎
テトラサイクリン系薬	骨髄抑制，ビタミンK・B欠乏症，腎障害，間質性肺炎，骨の発育障害，歯牙の着色，エナメル質形成不全（胎児・小児），皮膚粘膜眼症候群，中毒性表皮壊死症
ST 合剤	血液毒性，急性膵炎，重篤な大腸炎，腎障害，無菌性髄膜炎，末梢神経炎，間質性肺炎，高カリウム血症，低ナトリウム血症，薬剤性過敏性症候群，皮膚粘膜眼症候群，中毒性表皮壊死症,
すべての抗菌薬	過敏症反応（アナフィラキシーショックを含む），消化器障害，肝障害

タダラフィル，**アスナプレビル**，**バニプレビル**，**スボレキサント**，**コルヒチン**の**CYP3A4 の代謝を阻害**し，**血中濃度が上昇**し，作用が増強するため併用禁忌である．シプロフロキサシンはCYP1A2を阻害し，**チザニジン塩酸塩**の**血中濃度を上昇**させ，作用を増強させる．また，**ケトプロフェン（皮膚外用薬を除く）と併用**すると，シプロフロキサシンの $GABA_A$ 受容体応答抑制作用によるけいれん閾値を低下させ，**けいれんを誘発**する．そのためためシプロフロキサシンとチザニジン塩酸塩またはケトプロフェンは併用禁忌である．

セフジニル，テトラサイクリン系薬，ニューキノロン系薬はアルミニウム，マグネシウム，カルシウムなどの金属カチオンと**難溶性のキレートを形成**し，消化管からの吸収が阻害されるので，セフジニル，ニューキノロン系薬，テトラサイクリン系薬は服用後2時間程度あけてから，金属カチオン含有製剤を服用する．

発現率の高い同じ副作用を有する薬物の併用，たとえば，アミノグリコシド系薬，バンコマイシン，アムホテリシンBなど腎障害の発現率が高い薬物どうしを併用すると，単剤治療のときより腎障害の発現リスクは高くなる．また，ダプトマイシンとHMG-CoA還元酵素阻害薬の特徴的な副作用として，クレアチンキナーゼ上昇がある．両者を併用すると発現リスクが高くなるため，ダプトマイシン投与中には，HMG-CoA還元酵素阻害薬の休薬を考慮する．

表Ⅱ-4-4 抗菌薬の主な相互作用

抗菌薬	薬物など	相互作用
ペニシリン系薬	アロプリノール	アンピシリンによる発疹の発現頻度増加
	メトトレキサート	メトトレキサートの毒性増強
	タゾバクタム / ピペラシリン	腎障害の発現頻度増加
セフェム系薬	アルコール	ジスルフィラム様作用（セフメタゾール，ラタモキセフなど）
	鉄，マグネシウム，アルミニウムなどの金属カチオン製剤	セフジニルの消化管吸収阻害
カルバペネム系薬	バルプロ酸	バルプロ酸の血中濃度低下
アミノグリコシド系薬	麻酔薬，筋弛緩薬	神経遮断作用増強
マクロライド系薬	CYP3A4 で代謝される薬物（ピモジド，エルゴタミン含有製剤，タダラフィル，アスナプレビル，バニプレビル，スボレキサント，コルヒチンなど）	血中濃度の上昇
	CYP3A4 を誘導する薬物（リファンピシンなど）	血中濃度の低下
テトラサイクリン系薬	鉄，マグネシウム，アルミニウムなどの金属カチオン製剤	消化管吸収の阻害
キノロン系薬	チサニジン塩酸塩 テオフィリン	シプロフロキサシンはチサニジン塩酸塩やテオフィリンの血中濃度上昇
	非ステロイド抗炎症薬	シプロフロキサシンと非ステロイド抗炎症薬の併用でけいれん誘発
	鉄，マグネシウム，アルミニウムなどの金属カチオン製剤	消化管吸収の阻害
メトロニダゾール	アルコール	ジスルフィラム様作用
リネゾリド	セロトニン作動薬	セロトニン症候群（錯乱，せん妄，振戦など）の発現頻度増加
	リファンピシン	血中濃度の低下
ダプトマイシン	HMG-CoA 還元酵素阻害薬	クレアチニンキナーゼ上昇の発現頻度増加

5 治療薬物モニタリング（TDM）

抗菌薬のなかには，薬物血中濃度の測定，いわゆる治療薬物モニタリング（therapeutic drug monitoring：TDM）が推奨されているものがある．最適な血中濃度を維持することにより，効果を最大限発揮し，副作用をできる限り回避することが可能となる．グリコペプチド系薬，アミノグリコシド系薬が対象となる．

コラム

細菌の感受性に合わせた抗菌薬の投与法

抗菌薬には濃度依存性または時間依存性に効果を示す薬物があることが明らかとなり，各種抗菌薬は，① Cmax（最高血中濃度）/MIC（最小発育阻止濃度），② AUC（薬物血中濃度-時間曲線下面積）/MIC，③ time above MIC，の三つに分類され，それぞれ投与法が決められている．

5 敗血症，敗血症性ショックの診断基準と治療

敗血症，敗血症性ショックとは

感染症を契機に臓器障害が生じた状態を敗血症（sepsis）とよび，循環不全までをきたした状態を敗血症性ショック（septic shock）とよぶ．その死亡率は敗血症で約20％，敗血症性ショックで約50％と高く，早期診断・早期治療が重要である．

A 病態

病態生理（図Ⅱ-5-1）

感染症→敗血症→敗血症性ショックと連続する病態に関し，肺炎を例に説明する．

まず，肺炎に罹患しただけでは，呼吸器症状や呼吸不全が生じるのみである．しかし，肺炎が増悪すると，全身性に炎症が波及して全身性炎症反応症候群（systemic inflammatory response syndrome：SIRS）が生じ，肺以外の臓器にも障害が生じる．障害された臓器が中枢神経系の場合には意識障害，心臓血管系の場合には循環障害，腎臓の場合には腎障害が生じる．このように感染症を契機に臓器障害が生じた状態を，敗血症とよぶ．

さらに，敗血症が重篤化すると血管透過性の亢進や末梢血管の拡張が生じ，循環不全をきたす．その結果，臓器障害はさらに増悪し，死亡率が高い重症な状態となる．それを敗血症性ショックとよび，高度な集中治療が必要となる．

感染源および原因菌[1)]

敗血症の原因となる感染源（source of infection）で最も頻度が高いものは肺であり，次に腹腔内，泌尿・生殖器，皮膚・軟部組織が続く．敗血症の原因となる微生物は主に細菌であり，その原因菌は肺炎球菌や黄色ブドウ球菌，大腸菌，クレブシエラ，緑膿菌があげられる．なお，真菌やウイルス，寄生虫も関連することがある．

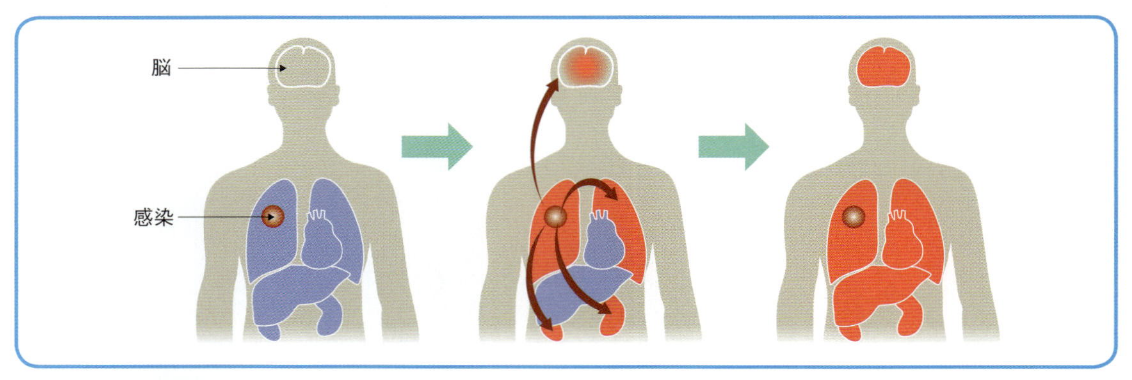

図Ⅱ-5-1 感染症（左）→敗血症（中）→敗血症性ショック（右）の病態（例：肺炎）
［https://www.world-sepsis-day.org/toolkits/］

臨床で役立つ知識

菌血症≠敗血症

菌が血流に侵入した状態を菌血症とよぶが，敗血症は感染症を契機に臓器障害が生じた状態をさす．菌血症と敗血症は意味が異なるため注意が必要である．

症状

発熱などの各感染症の症状に加え，悪寒戦慄（シバリング）が生じることが多い．また，意識障害や頻呼吸，血圧低下は重要な初期症状であり，観察を要する．

B 診断 [2,3]

診断の流れ（図Ⅱ-5-2）

診断は「敗血症を疑う」ところからはじまる．**感染症が疑われる状態**で，**意識の変容・頻呼吸（≧ 22 回 / 分）・血圧低下（収縮期血圧≦ 100 mmHg）**の3項目のうち，2項目以上を満たす場合，**敗血症を疑う**．この3項目をまとめて **quick SOFA**（**qSOFA**，後述）とよぶ．

敗血症および敗血症性ショックの診断

qSOFA などにより敗血症を疑った後は，身体所見や血液検査などで全身精査を行い，下記の診断基準に準じて，敗血症および敗血症性ショックを診断する（**表Ⅱ-5-1**）．

SOFA score とは sequential organ failure assessment score の略であり，意識，呼吸，循環，肝臓，腎臓，凝固の6項目で全身の臓器障害を評価する客観的な指標

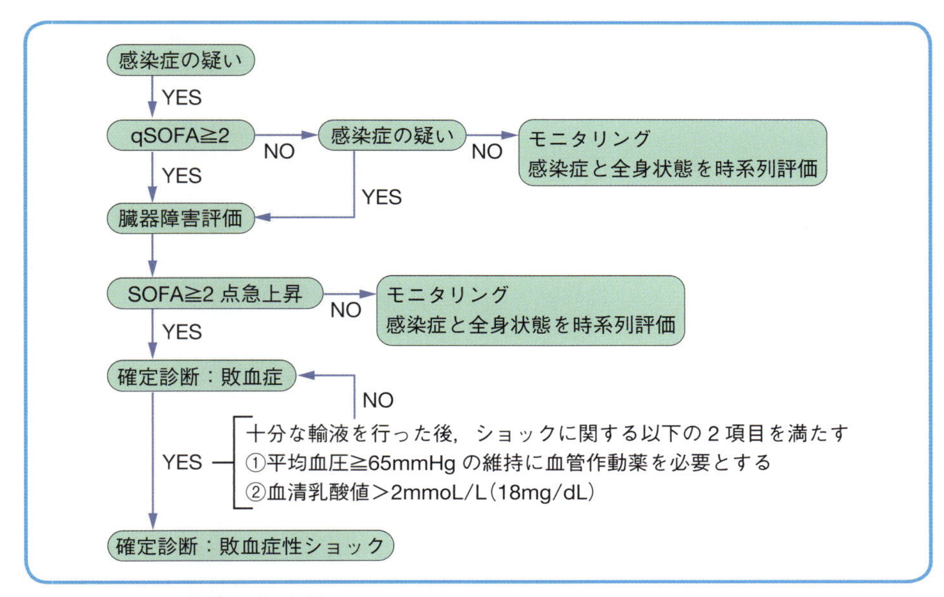

図Ⅱ-5-2 敗血症と敗血症性ショックの診断の流れ

［日本版敗血症ガイドライン 2016 作成特別委員会：日本版敗血症ガイドライン 2016．日本集中治療医学会雑誌 24（2）：S19，2017，〔http://www.jsicm.org/pdf/jjsicm24Suppl2-2.pdf〕（最終確認：2019 年 3 月 27 日）より許諾を得て転載］

（参考文献；日本救急医学会雑誌 28：S19，2017）

表Ⅱ-5-1　敗血症および敗血症性ショックの定義と診断基準

敗血症
●定義　：感染症によって重篤な臓器障害が引き起こされる状態 ●診断基準：感染症もしくは感染症の疑いがあり，かつSOFA scoreが合計2点以上の急上昇がある状態

敗血症性ショック
●定義　：敗血症のうち急性循環不全により細胞障害および代謝異常が重度となり，死亡率を増加させる可能性のある状態 ●診断基準：輸液蘇生をしても平均動脈血圧65 mmHg以上に保つのに血管収縮薬を必要とし，かつ血清乳酸値2 mmol/L（18 mg/L）を超える病態

表Ⅱ-5-2　SOFA score

スコア	0	1	2	3	4
意識 Glasgow Coma Scale	15	13～14	10～12	6～9	<6
呼吸 PaO_2/FiO_2（mmHg）	≧400	<400	<300	<200および呼吸補助	<100および呼吸補助
循環	平均血圧≧70 mmHg	平均血圧<70 mmHg	ドパミン<5 μg/kg/minあるいはドブタミンの併用	ドパミン5～15 μg/kg/minあるいはノルアドレナリン≦0.1 μg/kg/minあるいはアドレナリン≦0.1 μg/kg/min	ドパミン>15 μg/kg/minあるいはノルアドレナリン>0.1 μg/kg/minあるいはアドレナリン>0.1 μg/kg/min
肝 血漿ビリルビン値（mg/dL）	<1.2	1.2～1.9	2.0～5.9	6.0～11.9	>12.0
腎 血漿クレアチニン値 尿量（mL/day）	<1.2	1.2～1.9	2.0～3.4	3.5～4.9 <500	>5.0 <200
凝固 血小板数（$\times 10^3/\mu L$）	≧150	<150	<100	<50	<20

意識，呼吸，循環，肝臓，腎臓，凝固の6項目に分けて，全身の臓器障害を評価.
感染症を契機にSOFA scoreが2点急上昇している場合，敗血症と診断する.
[Singer M et al：The Third International Consensus Definitions for Sepsis and Septic Shock (Sepsis-3). JAMA 315：801-810, 2016 より引用]

である（**表Ⅱ-5-2**）．quick SOFAもこの略語が由来である．感染症を契機に，SOFA scoreがもとの状態から2点以上急上昇する場合，敗血症と診断する．

一方，敗血症性ショックとは敗血症のうち循環不全があるものをさすが，その「循環不全」とは，①初期輸液を行っても血圧が保たれず，②血圧を保つために血管収縮薬を必要とし，③組織還流がわるく嫌気代謝が生じるために血清乳酸血が上昇する，状態をさす．輸液のみで循環が保たれる場合は，敗血症性ショックと診断しない．

培養検査

原因菌を特定するため，抗菌薬を投与する前に血液培養を2セット（嫌気および好気培養を1セットとする）採取する．さらに感染源の培養（喀痰や尿，体腔液，創部など）も採取する．ただし，抗菌薬投与の遅れは死亡率上昇につながるため，これらの培養は抗菌薬投与が遅れない範囲で採取する．

C 治療[2~4)]

主な治療法

治療は,「感染のコントロール」および「循環動態の安定化」が基本となる．早期治療は死亡率を下げるため，診断に併行して治療を行う．

1）感染のコントロール

① 抗菌薬：広域抗菌薬を1時間以内に経静脈的に投与することが望ましい(「もう少しくわしく」参照)．この際，疑いのある原因微生物を広くカバーするように抗菌薬を選択する．原因菌が特定された場合，広域抗菌薬から狭いスペクトラムの抗菌薬に変更するデ・エスカレーション（de-escalation）を行う．

② 感染源のコントロール（source control）：感染源（source）を物理的に絶つことで感染をコントロールする．たとえば消化管穿孔および汎発性腹膜炎の場合，早期の開腹手術で感染源を除去することにより感染をコントロールできる．カテーテル感染が疑われる場合にカテーテルを抜去することも，感染源のコントロールに含まれる．

2）循環動態の安定化

① 輸液：組織還流と血管内容量が減少している患者には，細胞外液を投与し，複数のモニタリングを組み合わせて輸液を調整する．

② 昇圧薬：輸液のみで循環動態が保たれない場合に使用する．血管作動薬であるノルアドレナリンを第一選択とし，十分な効果が得られない場合はバソプレシンやアドレナリンを併用する．強心薬（ドブタミン）を要することもある．

3）その他の全身管理

① ステロイド：初期輸液と循環作動薬に反応しない敗血症性ショック患者には，低用量ステロイドの投与をショック発生6時間以内に検討する．

② 臓器障害の治療：全身の臓器障害に対し治療を行う．具体的には輸血や人工呼吸，血液浄化療法，鎮痛・鎮静・せん妄管理，播種性血管内凝固症候群（disseminated intravascular coagulation：DIC）治療などが挙げられる．

③ 支持療法：栄養管理，血糖管理，早期離床・リハビリテーションなど．

チーム医療

敗血症は死亡率が高く，早期診断・早期治療が求められる．そのため，患者の観察においては，悪寒戦慄や quick SOFA の項目（意識変容・血圧低下・頻呼吸）を意識し,「敗血症を疑う」姿勢が大切である．また，敗血症が疑われた場合，迅速な各種検査および静脈路確保，薬剤投与が必要である．首尾よく医療従事者が連携することが望ましい．

もう少しくわしく

広域抗菌薬の 1 時間以内の投与が望ましい理由

敗血症および敗血症性ショックの患者を対象にした研究にて，有効な初回抗菌薬投与までの時間が遅延すると死亡率が上昇することが示され（図），ガイドライン[1]では受診から 1 時間以内の抗菌薬投与が推奨されている．

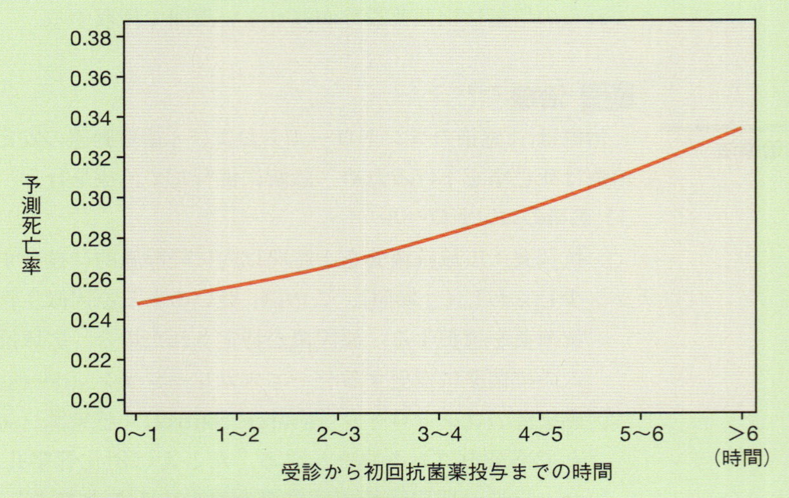

抗菌薬投与までの時間と死亡率の関係性

初回抗菌薬投与が遅れるごとに，死亡率は上昇している．

［Ferrer R et al：Empiric antibiotic treatment reduces mortality in severe sepsis and septic shock from the first hour：results from a guideline-based performance improvement program. Crit Care Med 42（8）：1749-1755, 2014 より引用］

早期離床・リハビリテーション，せん妄管理，栄養管理などが患者の予後を改善することが報告されてきており，看護師を含めたチーム治療が期待されている．

引用文献

1）Kumar A et al, Cooperative Antimicrobial Therapy of Septic Shock Database Research Group：Initiation of inappropriate antimicrobial therapy results in a fivefold reduction of survival in human septic shock. Chest 136（5）：1237-1248, 2009
2）Rhodes A et al：Surviving Sepsis Campaign：International Guidelines for Management of Sepsis and Septic Shock：2016. Intensive Care Med 43（3）：304-377, 2017
3）日本版敗血症診療ガイドライン　2016　作成特別委員会：日本版敗血症ガイドライン 2016．日本救急医学会雑誌 28：S1-232. 2017.
4）Vincent JL et al：Septic shock. Textbook of Critical Care, 7th Ed, p.843-848, Elsevier, 2017

第1部　感染症

第Ⅲ章　感染症各論

1 細菌感染症

1 呼吸器感染症

呼吸器感染症とは

呼吸器感染症は上気道感染症，下気道感染症，肺炎に大別される．

1-1 上気道感染症，下気道感染症

A 病態

定義・分類

それぞれ急性・慢性の感染症があるため，上気道感染症は，① 急性上気道炎，② 慢性上気道炎に，下気道感染症は，① 急性気管炎，急性気管支炎，② 慢性下気道感染症（慢性気管支炎，肺気腫，気管支拡張症など），に分類される*．

原因微生物

1）上気道感染症

急性上気道炎の原因はウイルスがほとんどである．細菌感染症としては，**A群β溶血性レンサ球菌**による咽頭炎が重要である．

2）下気道感染症

急性気管支炎もウイルスによるものが多い．ときに細菌であるマイコプラズマ，**クラミジア**，百日咳菌などが原因となることがある．

慢性下気道感染症は急性増悪（感染増悪）と慢性持続感染に区別される．持続感染時には**肺炎球菌**，**インフルエンザ菌**，**緑膿菌**などが認められ，急性増悪時には，これらに加えて，ウイルスやマイコプラズマ，クラミジアの関与も重要である．

症状

ウイルス性の急性上気道炎は鼻汁，咳嗽，咽頭痛，微熱などの症状を呈し，多くは軽症で自然に治癒することが多い．A群β溶血性レンサ球菌による咽頭炎の場合は，38℃以上の発熱を呈し，まれに重症化することもある．

急性気管支炎などの下気道感染症は咳嗽が主症状であり，細菌感染の場合は膿性痰を伴うようになる．

B 診断

臨床所見

A群β溶血性レンサ球菌による咽頭炎は，センター（Centor）の診断基準（発熱，白苔を伴う扁桃の発赤，咳嗽なし，圧痛を伴う前頚部リンパ節腫脹）が参考に

*上気道，下気道：上気道は鼻腔から咽頭・喉頭までを指し，下気道は気管から呼吸細気管支までを指す．

表Ⅲ-1-1 呼吸器感染症の病原体別にみた検査の適応

	塗抹・染色	培養・同定	血清抗体価	抗体検出	遺伝子検査	備考
一般細菌	○	◎	×	△	×	培養・同定が標準的．抗原検出が可能なのは肺炎球菌のみ
肺炎マイコプラズマ	×	△	△	○	○	抗原検出（イムノクロマト法）と遺伝子検査（LAMP 法）が有用
肺炎クラミジア	×	×	△	×	×	抗体価による検査は慎重な判定が必要
レジオネラ・ニューモフィラ	△	○	△	○	○	塗抹・染色はヒメネス染色が有用．培養にはWYO や BCYE-α培地を用いる．遺伝子検査（LAMP 法）が有用
インフルエンザウイルス	×	×	×	◎	△	遺伝子検査は新型インフルエンザが疑われる場合に実施

◎：標準的な検査法，○：有用な検査法，△：確定的に用いられる検査法，×：一般的に用いることがない検査法
[日本呼吸器学会成人肺炎診療ガイドライン 2017 作成委員会（編）：成人肺炎診療ガイドライン 2017，p.14，日本呼吸器学会，2017 より許諾を得て転載]

なる．扁桃に白苔が付着する疾患として，若年者の場合は伝染性単核症との鑑別が必要である．

画像検査

急性上気道炎，急性気管支炎では画像上，異常所見は認められない．

微生物学的検査

上気道感染症に対してはA群β溶血性レンサ球菌による咽頭炎の鑑別が重要であり，簡便な迅速抗原検出検査法を行う．ただし，抗原検査は偽陽性を示すことがあり，培養検査がもっとも信頼できる検査法である．

下気道感染症に対しては，疑われる原因微生物に応じて検査方法を選択する．病原体別にみた検査の適応を**表Ⅲ-1-1**に示す．

C 治療

急性上気道炎や急性気管支炎は多くの場合ウイルス性であり，有効な薬剤はないため対症療法を行う．A群β溶血性レンサ球菌による咽頭炎の場合には，ペニシリン系薬を投与する．マイコプラズマ，百日咳，クラミジアが原因の場合には，マクロライド系薬またはニューキノロン系薬を投与する．

D その他

日ごろからの予防としては，うがい，手洗いを指導する．また，咳嗽がある患者には咳エチケットを指導する．

1-2 肺炎

A 病態

定義・分類

肺炎とは，肺実質の中に病原微生物などが侵入して，感染性の急性炎症を起こし

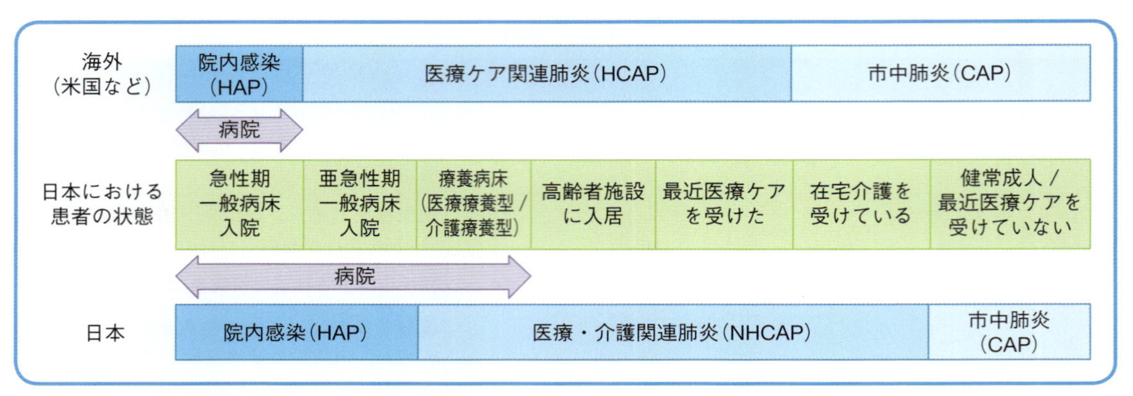

図Ⅲ-1-1 日本と海外の肺炎の分類の対比
［日本呼吸器学会成人肺炎診療ガイドライン 2017 作成委員会（編）：成人肺炎診療ガイドライン 2017，p.5，日本呼吸器学会，2017 より許諾を得て転載］

た状態である．発症の場・病態の観点から，**市中肺炎（community-acquired pneumonia：CAP）**，**医療・介護関連肺炎（nursing and healthcare-associated pneumonia：NHCAP）**，**院内肺炎（hospital-acquired pneumonia：HAP）**に分けて考える．この分類はわが国独自の考え方であり，海外で用いられているカテゴリーと違いがあるため注意が必要である（**図Ⅲ-1-1**）．

原因微生物

原因微生物の観点からは**細菌性肺炎**と**非定型肺炎**に大別できる．市中肺炎における細菌性肺炎の主な原因微生物は**肺炎球菌**，**インフルエンザ菌**である．非定型肺炎の主な原因微生物は**マイコプラズマ**，**クラミジア**，**レジオネラ**である．院内肺炎，医療・介護関連肺炎の場合には，**緑膿菌**や **MRSA** などの耐性菌を考慮しなければならない．また，**誤嚥性肺炎***の場合は口腔内常在菌が原因になる．

症状

特異的な症状はなく，発熱，悪寒，全身倦怠感などの全身症状や，咳嗽，喀痰，胸痛などの呼吸器症状が認められる．喀痰の性状で，とくに鉄錆色は肺炎球菌，悪臭を伴う場合は嫌気性菌の特徴とされている．レジオネラ肺炎では消化器症状（水

コラム

「誤嚥性肺炎と老衰」

平成 29 年の日本における死亡原因は老衰が 4 位，肺炎が 5 位である．肺炎の内訳としては，高齢者による「誤嚥性肺炎」が圧倒的に多い．死亡診断書において，「老衰」は高齢者のいわゆる自然死の場合のみに用いられる．ただし老衰の過程で肺炎を併発した場合は，がん末期の肺炎と同じように，直接死因の肺炎とその原因としての老衰という医学的因果関係に従って記入する．肺炎の原因が老衰であると現場の医師が認識するようになり，死亡原因としての「老衰」が増加してきている．

** **誤嚥性肺炎**：細菌が唾液や胃液とともに肺に流れ込んで生じる肺炎のこと．高齢者の肺炎の 70% 以上が誤嚥に関係しているといわれている．再発を繰り返す特徴があり，それにより耐性菌が発生し，抗菌薬治療に抵抗性をもつことがある．（呼吸器学会 HP より）*

表Ⅲ-1-2　A-DROP と I-ROAD

A-DROP	I-ROAD
A：age（年齢）	I：immunodeficiency（免疫状態）
D：dehydration（脱水）	R：respiration（呼吸状態）
R：respiration（呼吸状態）	O：orientation（意識変容）
O：orientation（意識変容）	A：age（年齢）
P：pressure（血圧）	D：dehydration（脱水）

表Ⅲ-1-3　市中肺炎における細菌性肺炎と非定型肺炎の鑑別項目

1）年齢 60 歳未満
2）基礎疾患がない，あるいは軽微
3）頑固な咳がある
4）胸部聴診上，所見が乏しい
5）痰がない，あるいは迅速診断法で原因菌が証明されない
6）末梢血白血球数が 10,000/μL 未満である

肺炎マイコプラズマおよびクラミジア属で検討されたもの.

［日本呼吸器学会成人肺炎診療ガイドライン 2017 作成委員会（編）：成人肺炎診療ガイドライン 2017，p.13，日本呼吸器学会，2017 より許諾を得て転載］

様性下痢，悪心・嘔吐，腹痛）や，中枢神経症状（頭痛，脳炎症状）を認めることがある．また，マイコプラズマ肺炎は頑固な咳が特徴であり，喀痰は粘液性から粘膿性であり量的には少ない．

B　診断

診断の進め方

診断は，市中肺炎か，院内肺炎もしくは医療・介護関連肺炎かの鑑別からはじめる．

市中肺炎の場合は，まず敗血症の有無の判断と重症度の判断（p.68，「敗血症，敗血症性ショックの診断基準と治療」参照）が必要である．市中肺炎の重症度判定には **A-DROP**（年齢，脱水，呼吸状態，意識変容，血圧）（**表Ⅲ-1-2**）を用いる．これらにより治療の場（軽症～中等症：外来，中等症～重症：一般病棟入院，敗血症または重症～超重症：ICU 入室）と治療薬を決定していく．

院内肺炎，医療・介護関連肺炎の場合には，誤嚥性肺炎のリスクの判断と疾患終末期や老衰状態の判断が必要である．易反復性の誤嚥性肺炎のリスクや疾患終末期や老衰状態であれば，すぐに抗菌薬治療を行うのではなく，個人の意志や QOL を考慮した治療・ケアが必要である．そのような状態でなければ，敗血症の有無の判断，重症度の判断，耐性菌のリスクの判断を行う．院内肺炎の重症度判定には **I-ROAD**（免疫状態，呼吸状態，意識レベル，年齢，脱水）（**表Ⅲ-1-2**）を用いる．

細菌性肺炎と非定型肺炎の鑑別

細菌性肺炎と非定型肺炎の鑑別には**表Ⅲ-1-3**が有用である（レジオネラは除く）．6 項目中 4 項目以上合致すれば非定型肺炎が疑われ，3 項目以下であれば細菌性肺炎が疑われる．

画像検査

細菌性肺炎と非定型肺炎，原因微生物によって胸部X線やCTで特徴的な陰影を示すこともあり，鑑別に有用である．

微生物学的検査

下気道感染症と同様，疑われる原因微生物に応じて検査方法を選択する（p.75，**表Ⅲ-1-1** 参照）．細菌性肺炎が疑われる場合には，喀痰のグラム染色を行い原因微生物を推定し，培養検査にて確定する．培養検査は時間を要することや培養困難な微生物のために，抗原検出法が用いられている．肺炎球菌，レジオネラ尿中抗原検査および咽頭ぬぐい液などを用いたマイコプラズマ抗原検査が頻用されている．遺伝子検査はマイコプラズマ，レジオネラの診断に用いられている．

C 治療

1）市中肺炎

細菌性肺炎疑いの治療薬として外来治療の場合，βラクタマーゼ阻害薬配合ペニシリン系薬の高用量を使用する．ペニシリンアレルギーのある場合はレスピラトリーキノロン（respiratory quinolone）を使用し，外来で注射薬を選択する場合はセフトリアキソンを使用する．一方，入院治療の場合は，スルバクタム・アンピシリンやセフトリアキソンを使用する．

非定型肺炎疑いの治療薬として，外来治療の場合はマクロライド系薬，テトラサイクリン系薬，レスピラトリーキノロンを使用する．一方入院治療の場合はテトラサイクリン系薬，マクロライド系薬またはニューキノロン系薬を使用する．

集中治療室（intensive care unit：ICU）治療の適応の場合は，専門医による治療が必要である．市中肺炎においてもっとも急激に悪化し死にいたる可能性のある肺炎は，肺炎球菌性肺炎やレジオネラ肺炎などである．治療に関しては，これらの肺炎を中心に，推定されるすべての微生物を考慮する必要がある．もちろん，治療開始と同時に原因微生物を検索していくべきである．

2）院内肺炎，医療・介護関連肺炎

重症度が高くなく，耐性菌のリスクがなければ，**エスカレーション（escalation）治療**（初期は狭域抗菌薬を用い，無効時に広域抗菌薬を用いる）を行う．重症度が高いか耐性菌のリスクがあれば**デ・エスカレーション（de-escalation）治療**（初期は広域抗菌薬を用い，可能であれば狭域抗菌薬を考慮する）を行う．重症度が高く，かつ耐性菌のリスクがあれば**デ・エスカレーション多剤治療**を行う．

エスカレーション治療として，経口薬の場合はβラクタマーゼ阻害薬配合ペニシリン系薬とマクロライド系薬の併用やレスピラトリーキノロンを使用する．注射薬ではスルバクタム・アンピシリンを用いる．デ・エスカレーション単剤治療では，タゾバクタム・ピペラシリンまたはカルバペネム系薬を用いる．多剤治療の場合は，これらにニューキノロン系薬やアミノグリコシド系薬を加える．MRSA感染（p.64参照）が疑われる場合は，リネゾリドやバンコマイシンなどの抗MRSA薬を併用する．

D その他

日ごろからの予防としては，うがい，手洗いを指導し，インフルエンザワクチンや65歳以上の高齢者においては肺炎球菌ワクチンの接種を推奨する．また，咳嗽がある患者には咳エチケットを指導する．

成人に使用できる肺炎球菌ワクチンは2種類ある．23価莢膜多糖体型肺炎球菌ワクチンは65歳以上の高齢者と，2〜64歳のうちの高リスク群に適応がある．一方，13価蛋白結合型肺炎球菌ワクチンは65歳以上の高齢者に適応がある．23価ワクチンは広範囲に莢膜型をカバーできる反面，13価と比較して免疫効果が低いといわれている．厚生労働省は2014年10月より，65歳以上の高齢者に定期接種を開始している．

2 細菌性腸炎

2-1 細菌性腸炎とは

腸管感染症は，微生物が原因となって引き起こされる腸管病変を主体とした疾患群の総称で，原因微生物は，細菌，ウイルス，原虫，寄生虫などがある．これらの微生物によって，嘔吐，下痢を主症状とし，その結果種々の程度の脱水，電解質喪失症状，全身症状が加わるものを感染性胃腸炎という．原因の多くは食中毒による．本項目では，細菌による感染性腸炎について述べる．

A 病態

病態の概要・臨床分類

感染経路別には，食品や水を介するもの，ヒトからヒトへ接触感染するもの，ペットなどの動物から感染するもの，抗菌薬が原因となるもの，性行為によって感染するものがある．発症機序による分類では非炎症性（小腸型），炎症性（大腸型），粘膜下侵入性に大別される（**表Ⅲ-1-4**）．

原因微生物

食品中に混入して増殖した細菌が腸管内でさらに増殖しその作用によって腸炎症状を発症する「感染型」と，原因菌が食品中で増殖し毒素を産生しこの毒素で汚染された食品を摂取して発症する「毒素型」，食品とともに摂取された原因菌が腸管内で増殖して毒素を産生し，胃腸炎症状を発症する「中間型」に分けられる[1]．主な食中毒の原因菌と潜伏期間を**表Ⅲ-1-5**に示す．

また，抗菌薬関連下痢症／腸炎の代表的な原因菌として，クロストリディオイデス・ディフィシル（*Clostridioides difficile*，旧クロストリジウム・ディフィシル〔*Clostridium difficile*〕），クレブシエラ・オキシトカ（*Klebsiella oxytoca*），カンジダ属に加え，意見が分かれるがメチシリン耐性黄色ブドウ球菌（methicillin-resistant *Staphylococcus aureus*：MRSA）などがある．

発症には一定の菌量が必要で，食品中で菌量が増殖しなければ発症しないが，必

表Ⅲ-1-4 消化管感染症の病態機序による分類

	非炎症性（小腸型）	炎症性（大腸型）	粘膜下侵入性
機序	エンテロトキシンによる分泌物増加，神経毒（neurotoxin）による嘔吐，粘膜付着・増殖	粘膜付着，神経障害毒素，腸管粘膜の破壊	細胞侵入，粘膜下組織・腸管リンパ節内での増殖
部位	小腸近位部	大腸・小腸遠位部	小腸遠位部
症状	悪心・嘔吐，水様性下痢	粘液便，血便，赤痢様下痢，テネスムス（裏急後重（りきゅうこうじゅう）），腹痛，発熱	発熱，下痢，消化管出血，腸管穿孔
便検査	白血球なし，ラクトフェリンなしか少量	多核白血球，ラクトフェリン大量	単核球
病原体	ノロウイルス，ロタウイルス，黄色ブドウ球菌，ボツリヌス菌，セレウス菌，ウェルシュ菌，コレラ菌，ETEC，EPEC，EAEC，ジアルジア，クリプトスポリジウム	赤痢菌，非チフス性サルモネラ，カンピロバクター属，EHEC，EIEC，赤痢アメーバ，*Vibrio parahaemolyticus*，*Clostridioides*（*Clostridium*）*difficile*，*Klebsiella oytoca*，メチシリン耐性黄色ブドウ球菌（MRSA）	チフス菌，パラチフス菌，エルシニア属

表Ⅲ-1-5 代表的な食中毒の原因微生物と潜伏期間

原因菌		主な媒介食品	潜伏期間
感染型	サルモネラ属	鶏卵，鶏肉，飲料水，海産物（いか乾燥食品など），ペット（ミドリガメなど）	6～48 時間
	カンピロバクター属	鶏肉，井戸水	1～7 日間
	腸炎ビブリオ	魚介類	6～48 時間
	病原性大腸菌	汚染食物	3～16 時間
毒素型	黄色ブドウ球菌	弁当，おにぎり	0.5～6 時間
	ボツリヌス菌	ハチミツ，野菜ジュース，レトルト食品，缶詰，びん詰め食品	8～36 時間
	セレウス菌（嘔吐型）	チャーハン，ピラフなど（炒めたり再度調理した米飯に多い）	1～6 時間
中間型	腸管出血性大腸菌	食肉（とくに非加熱の牛肉），野菜，果物，井戸水など	2～8 日間
	毒素原性大腸菌	汚染食物	14～50 時間
	ウェルシュ菌	シチュー，スープ	4～12 時間
	セレウス菌（下痢型）	汚染された食肉や野菜	6～24 時間
	エルシニア属	豚肉，ペット，生乳，水	1～20 日

ずしも食品中で増殖しなくても発症可能な細菌として，100〜数百個で発症可能な細菌にカンピロバクター属やサルモネラ属があげられる．また，10〜100 個で発症可能な細菌として赤痢菌，チフス菌，パラチフス菌がある[2)]．

症状

全身症状として，発熱，脱水症状（皮膚ツルゴール，口腔内乾燥，尿量減少，眼球陥凹など），衰弱感，ショック症状，意識障害がある．消化器症状として腹痛，下痢，血便，嘔吐などがあるが，感染型のほうが重篤で発熱や血便などをきたしやすい．血便の有無は重症度を示す徴候として重要である．

表Ⅲ-1-4 に示すように，非炎症性（小腸型）では悪心・嘔吐，水様性下痢が主たる症状である．また炎症性（大腸型）では粘液便，血便，赤痢様下痢，テネスムス（裏急後重（りきゅうこうじゅう）），腹痛，発熱，粘膜下侵入性では発熱，下痢，消化管出血，腸管穿孔が主たる症状である．

便のタイプはブリストル便形状スケールを用いた評価が客観的で有用である（**図Ⅲ-1-2**）．

各腸管感染症の特殊な合併症として，① 腸管出血性大腸菌による溶血性尿毒症症候（hemolytic uremic syndrome：HUS）症状である血小板減少と出血傾向，溶血性貧血，腎不全や脳症，② カンピロバクター（*Campylobacter*）属によるギラン・バレー（Guillain-Barré）症候群，③ 腸チフス（*Salmonella enterica* var. Typhi），

タイプ7	まったくの水状態	水様で，固形物を含まない液体状の便
タイプ6	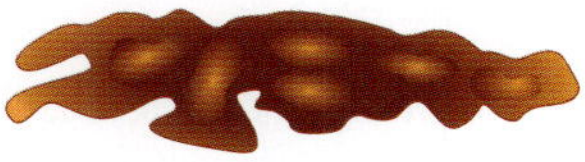	境界がほぐれて，ふにゃふにゃの不定型の小片便，泥状の便
タイプ5	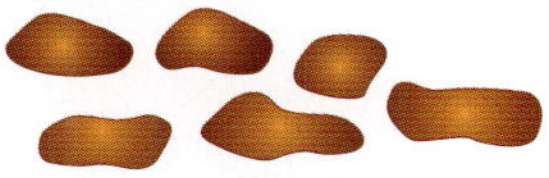	はっきりとしたしわのある軟らかい半分固形の（容易に排便できる）便
タイプ4	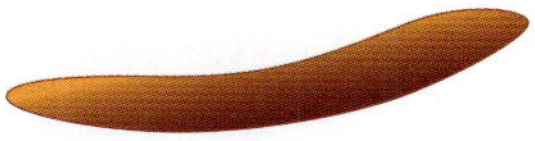	表面がなめらかで軟らかいソーセージ状，あるいは蛇のようなとぐろを巻く便
タイプ3	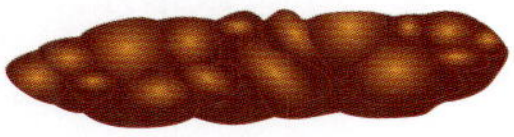	表面にひび割れのあるソーセージ状の便
タイプ2	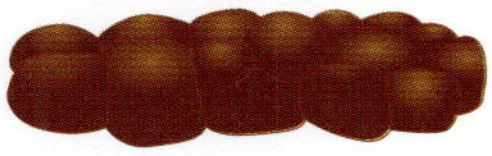	ソーセージ状であるが硬い便
タイプ1	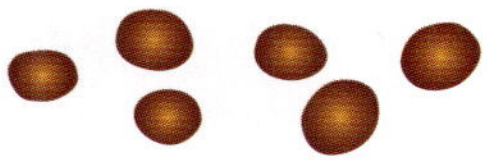	硬くてコロコロの兎糞（とふん）状の（排便困難）便

図Ⅲ-1-2 便のタイプ（ブリストル便形状スケール）
［Longstreth GF et al：Functional bowel disorders. Gastroenterol 130：1480, 2006 より引用］

パラチフス（*S. enterica* var. Paratyphi）によるバラ疹，比較的徐脈，皮膚粘膜乾燥，脾腫など，④非チフス性サルモネラ属による髄膜炎，関節炎，⑤エルシニア（*Yersinia*）属による虫垂炎の症状，発疹（結節性紅斑），関節炎，腸重積，血管性紫斑病，川崎病の症状，心筋炎，腎疾患，などがある．

B 診断

画像検査

超音波検査や腹部 CT 検査では，腸粘膜の肥厚所見が認められる．腸蠕動運動のバランスが崩れイレウス所見がみられることがある．*C. difficile* 関連腸炎では，巨大化した結腸が認められる場合がある．サルモネラ感染症やエルシニア感染症では，虫垂炎と類似した腸間膜リンパ節炎がみられることがあり，画像検査による虫垂炎との鑑別が有用である．

大腸内視鏡検査では，多くの症例において *C. difficile* 腸炎で偽膜形成が認められることが特徴とされている．

微生物学的検査

原因菌同定には，糞便検査が重要である．通常は有症状期の下痢・軟便を一般細菌培養に提出するが，採取した便は乾燥しないように保管する．綿棒での採取は検体量が少ないため推奨されない．ただし，便の採取ができない場合は直腸粘膜を擦過して採取する場合があるが，この場合は輸送用培地を用いる．採取した検体は，すぐに検査ができない場合は冷蔵保存する．検出感度を高めるには，抗菌薬投与前に検体採取することが望ましい．検査室には，便の性状や，海外渡航歴，疑わしい食品の情報を伝えておくとよい．カンピロバクター属では，微好気培養が必要である．一般細菌培養で用いる非選択培地である血液寒天培地のほか，選択培地として *Salmonella-Shigella*（SS）寒天培地，deoxycholate-hydrogen sulfide-lactose（DHL）寒天培地などがあり，検出感度が高まる．

腸管出血性大腸菌による溶血性尿毒素症候群が疑われる場合は，便を用いた大腸菌の O157 抗原検査（免疫クロマトグラフィ法またはラテックス凝集反応），ベロ毒素（enzyme-linked immunosorbent assay：ELISA 法），血清を用いた大腸菌 157 糖脂質（lipopolysaccharide：LPS）抗体（ラテックス凝集反応）を用いる．また，*C. difficile* 感染症を疑う場合は，*C. difficile* 抗原と毒素（トキシン）を同時に検出可能な迅速検査および PCR 法などの遺伝子検査が行われる．

サルモネラ属やエルシニア属による感染症などは，しばしば腸管外感染症（感染性動脈瘤，感染性心内膜炎など）を起こすことがあり，これらの感染症を疑う場合あるいは診断する場合には血液培養検査が必要である．

C 治療

細菌性腸管炎では，脱水への対応と，食事療法が優先されるが，原因菌からみた場合，赤痢菌，コレラ菌（O1，O139 型），チフス菌，パラチフス菌は抗菌薬投与が必須である．それ以外の細菌性腸管感染症は，原因菌や患者の状態に応じて投与が選択されるが，患者の症状緩和と周囲への二次感染予防が主目的である．

なお，限られた細菌に対する抗菌薬投与については議論が分かれており，たとえばサルモネラ属による感染症では，抗菌薬投与することで腸内細菌叢が乱れ，排菌が遅延し，原疾患の治癒の妨げになるという見解があり，海外ではサルモネラ属による感染症に対する抗菌薬の使用は勧められていない．また，腸管出血性大腸菌感染症では，抗菌薬投与により溶血性尿毒症症候群（hemolytic uremic syndrome：HUS）が悪化したという報告や，抗菌薬の殺菌的作用により，原因菌のもつ毒素が大量に遊離され症状が悪化するという報告があり，また，近年，サルモネラ属や赤痢菌などを中心にキノロン系薬に耐性の腸内細菌科細菌の報告があることに留意する．抗菌薬投与期間については，多くの場合は原因菌判明時点で症状が改善している場合が多いので，その時点で投与終了可能である．

抗菌薬関連下痢症／腸炎に対する治療の第一優先事項は，原因となる抗菌薬の中止である．*C. difficile* 腸炎に対する治療薬は，初発の非重症型にはメトロニダゾールの点滴静注あるいは経口投与を，初発の重症型や再発型にはバンコマイシン経口投与を選択する．

なお，下痢に対し止痢薬を使用することは，原因微生物の排出を遅延させ，症状増悪を招き，結果的に治療を遅らせることがあるため，原則として投与するべきではない．

腸内細菌叢の正常化を促し，原因微生物の増殖を抑制する目的で，整腸薬を投与する場合がある．

D 予防

細菌性腸炎に対するワクチンは，日本では現在のところない．感染型食中毒は加熱調理で予防できるので，生食を避ける，生のモノを食材とするときには保存条件や調理条件に注意を払うことで，食中毒を予防することができる．

2-2 サルモネラ属による細菌性腸炎

原因

通性嫌気性グラム陰性桿菌である．かつては *S. enterica* subspecies *enterica* serovar Enteritidis が主たる原因菌であったが，近年は serovar Schwarzengrund や，serovar Saintpaul，serovar Typhimurium の占める割合が増加している．本菌はヒトや動物の消化管，自然界（河川，下水など）に広く分布する．感染経路は，汚染された食品（主に鶏卵，食肉，など）の摂取や，ペット（主にミドリガメなど）からの感染である．

症状

潜伏期間 8～48 時間を経て，急性胃腸炎症状（発熱，悪寒，腹痛，下痢，悪心・嘔吐）がみられる．まれに腸管外感染症（菌血症，病巣感染）をきたしたり，無症状保菌者もみられる．小児や高齢者では，菌血症などの腸管外感染症を起こしやすい．

治療

抗菌薬により排菌期間が長くなるため，無症状キャリア，軽症患者には投与しない．乳児や免疫抑制者，重症例では抗菌薬を投与する．サルモネラ属は他の腸内細菌科細菌と比べ，キノロン系薬のブレイクポイントが低く設定されていることに留意する[3)]．

予防

加熱によって殺菌される．ワクチンはない．

法規

感染症法では5類定点把握疾患に該当する．また食中毒が疑われる場合には，24時間以内に最寄りの保健所に届け出る．

2-3 カンピロバクター属による細菌性腸炎

原因

微好気性グラム陰性らせん桿菌で，細長いS状に彎曲している．細菌性腸炎の主な原因菌は，*Campylobacter jejuni* である．家禽（ニワトリなど）や，哺乳動物（ヒツジやウシなど）の消化管に常在する．汚染された食品の摂取などで感染する．本菌は腸管上皮細胞へ接着，侵入し，細胞内で本菌を含有する空胞を形成し寄生する．

症状

潜伏期間2～5日間を経て，急性胃腸炎症状（発熱，下痢，血便，腹痛，嘔吐）がみられるが，嘔吐の頻度は少ない．新生児や年少児では発熱がなく，血液を混入した下痢だけのことがある．多くは1週間以内に軽快する．腸管外感染症（菌血症，髄膜炎など）や，反応性関節炎，ギラン・バレー症候群などの合併症がある．

治療

自然治癒が望めるため，抗菌薬は必須ではない．高熱，腹痛，血便など重症例に，抗菌薬投与を考慮する．薬剤はマクロライド系薬やホスホマイシンが選択される．

予防

加熱によって殺菌される．ワクチンはない．

法規

感染症法では5類定点把握疾患に該当する．また食中毒が疑われる場合には，24時間以内に最寄りの保健所に届け出る．

2-4 病原性大腸菌による細菌性腸炎

原因

通性嫌気性グラム陰性桿菌で，下痢原性大腸菌の1つである．菌体を抗原としたO血清型のうち，国内ではとくにO157，O26，O111などが重要である．汚染された食品の摂取や手指が原因で感染し，本菌が腸管上皮細胞に接着し，さらに志賀毒素（ベロ毒素ともいう）を産生することが重要な病原因子である．

症状

潜伏期間2～7日間を経て，急性胃腸炎症状（下痢，腹痛など）がみられる．一部に発熱を伴う．有症状者の3～5%は溶血性貧血，血小板減少，腎障害，HUSを発症する．また脳症を発症することがあり，その場合は予後不良である．

治療

抗菌薬投与については，議論が多い．抗菌薬は必要（早期の除菌によるHUSへの進展予防を期待して発症2日以内の早期抗菌薬投与が検討される）とする意見と，抗菌薬は不要（抗菌薬を投与することで菌体から毒素が一度に排出され重篤化するリスクがある）とする意見がある．

予防

加熱によって殺菌される．ワクチンはない．

法規

感染症法では3類に該当し，患者，無症状病原体保有者とも，ただちに届け出る必要がある．また食中毒が疑われる場合には，24 時間以内に最寄りの保健所に届け出る．

引用文献

1）山岸由佳，三鴨廣繁：腸管感染症．化療の領域 25：915, 2009
2）浅尾　努：食中毒．綜合臨 59：426, 2010
3）Clinical and Laboratory Standards Institute：Performance Standards for Antimicrobial Susceptibility Testing 27th Informational Supplement. Vol. 31. M100-S27. Wayne, Pennsylvania：CLSI, 2017,〔http://em100.edaptivedocs.info/GetDoc.aspx?doc=CLSI%20M100%20S27:2017&scope=user〕(最終確認：2019 年 4 月 18 日)

3 腹腔内感染症

A 病態

腹腔内感染症とは

腹腔内で起こる細菌，もしくは真菌による感染症を総称する．**表Ⅲ-1-6** に示すように原因はさまざまであるが，いずれも腸内細菌叢（さいきんそう）が腹腔内汚染の由来となっている．

分類

腹腔内感染症は市中感染と院内感染に大きく分類される．前者は急性虫垂炎や消化管穿孔，急性膵炎など緊急に来院する疾患群で，それぞれの病変に関与する消化管内の細菌や真菌が感染症の原因となっている．一方，術後感染で縫合不全に起因する腹腔内膿瘍などは後者に分類される．院内感染の腹腔内感染症ではすでに抗菌薬が投与されており，市中感染症と比較して，より複雑で耐性傾向の強い菌種が原因となっているのが特徴である．

B 診断

腹腔内感染症は多岐にわたった疾患群であり，診断はそれぞれの疾患によって異なる．

部位の診断

部位の診断に有用なのは造影 CT 検査である．急性胆嚢炎や急性虫垂炎など，感染のフォーカスとなる部位を明確に描出する．また消化管穿孔性腹膜炎では，腹部

表Ⅲ-1-6　腹腔内感染症の分類

1）市中感染の腹腔内感染症
●胆道感染症：胆嚢炎，胆管炎など ●消化管穿孔性腹膜炎：胃・十二指腸穿孔，大腸穿孔（がん，憩室炎，糞便性など） ●消化管の炎症性疾患：急性虫垂炎，憩室炎など ●消化管の血流障害：絞扼性イレウス，腸管膜動静脈血栓症など ●急性膵炎
2）院内感染の腹腔内感染症
●術後感染：縫合不全，腹腔内膿瘍・骨盤内膿瘍・横隔膜下膿瘍など，術後胆道感染症 ●壊死性膵炎（急性膵炎治療後）

単純 X 線よりも鋭敏に腹腔内の遊離ガス像を検出できる．

原因菌の診断

次に重要なのは，感染の原因となっている細菌（ときに真菌）を早期に診断することである．これにより適切な抗菌薬（もしくは抗真菌薬）を開始することが可能になる．重篤な感染症では，開始する抗菌薬が原因菌をカバーしていなければ，死亡率が上昇することが知られている．

1）病変部位からの診断

原因菌を診断するためには 2 つの方法がある．第一が病変部位をもとにした推定である．腹腔内感染症は消化管内の細菌が感染の原因菌となっているため，病変部位によって原因菌が異なる．たとえば上部消化管（胃や十二指腸など）および胆道系感染では，大腸菌や肺炎桿菌が中心であり，下部消化管（大腸）ではこれらに嫌気性菌（バクテロイデス〔*Bacteroides*〕属など）が加わる．

ただし，このような考え方による抗菌薬の選択は，市中感染の腹腔内感染症においてのみ可能であることを知っておかなければならない．術後感染症などでは，すでになんらかの抗菌薬が投与されており，腸内細菌叢のバランスは変化している．さらに MRSA や緑膿菌など，抗菌薬に対して耐性傾向の強い菌種が原因となってくる可能性があり，推定のみで抗菌薬を選択することは困難である．

2）培養検査からの診断

そこで，第二の原因菌診断法である培養検査を利用する．感染巣の膿や腹水など，検体が採取可能な感染症では培養検査を行うことができる．この結果，原因となる菌が明らかになれば抗菌薬の選択が容易になるため，培養検査は腹腔内感染症では不可欠である．

一方で，この検査は菌種が明らかになるまで数日を要する欠点がある．抗菌薬治療を開始するまで数日待つわけにはいかない．そこで役立つのがグラム染色である．培養検査では最初の手順として，染色によりコントラストをつけた検体を，そのまま顕微鏡で観察する．検体が届いて約 20 分後には結果が得られ，おおよその菌種や菌数がこの時点で判明する．

術後感染などで MRSA や緑膿菌が原因になっているか否かは，抗菌薬の選択に大きな影響を与える重要な情報である．グラム染色では，これらの情報を数日後の培養結果を待つことなく短時間でもたらしてくれる．ただし，注意が必要なのは培養検体の取り扱いで，検体を容器に採取したら可能な限り早く検査室に提出しなければならない．採取して時間が経過すると容器の中で菌が死んでしまい，培養しても正確な診断が得られないからである．

C 治療

腹腔内感染症では，感染の原因となった部位の修復（もしくはドレナージ）と抗菌薬治療の 2 つがある．

1）感染の原因となった部位の修復（ドレナージ）

穿孔性腹膜炎であれば穿孔部の修復が必要であるし，腹腔内膿瘍にはドレナージが必須となる．このような原因部位への対処を行わない限りは，いくら抗菌薬を投与しても効果は十分ではない．とくに膿瘍では投与した抗菌薬が膿瘍内に到達しないため，ドレナージなくして抗菌薬は効かない．

2）抗菌薬治療

次に抗菌薬治療では，前述した原因菌診断をもとに薬剤を選択する．適切な治療が行われていれば，いずれの腹腔内感染症も数日以内に軽快傾向に向かう．

改善がみられない場合は，まず原因部位への対処が不十分である可能性を考えて，腹部CT検査などによる再評価を行う．次に抗菌薬の選択や投与法（主に投与量の問題であることが多い）の誤りを念頭に置き，抗菌薬治療の見直しを行う．

耐性菌の関与は，培養結果で明らかになる抗菌薬感受性情報が有用である．また，抗MRSA薬の一部などのように薬剤の血中濃度を測定することで適切な投与量を設定する場合もある．

4 胆道系感染症

胆道系感染症には急性胆管炎と急性胆嚢炎が含まれ，基本的治療方針は対象となる重症度に基づくべきである．一方，初期治療における抗菌薬投与に関しては，対象となる細菌を想定して選択される．本稿では，胆道系感染症の診療方法について，急性胆管炎・胆嚢炎診療ガイドライン2018[1]を参考に解説する．

A 病態

急性胆嚢炎，急性胆管炎の病態

急性胆管炎の成因は，胆道閉塞による胆道内圧の上昇と胆汁中の細菌増殖（胆汁感染）であり，胆道閉塞の約60%は胆石によるものである．

一方，急性胆嚢炎の成因は90〜95%が胆石によるものである．このため，重症胆道炎の治療の基本は，① 原因である胆石に対する根本的治療（胆管結石除去，胆嚢摘出など），② 感染症治療，③ 惹起された臓器障害に対する治療，が基本となる．日本人の胆石保有者は1,000万人を超えると考えられ，このうち1〜3%（10〜30万人）以上に急性胆管炎あるいは胆嚢炎が発症すると報告されている．死亡率は，胆管炎は2.5〜11%，胆嚢炎は0〜2%である．

B 診断

急性胆嚢炎，急性胆嚢炎は診断基準を用いて診断し（**表Ⅲ-1-7，8**），さらに重症度判定を行い，重症度に応じた治療を行う．また頻回に再評価を行うことが必要である．

C 治療

治療の原則

急性胆管炎の治療の原則は，胆道ドレナージ術と抗菌薬治療である．まず，胆道

表Ⅲ-1-7 急性胆管炎の診断基準

A. 全身の炎症所見
　A-1. 発熱（悪寒戦慄を伴うこともある）
　A-2. 血液検査：炎症反応所見
B. 胆汁うっ滞所見
　B-1. 黄疸
　B-2. 血液検査：肝機能検査異常
C. 胆管病変の画像所見
　C-1. 胆管拡張
　C-2. 胆管炎の成因：胆管狭窄，胆管結石，ステント，など

疑診：Aのいずれか，ならびにBもしくはCのいずれか
確診：Aのいずれか＋Bのいずれか＋Cのいずれか

［急性胆管炎・胆囊炎診療ガイドライン改訂出版委員会主催：急性胆管炎・胆囊炎診療ガイドライン 2018，第3版，p.58，医学図書出版，2018より許諾を得て転載］

表Ⅲ-1-8 急性胆囊炎の診断基準

A. 局所の臨床徴候
　（1）Murphy's sign
　（2）右上腹部の腫瘤触知・自発痛・圧痛
B. 全身の炎症所見
　（1）発熱
　（2）CRP値の上昇
　（3）白血球数の上昇
C. 急性胆囊炎の特徴的画像検査所見

疑診：Aのいずれか＋Bのいずれかを認めるもの
確診：Aのいずれか＋Bのいずれか＋Cのいずれかを認めるもの

注）ただし，急性肝炎や他の急性腹症，慢性胆囊炎が除外できるものとする．
［急性胆管炎・胆囊炎診療ガイドライン改訂出版委員会主催：急性胆管炎・胆囊炎診療ガイドライン 2018，第3版，p.86，医学図書出版，2018より許諾を得て転載］

ドレナージ術の施行を前提とした初期治療（全身状態の改善，感染治療）を行うが，その際，急変時に備え，呼吸循環のモニタリング下に全身状態の管理を心がけることが大切である．

急性胆囊炎の治療の原則は，胆囊摘出術と抗菌薬治療である．胆囊摘出術を前提とした初期治療（全身状態の改善）を行う．

抗菌薬治療

治療に用いる抗菌薬の適応基準・投与方法は，下記3項目を勘案して決定される．

① 想定される細菌．
② 市中感染か，医療ケア関連感染．
③ 患者の重症度．

これに加え，その患者に対する過去の抗菌薬投与歴，その施設での過去の起炎菌検出状況，薬物動態の把握，耐性菌発症を予防する工夫，腎障害，肝障害の状態による薬物選択や減量も考慮する．

1）市中感染胆道系感染症

軽症，中等症では，第二〜第四世代セフェムを用いる．

重症例は，グラム陰性菌の複合感染や耐性菌感染も考慮する必要がある．具体的には大腸菌，肺炎球菌，エンテロバクターを主とするグラム陰性桿菌を対象として，カルバペネムを第一選択薬として用いる．また，重症例で嫌気性菌感染が判明，または予想される場合はクリンダマイシンを併用する．しかし，現時点ではクリンダマイシンの耐性化が問題となっており，効果不十分な場合は，タゾバクタム・ピペラシリン，カルバペネム系薬が推奨される．通常，腸球菌は治療対象とならないが，重症例の複合感染では治療対象とする場合が多い．

2）医療ケア関連胆道系感染症（health care-associated biliary tract infection）

外来経由で入院した患者であっても，①1年以内の入院歴がある，②維持透析，③介護施設やリハビリ施設の入所者，④免疫能低下状態の患者，などは医療ケア関連胆道系感染症として扱う．緑膿菌やMRSA，エンテロバクター，エンテロコッカス，カンジダが高率であり，カルバペネム，タゾバクタム・ピペラシリンに加え，バンコマイシン，抗真菌薬も考慮する．

3）胆道閉塞の有無

胆道がんや膵頭部がんなどの悪性腫瘍や，結石などにより胆道閉塞が存在すると，抗菌薬の胆道移行は著しく阻害されるため，原則としてすみやかに胆道ドレナージを行う．この場合，可能であれば，外瘻ドレナージよりも内瘻ドレナージが望ましい．これは，胆汁の腸肝循環が再開すると胆汁移行性も回復しやすいという理由による．

●引用文献

1）急性胆管炎・胆嚢炎診療ガイドライン改訂出版委員会（編）：急性胆管炎・胆嚢炎診療ガイドライン2018，第3版，医学図書出版，2018

5 尿路感染症

A 病態

分類

尿路感染症は，臨床所見，基礎疾患の有無および感染の部位により分類されており，これらを組み合わせて感染症診断名とする．

急激な自覚症状をもって発症する場合は「急性」に分類し，尿検査で膿尿，細菌尿を認め尿路感染症と診断されるものの，経過が長く自覚症状が「急性」に比して軽微な場合は「慢性」に分類することが多い．

また，尿路に基礎疾患を有さない「単純性」と，基礎疾患を有する「複雑性」とに分類する．糖尿病など全身性の易感染性基礎疾患を有すれば複雑性に分類する．

感染の部位により下部尿路感染症（膀胱および尿道）と上部尿路感染症（腎および尿管）に分類され，前者には主に膀胱炎，後者は主に腎盂腎炎がある[1,2]．

原因菌

尿路カテーテルが留置されている複雑性尿路感染症では，フルオロキノロン系に対する大腸菌の耐性化が進んでいる．またグラム陽性球菌も多くみられ，弱毒菌のなかでも，メチシリン耐性ブドウ球菌（MRSA）がときに関与し，低頻度ではあるが多剤耐性緑膿菌（MDRP）が分離されることもあり，注意を要する．

病因

尿路感染症は，腸管などに常在する細菌が膀胱などの尿路に侵入し増殖した結果，尿路に炎症を起こす内因性感染と，医療関連感染などの外因性感染とに分けることもできる．単純性尿路感染症の最も頻度の高い原因菌は，大腸菌（65～80% 程度）である．また閉経前の女性における急性膀胱炎の分離菌としては，グラム陽性球菌（スタフィロコッカス・サプロフィティカス〔*Staphylococcus saprophyticus*〕など）の分離頻度が 17% という報告もある[3]．

患者に基礎疾患や尿路解剖学的異常のある複雑性尿路感染症では，単純性に比較し，エンテロバクター（*Enterobacter*）属やプロテウス（*Proteus*）属，緑膿菌，腸球菌などがより頻繁に検出される．カンジダ（*Candida*）尿症には，カテーテルを使用している患者や広域抗菌薬が投与されている患者でしばしば遭遇するが，尿路深在性真菌症にいたることはまれである[4]．

B 診断

診断の進め方

尿路感染症の診断には，症候，尿検査所見，尿培養所見の三者が基本である．尿路基礎疾患のスクリーニング法としては，腹部超音波断層法（エコー）が適している．難治性の尿路感染症では，膀胱鏡検査，排泄時膀胱造影や CT 検査なども必要である．糖尿病の有無を血糖および HbA1c 値で調べ，腎機能や肝機能異常の有無を確認することも重要である[5]．

尿検査

細菌による尿路感染症は非特異的炎症であり，単純性，複雑性ともに膿尿と細菌尿を呈する．尿検査では採尿法が重要であり，尿路感染症の診断にあたっては中間尿が採取されるべきである．膿尿は尿沈渣法で，白血球（white blood cell：WBC）が 5 個 / 強拡大鏡検以上，10 個 /μL（計算盤）以上をいい，細菌尿は 10^4 colony forming unit：CFU/mL 以上と定義されることが多い．ただし，閉塞性の腎盂腎炎では，尿管が完全閉塞した場合にみかけ上，膀胱尿が清澄（腎盂尿は膿尿・細菌尿を呈している）となることがあり，注意を要する．

鑑別ポイント

膀胱炎では頻尿，排尿時痛，尿混濁，残尿感，膀胱部不快感などの症状とともに，膿尿，細菌尿を証明する．通常発熱は伴わない．

腎盂腎炎では発熱（しばしば悪寒を伴う），側腹部痛が特徴的であり，尿路の閉塞をきたした水腎症を呈したような場合などでは，ウロセプシス（urosepsis：尿路性敗血症）に進展することがある（**図Ⅲ-1-3**）[6]．

C 治療

1）単純性尿路感染症の治療

単純性尿路感染症は，抗菌薬治療におおむね良好に反応し，経口投与で効果が期

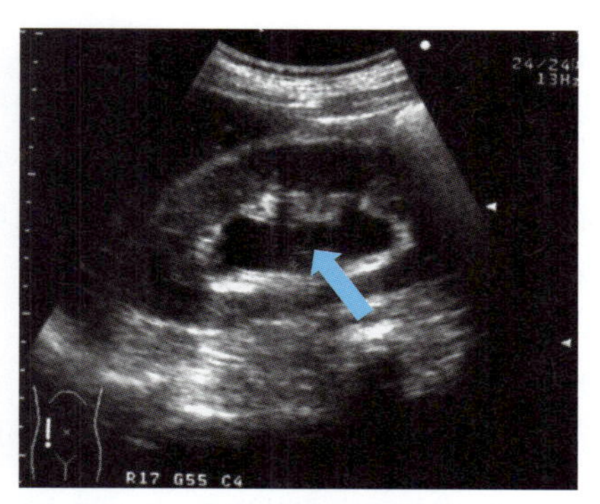

図Ⅲ-1-3 水腎症の腎超音波所見
腎盂への尿貯留所見がみられる（矢印）．

待できる．抗菌薬は，原因菌として最も頻度が高い大腸菌を第一に想定して選択する．通常，膀胱炎では1〜2日，腎盂腎炎では3〜5日以内に臨床症状の改善を認める．改善が認められず非適合抗菌薬と判明した場合には，尿細菌培養と薬剤感受性検査成績に基づき，薬剤の変更を行う．

2）複雑性尿路感染症の治療

複雑性尿路感染症は尿路基礎疾患を背景としているため，いたずらに抗菌薬加療を続けていると薬剤耐性菌産生を惹起することになるため，注意が必要である．また，尿路の基礎疾患をコントロールしない限り感染を繰り返すことが多い．細菌尿，膿尿が認められてもまったく症状がない無症候性細菌尿では，尿路閉塞がなく尿流が確保されていれば抗菌薬の適応とはならない（例外：妊婦など）．

尿管結石の嵌頓などによる閉塞性腎盂腎炎があり，菌血症が懸念される場合には，尿管ステント留置などのドレナージ処置とともに，抗菌薬治療の絶対的適応となる．

D 院内感染防止対策

尿路留置カテーテル関連尿路感染（catheter-associated urinary tract infection：CAUTI）は，代表的なバイオフィルム感染症として理解すべき病態概念である．尿道カテーテル留置後30日で，ほぼ100％の患者に細菌尿を認めると報告されている．

CAUTIは，尿流が確保されていれば，通常，急性感染症状を呈することは少なく，抗菌薬投与の適応とはならない．カテーテルを留置している限り完全な除菌は不可能であり，漫然とした抗菌薬投与は細菌の薬剤耐性を助長する．長期に尿路カテーテル留置を余儀なくされる場合，適切な間隔でのカテーテル交換を行い，カテーテル閉塞を未然に防ぐことが重要である．長期留置例で入院患者であれば，尿中に定着している細菌を監視培養で把握し，耐性菌であれば院内感染の源泉とならないよう，接触感染予防策などを施すことが肝要である[7]．

E その他

尿路感染症は近年，薬剤耐性菌の増加に伴い複雑な様相を呈してきているため，その病態を理解し，診断・治療を行う必要がある．とくに，尿路性敗血症など重篤な状態につながる懸念がある場合は，適切に泌尿器科専門医にコンサルテーションすることも重要である．

●引用文献

1) 安田　満：尿路感染症．日臨 75 (4)：558, 2017
2) 松川雅則：基礎疾患患者の感染症診療をどうするか．基礎疾患別 注意すべき・罹患しやすい感染症診療の考え方—基礎疾患を持たない患者と相違点・分岐点，感染と抗菌薬 13 (13)：266, 2010
3) Hayami H et al：Nationwide surveillance of bacterial pathogens from patients with acute uncomplicated cystitis conducted by the Japanese surveillance committee during 2009 and 2010：antimicrobial susceptibility of Escherichia coli and Staphylococcus saprophyticus. J Infect Chemother 19：393, 2013
4) 佐々木正義：シンポジウムⅡ 尿検査から考える病態．尿路感染症の考え方
5) 和田耕一郎，渡邉豊彦：尿路感染症．治療 95 (9)：1631, 2013
6) 荒川創一：急性腎盂腎炎，尿路性敗血症．診断と治療（増）102 (Suppl)：335, 2014
7) 和田耕一郎，渡邉豊彦：尿路感染症．治療 95 (9)：1632, 2013

6 菌血症（血流感染）

A 病態

定義・分類

血流感染（blood stream infection：BSI）は，微生物が血流に感染を起こした状態である．**菌血症（bacteremia）**ともよばれる．**敗血症（sepsis）**は，感染症により，生体免疫反応が全身性に起こった病態である．敗血症については，「敗血症，敗血症性ショックの診断基準と治療」（p.68 参照）に既述した．

敗血症を起こす原因として，血流感染・菌血症はあるが，血流感染が起こっていても必ずしも，敗血症を起こしているとは限らない．臨床現場では，患者評価に際して，菌血症と敗血症の用語と定義の区別が重要である．

また血流感染のもっとも重篤な合併症は，感染性心内膜炎（p.108 参照）である．

原因微生物

血流感染を起こす微生物はさまざまである．血流感染を起こしやすい微生物は，臨床現場できわめて重要である．もっとも重要な微生物は，**黄色ブドウ球菌**である．そのほか**コアグラーゼ陰性ブドウ球菌**，**β溶血性レンサ球菌**，**緑色レンサ球菌**，**肺炎球菌**，**腸球菌**を代表とするグラム陽性球菌が頻度が高く，重要である．またグラム陰性菌では，腸内細菌の大腸菌，クレブシエラ，プロテウスがある．口腔内の常在菌で，感染性心内膜炎を起こす**HACEK**（5 種類の菌名の頭文字，**表Ⅲ-1-10**，後出を参照）とまとめられているグラム陰性桿菌も有名である．また小児科領域で重要な**インフルエンザ菌**（とくに b 型は**ヒブ〔Hib〕**とよばれている）は，ワクチン接種により激減している．致死的な重症感染症を起こすグラム陰性球菌の**髄膜炎菌**も，臨床現場では重要である．

医療に関連した血流感染では，緑膿菌，アシネトバクター，セラチア，エンテロ

バクターなどがある．

真菌では，カンジダ，クリプトコッカスなどが代表である．カンジダ血流感染は，入院患者の場合，中心静脈カテーテルを挿入中の患者，集中治療中の患者，術後の患者，広域抗菌薬投与中の患者，熱傷の患者，細胞性免疫不全の患者などにリスクがある．カンジダは，カンジダ・アルビカンス（*Candida albicans*）および *albicans* 以外の *Candida* で，治療薬が異なる．クリプトコッカスは，血流感染を起こす微生物の1つである．とくに細胞性免疫不全の患者にリスクがある．

症状

血流感染の症状は，無症状のものから，敗血症を起こす重篤なものまで幅広い．

通常，発熱，悪寒戦慄を伴い，患者は全身性の症状を訴えることが多い．また血流感染が起こった侵入門戸にあたる臓器の臓器症状を伴う．たとえば，腎盂腎炎が原因で大腸菌の血流感染が起こった場合には，排尿時痛，頻尿，腰痛がある場合がある．皮膚軟部組織感染が原因の場合には，四肢に発赤，熱感，腫脹を伴う場合がある．

B 診断

臨床所見

医療面接，身体所見をしっかりとる．発熱については，いつはじまり，何℃ぐらいの発熱で，悪寒戦慄を伴っていたかどうかが重要である．解熱薬を使用して解熱したかどうかは鑑別診断上，重要である．血流感染がある場合，解熱薬を使用しても解熱しないことが多い．

また市中で発症した感染症として，咽頭痛，咳，痰，胸部痛，腹痛，悪心・嘔吐，下痢，排尿時痛，頻尿，四肢の発赤，熱感，腫脹など体系的な症状を聴取する．

医療に関連した感染（医療関連感染という）での症状も同様である．院内発症の下痢（入院後48時間以降に発症した下痢）はクロストリディオイデス（クロストリジウム)・ディフィシル感染の可能性もあり，確認が必要である．診察上，中心静脈カテーテルなどの人工物の挿入の有無，尿路カテーテルの挿入の有無，手術部位の確認，人工呼吸器装着かどうかを確認する．

血流感染の医療面接，身体所見で重要な点は，血流感染を起こす侵入門戸を特定する点にある．もし，特定の侵入門戸（例：皮膚軟部組織感染，尿路感染，腹腔内感染など）が確認できない場合は，血流のポンプ役である心臓つまり，感染性心内膜炎の可能性が高くなる．

微生物学的検査

血流感染の確定診断のためには，血液培養を採取することが必要である．抗菌薬を投与する前に確実に血液培養を採取する．いつ血液培養を採取すべきかの点が重要であるが，全身性症状を伴う発熱，前述の敗血症（qSOFA が陽性，p.69 参照）の場合，低体温，などで感染症が鑑別にあがる場合には，血液培養2セット（好気ボトルと嫌気ボトル2本で1セット）の採取が望ましい．血液培養は最低2セット採取する．2セット採取することで感度が90%程度以上になる．感染性心内膜炎の鑑別には3セット以上の採取が必要である．

血液検査のバイオマーカーであるC反応性タンパク（C-reactive protein：CRP）

やプロカルシトニンの測定のみでは，確定診断はできないことに留意する．

C 治療

血流感染の治療の基本は，感染源のコントロールと抗菌薬治療である．感染源のコントロールでは，感染した人工物の抜去や膿のドレナージを含む．そのうえで，有効な抗菌薬を投与する．

血流感染が想定される場合，抗菌薬による治療は，初期治療（**表Ⅲ-1-9**）と最適治療（**表Ⅲ-1-10**）に分けられる．血液培養で微生物が同定された場合には，その

表Ⅲ-1-9 血流感染の代表的な初期治療薬

想定される微生物	初期治療薬の代表
グラム陽性菌	バンコマイシン
グラム陰性菌	緑膿菌作用薬

表Ⅲ-1-10 血流感染の代表的な標準薬

同定された微生物	最適治療薬の代表
メチシリン感性黄色ブドウ球菌	セファゾリン
メチシリン耐性黄色ブドウ球菌	バンコマイシン，ダプトマイシン
メチシリン耐性コアグラーゼ陰性ブドウ球菌	バンコマイシン，ダプトマイシン
腸球菌（ペニシリン感性） ペニシリン耐性腸球菌 バンコマイシン耐性腸球菌	アンピシリン バンコマイシン リネゾリド，ダプトマイシン
肺炎球菌	ペニシリンG
緑色レンサ球菌	ペニシリンG（ゲンタマイシン併用の場合あり）
β溶血レンサ球菌	ペニシリンG
口腔内グラム陰性桿菌（HACEK）	セフトリアキソン，アンピシリン・スルバクタム，ニューキノロン系薬
腸内細菌　大腸菌など	感受性があれば，セファゾリン，アンピシリン 上記が耐性の場合，セフトリアキソンなど
緑膿菌	感受性により，ピペラシリン・タゾバクタム，セフェピム，カルバペネム系薬など
インフルエンザ菌（Hib）	アンピシリン，セフトリアキソン， ニューキノロン系薬（成人の場合）
カンジダ	フルコナゾール，ミカファンギン，アムホテリシンBリポソーム製剤
クリプトコッカス	アムホテリシンBリポソーム製剤とフルシトシンの併用，フルコナゾールなど

HACEK：*Haemophilus*, *Aggregatibacter*（*Actinobacillus*）, *Cardiobacterium*, *Eikenella*, *Kingella*.
Hib：*Haemophilus inflenzae* type b.

微生物の標準薬を使用する．また治療効果の評価は，血液培養が陰性化することである．グラム陽性菌による血流感染の場合，血液培養を必ず再検し，陰性化を確認する．治療開始後3～5日以上，血液培養が陽性の場合は，感染性心内膜炎を合併している可能性が高い．

血流感染の標準治療期間は，最低2週間である．とくに黄色ブドウ球菌の血流感染では，血液培養が陰性化してから14日間しっかりと治療する．14日未満では治療不良になることがよく知られている．また黄色ブドウ球菌による感染性心内膜炎では，血液培養陰性化から最低6週間の治療が必要である．

血流感染の治療では，合併症の検索が重要である．黄色ブドウ球菌，コアグラーゼ陰性ブドウ球菌，腸球菌，緑色レンサ球菌，HACEK，カンジダなどが血液培養から検出された場合には，感染性心内膜炎の鑑別が必要であるため，心臓エコーを施行する．心臓エコーでは，疣贅（ゆうぜい）（疣腫（ゆうしゅ）），弁の石灰化・肥厚の有無，新しい逆流．腱索の断裂など，感染性心内膜炎を示唆する所見の有無を確認する．

黄色ブドウ球菌による血流感染では，人工物が挿入されている場合，原則として抜去が望ましい．抜去できない場合，高率に治療不良を起こすことが知られている．

またカンジダが血液培養から検出された場合には，中心静脈カテーテルは抜去し，眼科による診察で眼内炎の有無の確認が必要である．眼内炎を合併している場合には，治療期間が6週間以上になる．

もう少しくわしく

血液培養陽性時の対応

下記に，血液培養陽性時の対応をまとめる．

① 血液培養が陽性となった場合，通常2セット陽性の場合には真の血流感染の可能性が高いため，迅速な対応が必要である．コアグラーゼ陰性ブドウ球菌などの皮膚の常在菌が1セットのみ陽性の場合には，コンタミネーションかどうかの臨床的な判断が必要である．

② 血液培養が陽性となった場合，どこから血流感染が起こったのか（＝侵入門戸の探索）が重要である．感染源が判明すれば，その感染源のコントロール（人工物抜去，膿のドレナージなど）を行う必要がある．

③ 血液培養が陽性となった場合，合併症の有無の検索を行う．とくに黄色ブドウ球菌，カンジダによる血流感染では，心臓エコーはもっとも重要な検査である．

7 性感染症

性感染症とは

性感染症は，性行為によって感染する疾患の総称である（**表Ⅲ-1-11**）．なお性行為とは膣性交だけでなく，口腔性交や肛門性交なども含むことに注意が必要である．本稿ではこのうち頻度が高い，あるいは臨床上重要な疾患のみを解説する．

7-1 尿道炎・子宮頸管炎

定義・分類

尿道炎は排尿痛，尿道痛と尿道分泌物を主症状とする症候群であり，子宮頸管炎は子宮頸管帯下を主症状とする症候群である．原因微生物により，**表Ⅲ-1-12** のように分類される．代表的な原因菌として**淋菌**（***Neisseria gonorrhoeae***），**クラミジア・トラコマティス**（***Chlamydia trachomatis***），**マイコプラズマ・ジェニタリウム**（***Mycoplasma genitalium***）がある．

症状

尿道炎では尿道分泌物，排尿時痛，尿道瘙痒感，排尿灼熱感，外尿道口の発赤・腫脹などの症状を認める．子宮頸管炎では帯下増量感，不正出血，下腹部痛，性交痛などの症状を認める．無症状の場合も多い．潜伏期間は，淋菌性では1週間以内，非淋菌性は1週間以上である．また症状は淋菌性の方が強い．

診断

尿道炎では分泌物の鏡検によって淋菌を認めれば**淋菌性尿道炎**，認めなければ**非淋菌性尿道炎**と診断する．淋菌は培養法，核酸増幅法検査を用い，クラミジア・トラコマティス，マイコプラズマ・ジェニタリウムは核酸増幅法検査を行う．

治療

淋菌性尿道炎・子宮頸管炎では，薬剤耐性が著明であり**セフトリアキソン**あるいは**スペクチノマイシン**の単回投与のみが有効である．

非淋菌性尿道炎では，頻度の高いクラミジア・トラコマティスを想定してマクロライド系，テトラサイクリン系あるいはニューキノロン系抗菌薬を使用する．治療に失敗した場合はマイコプラズマ・ジェニタリウムを想定して，**アジスロマイシン**

表Ⅲ-1-11 性感染症

●梅毒	●性器カンジダ症
●淋菌感染症	●非クラミジア性非淋菌性尿道炎
●性器クラミジア感染症	●軟性下疳
●性器ヘルペス	●HIV 感染症 /AIDS
●尖圭コンジローマ	●A 型肝炎
●性器伝染性軟属腫	●B 型肝炎
●腟トリコモナス症	●C 型肝炎
●細菌性腟症	●赤痢アメーバ症
●ケジラミ症	

［日本性感染症学会：性感染症　診断・治療ガイドライン 2016，p.2-3，〔http://jssti.umin.jp/pdf/guideline-2016.pdf〕(最終確認：2019 年 3 月 27 日) より許諾を得て転載］

表Ⅲ-1-12 尿道炎・子宮頸管炎の分類

1. 淋菌性尿道炎・子宮頸管炎
2. 非淋菌性尿道炎・子宮頸管炎
   1）クラミジア性尿道炎・子宮頸管炎
   2）非クラミジア性非淋菌性尿道炎・子宮頸管炎
      ①マイコプラズマ・ジェニタリウム性尿道炎
      ②原因菌不明の尿道炎

あるいはシタフロキサシンのうち初期治療に使用していないものを使用する.

その他

淋菌咽頭感染が問題となっている. 淋菌性尿道炎・子宮頸管炎の約3割で合併しており, そのほとんどが無症状である. 治療はセフトリアキソンのみが有効である.

7-2 梅毒

定義・分類（表Ⅲ-1-13）

梅毒トレポネーマ（*Treponema pallidum* subspecies *pallidum*）が皮膚や粘膜より侵入し, 侵入局所および全身の各部位に症状が発現したものである. 梅毒の分類は2018年に改定され, 現在では**表Ⅲ-1-13**のようになっている. 胎児が胎内で感染したものが先天梅毒である. 潜伏梅毒および神経梅毒はいずれの期間においても起こりうる.

症状

先天梅毒では, ハッチンソン（Hutchinson）3徴候（ハッチンソン歯, 実質性角膜炎, 内耳性難聴）を認める.

活動性梅毒では, 第1期では梅毒一時病変として侵入門戸（口唇, 口腔咽頭粘膜, 陰部周辺, 肛門周辺など）に初期硬結, 硬性下疳を認める. 所属リンパ節腫脹を伴うことが多い. 第2期では梅毒二次病変として梅毒トレポネーマが体内で増殖し散布された先に紅斑, 丘疹, 脱毛斑, 肉芽腫などがみられる. 梅毒性バラ疹, 丘疹性梅毒疹, 扁平コンジローマが典型的である. 第3期では心血管症状, ゴム腫, 進行麻痺, 脊髄癆などを認める.

診断

1）梅毒トレポネーマの検出

皮疹を擦過し, 得られた漿液をパーカー社製ブルー・ブラックインクと混合し, 鏡検を行う.

表Ⅲ-1-13 梅毒の分類

活動性梅毒	早期：感染から1年未満 感染力あり	第1期梅毒：感染から1ヵ月前後 侵入門戸の病変
		第2期梅毒：感染から1～3ヵ月 皮膚や他の臓器
	後期：感染から1年以上 性的接触では感染力なし	第3期梅毒：感染から1年以上 心血管症状やゴム腫
潜伏梅毒	自他覚症状がない時期, 感染力あり. 感染から1年未満を早期, 1年以上を後期	
陳旧性梅毒	治療状態であり, 感染力なし	
先天梅毒	胎内感染	
神経梅毒	精神神経症状があり, 梅毒抗体検査等から活動性梅毒と判断されるもの	

［日本性感染症学会梅毒委員会梅毒診療ガイド作成小委員会：梅毒診療ガイド, p.5-7, 日本性感染症学会, 2018,〔http://jssti.umin.jp/pdf/syphilis-medical_guide.pdf〕(最終確認：2019年3月27日) より参考に作成］

2）梅毒血清反応

serologic test for syphilis：STS
Treponema pallidum：TP

カルジオリピンを抗原とする方法（**STS 法**）と，梅毒トレポネーマを抗原とする方法（**TP 法**）がある．まず STS 法と TP 法の定性検査を行い，陽性の場合には定量検査を行い，確定診断とする．ただし感染後，約 4 週間以内は陽性を示さないことがある．また STS 法は膠原病などでも陽性になることがあり，生物学的偽陽性と呼ばれる．

治療

治療対象となるのは活動性梅毒である．治療は**ペニシリン系抗菌薬**を 4 週間使用する．抗菌薬投与の数時間後に**ヤーリッシュ・ヘルクスハイマー**（Jarisch-Herxheimer）**反応**（発熱，悪寒，頭痛，筋肉痛などの感冒様症状および丘疹の増悪）を認めることがあるため，投与前にはよく説明しておく必要がある．

7-3 性器ヘルペスウイルス感染症

定義・分類

単純ヘルペスウイルス（herpes simplex virus）1 型（HSV-1）または 2 型（HSV-2）の感染により，性器に浅い潰瘍性または水疱性病変を形成するもの．HSV にはじめて感染した「初感染」と，HSV の再活性化による「再発」または「回帰発症」との 2 種類がある．初感染例の半数で HSV-1 が検出されるが，再発例のほとんどでは HSV-2 が検出される．

症状

感染後 2～10 日の潜伏期を経て男性では亀頭，陰茎体部に，女性では大陰唇，小陰唇から腟前庭，会陰部にかけて瘙痒（そうよう）感や違和感を伴った直径 1～2 mm の複数の水疱が出現する．その後水疱が破れ，有痛性の浅い潰瘍を形成する．鼠径リンパ節の腫脹を伴うことがある．初感染は症状が強く，発熱などの全身症状を伴うことが多い．

診断

外陰部に有痛性の小疱や浅い潰瘍を認めた場合に本疾患を疑い，塗沫標本を用いた蛍光抗体法検査やイムノクロマトグラフィ法により HSV 抗原の証明を行う．

治療

抗ヘルペスウイルス薬の投与を行う．通常は経口投与であるが，重症例では経静脈投与を行う．

その他

単純ヘルペスウイルスは性器に感染すると，その後**腰仙髄神経節**などに**潜伏感染**する．抗ヘルペスウイルス薬は症状消失までの期間を短縮するが，潜伏感染している **HSV の排除には無効**であるため，再発を繰り返すことがある．再発を繰り返す症例では，抗ヘルペスウイルス薬よる**再発抑制療法**が認められている．

7-4 尖圭コンジローマ

定義・分類

外陰部に疣贅（ゆうぜい）をきたす．**ヒトパピローマウイルス**（**human papillomavirus：HPV**）が原因微生物であり，6 型，11 型など，がん化低リスク型が多いが，高リスク型の場合もある．

症状

感染後 3 週間から 8ヵ月（平均 2.8ヵ月）で，男性では陰茎の亀頭，冠状溝，包皮内外板，陰嚢，女性では，大小陰唇，会陰，腟前庭，腟，子宮頸部，男女で肛門周囲などに乳頭状または鶏冠状の疣贅が肉眼で確認できるようになる．自覚症状はほとんどなく，疼痛，瘙痒，出血を認めることがある．

診断

基本的に視診で上記疣贅が認められれば，尖圭コンジローマと診断する．他疾患との鑑別が必要な場合（治療に反応しない場合や色素沈着，硬結や潰瘍を伴うときなど）は，遺伝子診断や生検し病理検査を行う．

治療

イミキモドクリームの塗布，凍結療法や外科的切除を行う．ただしイミキモドクリームは腟や肛門などの洗浄できない部位には使用不可である．

8 皮膚細菌感染症

皮膚細菌感染症とは

皮膚細菌感染症は，常在菌あるいは通過菌が毛包や汗腺などの皮膚バリア機能の低下している部位から侵入して生じる．

8-1 毛包炎

病態

毛孔に黄色ブドウ球菌や表皮ブドウ球菌などが感染し，毛包に炎症を起こす．毛孔に一致した紅斑や膿疱を生じ，軽い疼痛を伴う．いわゆる“ニキビ”も毛包炎の一種である．

治療

スキンケア，抗菌薬の外用，抗菌薬の内服を行う．

8-2 せつ，癰（よう）

病態

毛孔に黄色ブドウ球菌や表皮ブドウ球菌などが感染して毛包炎を起こし，せつ，癰へと進行していく．毛孔に一致して紅色丘疹や膿疱（毛包炎）が進行し，硬結を伴う（**図Ⅲ-1-4**）．発赤，疼痛，熱感が著明となる．炎症が毛包1つにとどまるも

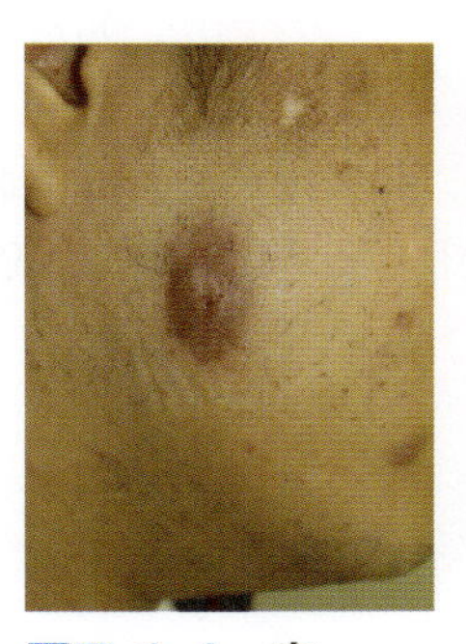

図Ⅲ-1-4　癰

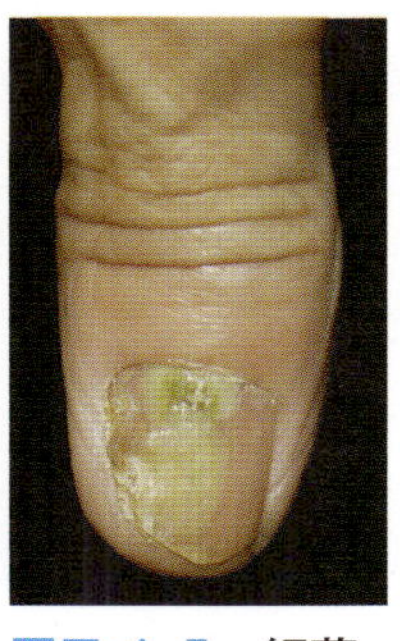

図Ⅲ-1-5　細菌性爪囲炎（瘭疽）

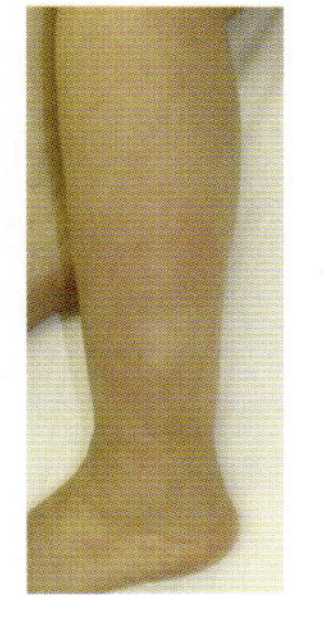

図Ⅲ-1-6　蜂窩織炎

のをせつ．せつが増悪し複数の毛包に炎症が波及したものが癰である．

治療

せつに対しては抗菌薬の内服，癰では局所麻酔下に切開が必要である．

8-3 細菌性爪囲炎

病態

爪甲周囲の皮膚や皮下組織に発赤，腫脹，熱感，疼痛を伴い，ときに膿瘍を認める（図Ⅲ-1-5）．いわゆる“瘭疽（ひょうそ）”である．黄色ブドウ球菌，A群β溶血性レンサ球菌，緑膿菌による感染であり，刺傷，巻き爪，絆創膏によるトラブルが誘因となる．緑色爪は，緑膿菌の日和見感染である．

治療

局所安静，抗菌薬投与，膿瘍を形成する場合は切開排膿が必要である．

8-4 伝染性膿痂疹

A 水疱性膿痂疹

病態

主に乳幼児に好発し，接触により他人へ伝染するため，夏季に保育園などの集団生活で発症しやすい．瘙痒を伴う小水疱から，弛緩性の大型水疱を形成する．細菌成分を含む水疱内容物から他部位へ次々と拡散する*．

虫刺症，湿疹，アトピー性皮膚炎などを掻破して感染することが多い．角層で増殖した**黄色ブドウ球菌**が表皮剥脱毒素を産生し表皮の接着構造を障害し水疱を形成する．

治療

抗菌薬含有軟膏の外用，抗菌薬の内服を行う．適切な治療を受けているにもかかわらず難知な症例では，起炎菌がMRSAであることが多い．

その他

入浴は避けてシャワーで専用のタオルを用いて清潔を保ち，痂皮を形成するまで病変の拡散を防ぐ．兄弟姉妹間での感染に注意する．

B 痂皮性膿痂疹

病態

水疱性膿痂疹と比較して水疱形成は少なく，小紅斑からはじまり黄褐色の厚い固着性の痂皮を形成する．圧迫によって膿汁を排出する．年齢，季節は問わない．**A群β溶血性レンサ球菌**や**黄色ブドウ球菌**が，角層下に感染する．近年，**アトピー性皮膚炎**患児で増加している．

治療

抗菌薬の内服，点滴を行う．起炎菌がA群β溶血性レンサ球の場合は**糸球体腎炎を併発**することがあり，尿検査も行う．腎炎の併発を考慮して，症状改善後も10日ほど継続投与する．

*伝染性膿痂疹の症状は，まるで火事のときに火が飛び火してあっという間に拡がる様にたとえて，“とびひ”といわれている．

8-5 丹毒

病態

悪寒や発熱を伴う．主に顔面や下肢に熱感と圧痛を伴う境界明瞭な紅斑．顔面では片側からはじまり，後に対側へ拡大する．**A 群β溶血性レンサ球菌**による真皮の感染である．同一部位に繰り返し発症する習慣性丹毒が知られている．

治療

ペニシリン系抗菌薬の内服，点滴を行う．再発，**腎炎**を考慮して，症状改善後も10 日ほど継続投与する．

8-6 蜂窩織炎

病態

四肢（とくに下腿）に好発する．境界不明瞭な紅斑，腫脹，局所熱感を認め，圧痛や自発痛を伴う（**図Ⅲ-1-6**）．中央に水疱，膿疱，血疱を生じ，リンパ管炎やリンパ節腫脹を合併する場合がある．黄色ブドウ球菌が主体であるが，A 群β溶血性レンサ球菌やインフルエンザ菌なども原因菌になる．外傷や皮膚潰瘍や足白癬から発症することが多いが，明らかな原因がない場合もある．成人では**糖尿病**や **HIV 感染症**などの免疫不全，局所のリンパ浮腫や静脈のうっ滞も誘因となる．

白血球や CRP の上昇がみられない場合は，**深部静脈血栓症***の精査が必要である．また局所症状と比較して白血球や CRP が異常高値であれば，**壊死性筋膜炎**（コラム「もう少しくわしく」参照）や敗血症の発症に注意が必要である．

治療

入院して安静とセフェム系抗菌薬の全身投与を行う．

もう少しくわしく

壊死性筋膜炎

壊死性筋膜炎は中高年の四肢，陰部に好発する皮下脂肪織から浅層筋膜の細菌感染症である．激痛を伴う発赤腫脹から血疱，紫斑，壊死を伴う潰瘍と発熱などの全身症状を認める．**早期の抗菌薬投与**と**十分なデブリードマン**を要する．早期治療しなければ多臓器不全を起こし，きわめて予後不良である．

9 皮膚・軟部組織感染症（外傷，熱傷，手術創）

皮膚・軟部組織感染症とは

皮膚は主に表皮・真皮・皮下組織からなり，そのいずれかに微生物が侵入し炎症を起こしているものを皮膚感染症という．軟部組織は生体における骨格筋以外の支持組織のことを指し，腱・靱帯・筋膜・脂肪組織・皮膚・血管・筋・神経が含まれる．この軟部組織への感染を軟部組織感染症という．ここでは，外傷・熱傷・手術による侵襲的な物理的防御組織の破綻による感染について述べる．なお，前述の軟

＊**深部静脈血栓症**：“深部静脈に血栓が生じて，静脈閉塞をきたした状態”をいう．飛行機内で長時間同じ姿勢をとり続けて発症することがよく知られ，以前はエコノミークラス症候群やロングフライト血栓症とよばれた．最近は被災地での避難所や車内泊で発症することが知られている．深部静脈血栓症から肺血栓塞栓症を起こせば致死性であり，早期診断，早期治療が死亡率を改善させる．

部組織には皮膚も含まれているが，ここでは皮膚以外の軟部組織を軟部組織とし，表皮または真皮までを皮膚として扱うこととする．

A 病態

熱傷による皮膚・軟部組織感染症の病態

熱傷は，熱傷面積と曝露要因，および障害皮膚の接触時間によってその重症度（深達度）が変わる．一般に熱傷面積が広く，深達度が深いほど重症である（**表Ⅲ-1-14**）．Ⅰ度熱傷や浅達性Ⅱ度熱傷は角質～基底膜までの障害であり，一般的に感染することはまれである．ただし，適切な層処置を行わなければコロナイゼーションによる皮膚感染症を伴うことがある．深達性Ⅱ度熱傷で創部処置が適切でない場合やⅢ度熱傷では，真皮を通る血管が破綻し，血流障害をきたすため，組織が壊死し防御機能は破綻する．熱傷の曝露要因による汚染（感染）や表皮常在菌の皮膚深部への侵入などで組織の感染は広がり，深部にさらに侵入していく．表皮ブドウ球菌は自然免疫を回避してしまうので，これらが深部に侵入すると感染は悪化してしまう．常在菌は多数存在し，通常は生体にとって無害であるが，皮膚が防御機能を失い適切な処置を行わなければ皮下組織から容易に軟部組織感染症へ移行してしまうので，注意を要する．

surgical site infection：SSI

手術部位感染（SSI）

「手術部位感染」（p.114）を参照．

外傷による創感染

日本の外傷は交通外傷が最も多く，鈍的外傷が多い．外傷では，開放創からの異物侵入が感染源となる．一般に，土壌やアスファルトには破傷風菌（*Clostridium tetani*）やレプトスピラ（*Leptospira interrogans* など）が存在し，それらによる感染や表皮常在菌の侵入のほか，刃物や木など外傷の原因となったものに付着している異物による感染が考えられる．よって外傷では，受傷機転・重傷時環境・創部の深さ・貫通の有無などを把握することが大切である．創部の深さが真皮までに限局するときは皮膚感染症，皮下組織より深い場合は軟部組織感染症を合併することがある．創部の色調・におい・腫脹や発赤の有無などに注意を要する[1]．

表Ⅲ-1-14 熱傷深度の分類と症状

分類	外見	症状	障害組織	治療期間・治療法
Ⅰ度	発赤 紅斑	疼痛 熱感	表皮 角質層	数日 自然治癒
浅達性Ⅱ度	水疱 水疱底が赤い	強い疼痛 灼熱感	表皮有棘層 基底層	1～2 週間 軟膏処置
深達性Ⅱ度	水疱 水疱底が白い	知覚鈍麻	真皮乳頭層 乳頭下層	3～4 週間 軟膏処置，植皮術
Ⅲ度	蒼白 羊皮様 炭化	無痛性	真皮全層 皮下脂肪	1ヵ月以上 植皮術必要

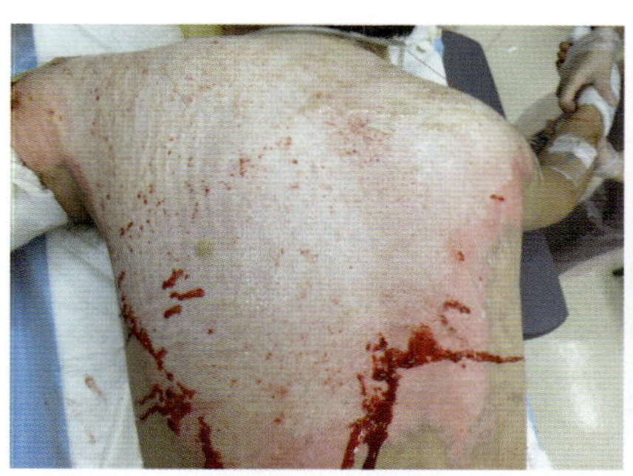
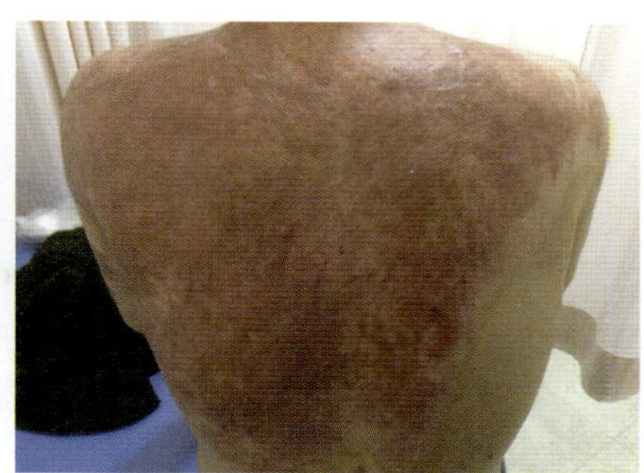

図Ⅲ-1-7　深達性Ⅱ度熱傷の感染創（左）と植皮後（右）

B 治療

二次的な皮膚・軟部組織感染症の治療で重要なのは，ソースコントロールと抗菌薬投与の選択，デ・エスカレーション（p.61 参照）である．感染を疑えば，必ずグラム染色と細菌培養を行う．すべてに共通するのは，検査データの数字のみで判断せずに，創部の色調やにおいなど理学所見を重視することを強調したい．

熱傷の治療

Ⅰ度や浅達性Ⅱ度熱傷で皮膚感染症を合併することはまれであるが，感染すれば色調不良・悪臭・滲出液の汚染などがみられる．表皮までの感染は局所にとどまることがほとんどであるため，抗菌薬の投与を必要としない．よって感染した創部の洗浄と消毒を毎日行うことを推奨する．深達性Ⅱ度熱傷は感染を合併することがあり，Ⅲ度熱傷では皮膚としての防御機能は失われているので早期に植皮術を行わなければ真皮からさらに深部の壊死が進行し，悪化すれば軟部組織感染症まで進展する．感染前に植皮術を行うべきであるが，感染してしまった場合は早急にデブリードマンを行い，感染組織を除去することが必要である．デブリードマンでは壊死，感染組織を十分除去する．感染徴候が軽快すれば，ただちに植皮術を行うべきである．抗菌薬の投与について，日本熱傷学会熱傷診療ガイドラインでは，burn sepsis と診断した場合に抗菌薬の全身投与を開始し，起炎菌が同定されていない場合は広域抗菌薬を診断1時間以内に投与開始し，起炎菌が同定できればデ・エスカレーションを行うべきとしている．深達性Ⅱ度熱傷の感染創部と植皮後の写真を示す（図Ⅲ-1-7）．

SSI の治療

汚染状況が軽度で局所の感染管理ができる場合は，抗菌薬を投与せずに局所の感染管理に努める．表皮切開創 SSI に対しては洗浄や消毒による局所管理を行う．深部切開創 SSI や臓器・体腔 SSI の感染は閉鎖された部位での感染であり，軟部組織感染症を起こしていたり，膿瘍を形成していることも少なくない，この場合は積極的にデブリードマンやドレナージを行い，創部からの菌量を減らす，つまりソースコントロールを行うべきである．そして熱傷と同じく敗血症を疑えば，即座に日本版敗血症ガイドラインもしくは Survival Sepsis Campaign 2016 に基づいて，想定される起炎菌をカバーできる広域抗菌薬を投与し，起炎菌が同定できればデ・エスカレーションを行うべきである．また細菌感染に対する抗菌薬投与で改善しない場合や，食道や消化管，陰部の術後などは真菌感染を考慮する．壊死性軟部組織感染症における真菌感染は生命予後を悪化させるという報告もあり[2]，注意を要する．局所陰圧療法や高気圧酸素療法も有効である[3]．

外傷による創感染の治療

外傷による創感染の治療は，前述の熱傷とSSIの治療に準じる．つまり創部が浅く局所的なら局所管理を行い，軟部組織感染や膿瘍形成している場合はドレナージを行う．創は感染が軽快するまでオープン（開放）とし，創閉鎖を焦らないことが大切である．

●引用文献

1）日本熱傷学会：熱傷診療ガイドライン，改訂第2版，p.81-83，2015
2）Horn CB et al：Fungal infection increases the mortality rate three-fold in necotizing soft tissue infections. Surg Infect 18（7）：793, 2017
3）Kato S et al：Adjunctive hyperbaric oxygen therapy in the treatment of necrotizing soft tissue infections of the extremities. 日臨高気圧酸素潜水医会誌 14：7，2017

10 骨関節感染症

10-1 化膿性骨髄炎

A 病態

骨髄と骨皮質に起こる感染症であり，感染経路は主に**血流による感染**か**直接浸潤による感染**がある．経過から，**急性か慢性**に分類される．

疫学

小児では骨端線が閉鎖していなく，血流が豊富であるため血流感染として長管骨に多い．成人では椎体炎，あるいは外傷，糖尿病や末梢循環不全に伴う骨髄炎が多い．

症状

急性例では，発熱，全身倦怠感などの全身症状，感染部位周囲の急な痛み，圧痛，紅斑，熱感，腫脹などの局所所見を生じることがある．小児では，症状の訴えが困難な場合があり，患肢を動かしたがらない．

B 診断

診断の進め方，確定診断の方法

臨床所見での診断は困難なことが多い．炎症所見（白血球やCRP）の上昇を認めることはあるが，骨髄炎に特異的な所見とはいえない．発症直後では単純X線，CTの変化は乏しいが，MRI，骨シンチグラフィで早期診断が可能な場合がある．血流感染が多く菌血症となる場合もあるため，本疾患を疑った場合には**抗菌薬投与前に血液培養を採取**する．**可能であれば患部より検体を直接採取する**が，なるべく清潔な部位から採取することが重要である．

C 治療

主な治療法

最も重要なのが原因菌の同定である．ここに最大限の努力を行う．治療の基本は**外科的デブリードマンと抗菌薬の長期点滴投与**である．抗菌薬投与期間は6週間程度を1つの目安とするが，科学的根拠は十分でない．

治療時の観察点や注意点

治療薬物モニタリング（therapeutic drug monitoring：**TDM**）（p.66参照）が必要な抗菌薬は，正しく血中濃度をモニターする．一般的に，治療は長期化しやすい．

治療経過・予後

不適切な抗菌薬の選択や，抗菌薬の短期投与は再燃リスクがある．

D その他

重症度判定

菌血症を生じている場合があり，悪寒戦慄などの症状が生じた場合には積極的に血液培養を採取して治療を開始する必要がある．

10-2 化膿性関節炎

A 病態

細菌が体内に入り，局所あるいは血行性に関節腔内に広がって増殖することで感染が成立する．

疫学

原因菌は黄色ブドウ球菌など**グラム陽性球菌**が多い．高齢者の関節症に対する人工関節手術が増加しており，**人工関節周囲感染**（コラム「もう少しくわしく」参照）も問題となっている．

症状

感染した関節では発赤，腫脹，熱感，疼痛を生じる．種々のサイトカインによって軟骨破壊が進行し，関節機能の著しい低下を生じることがある．小児では，症状の訴えが困難な場合があり，患肢を動かしたがらない．

> **もう少しくわしく　人工関節周囲感染**
>
> 人工関節周囲に感染が起こることもある．インプラントに付着した細菌はバイオフィルムを形成し，抗菌薬に対して抵抗性を示し難治性となる．治療の原則は，デブリドマンと抗菌薬投与である．二期的に再置換術を行うことが最も標準的と考えられているが，条件が揃えばインプラントの温存や一期的な再置換術も可能である．感染が鎮静化しない場合はインプラントの抜去，あるいは患肢切断を余儀なくされることがある．抗菌薬の投与期間は個々の症例に応じて検討すべきであるが，一般的には3〜6ヵ月間投与となる．

B 診断

診断の進め方，確定診断の方法

初期にはX線像の変化は乏しいが，進行すると関節軟骨の消失による関節裂隙の狭小化，軟骨下骨の萎縮像が生じ，やがて骨破壊へといたる．MRIは関節液の貯留や化膿性骨髄炎の合併など病巣の局在の早期診断に有用である．**関節穿刺培養**から細菌が検出されれば診断は確定するが，抗菌薬投与後では培養結果が偽陰性となる可能性が高い．**血液培養**結果も参考になる．細菌が同定されない場合は臨床所見，血液検査，画像所見，関節液所見を統合的に考慮する．

C 治療

主な治療法

最も重要なのが原因菌の同定である．ここに最大限の努力を行う．抗菌薬の投与のみで関節軟骨の損傷を防ぐことは困難である．早期に診断を確定し，可能であれば外科的に洗浄を行う．抗菌薬の投与期間は，骨髄炎まで進展しなかった場合は4週間程度．骨髄炎を併発した場合は化膿性骨髄炎に準じ，より長期の投与が必要である．

治療時の観察点や注意点

TDM が必要な抗菌薬は，正しく血中濃度をモニターする．一般的に，治療は長期化しやすい．

治療経過・予後

関節破壊が生じてしまった関節は，可動域制限や疼痛が残存あるいは増悪する場合がある．

11 細菌性髄膜炎

細菌性髄膜炎とは

細菌が脳表の髄膜腔に感染し，拡散したものであり，最重症の感染症である．迅速な診断と適切な治療の早期開始が鍵となる．

A 病態

分類・定義

細菌性髄膜炎と無菌性髄膜炎とに分類される．無菌性髄膜炎は，細菌が原因でない髄膜炎で，ウイルス性髄膜炎が主体で予後が良好である（**表Ⅲ-1-15**）．

原因微生物

新生児期はB群溶血性レンサ球菌，大腸菌，リステリアが主な原因である．乳児期から成人にかけては，肺炎球菌が主で，まれに髄膜炎菌が原因となる．高齢者では，肺炎球菌が主で，グラム陰性桿菌あるいはリステリアが原因となる．2013年から定期接種に追加されたヒブワクチン*と乳幼児用結合型肺炎球菌ワクチンの影響

表Ⅲ-1-15 髄液所見の比較

	液圧	外観	フィブリン析出	細胞数	主な細胞	タンパク質	糖
基準値	70〜180 mmH$_2$O	無色透明	なし	5/mm^3 以下	単核球	15〜45 mg/dL	50〜80 mg/dL
ウイルス性	↑	無色透明	なし	↑〜↑↑	単核球	↑	正常
結核性	↑↑	無色透明	あり	↑↑ 200〜500	単核球	↑↑	↓↓
細菌性	↑↑↑	混濁	あり	↑↑↑ 500 以上	多核球	↑↑	↓↓

↑は増加，↓は減少を表し，矢印の数が多いほど，増加・減少の幅が大きくなる．

*ヒブとは，ヘモフィルス・インフルエンザ菌b型（*Haemophilus influenzae* type b：Hib）のことである．

で，乳幼児の細菌性髄膜炎は著しく減少した．とくに数年前まで最も多かったインフルエンザ菌 b 型の細菌性髄膜炎は，日本ではみられなくなった．

症状

多くは発熱，頭痛，嘔吐などを示し，進行すると意識障害，痙攣などがみられる．また，そのような経過を明瞭に示さずに敗血症の形を取る場合や，急速に悪化する電撃型もある．年齢が低いほど症状は非特異的であり，新生児や乳児では発熱以外の症状として不機嫌，食欲（哺乳力）の低下などが目立つこともある．髄膜刺激症状として項部硬直やケルニッヒ（Kernig）徴候などがあるが，新生児・乳児・幼児では必ずしも明瞭ではない．そのような場合，大泉門の膨隆がみられることも多く，診断の助けとなる．一般血液生化学検査では，核の左方移動を伴う白血球数増多がみられ，CRP 値は高度の上昇を示す．髄液検査では髄液圧の上昇，主に多形核白血球からなる白血球数の増多，タンパク量の増加，糖量の減少などがみられる．

B 診 断

細菌性髄膜炎を疑えば，とくに禁忌事項がない限り，必ず腰椎穿刺を行う．髄液沈渣のグラム染色を行い，検鏡する．菌の同定は不可能なことが多いが，グラム陽性か陰性か，球菌か桿菌かの区別からある程度の推定はでき，抗菌薬選択のヒントとなる．確定診断のためには細菌培養が必要である．また，血液培養で検出される場合も多い．得られた細菌に関しては，薬剤感受性試験を行う．

C 治 療

臨床症状，髄液所見などから細菌性髄膜炎の疑いがある場合，あるいは，無菌性髄膜炎様であっても細菌性も否定しきれず，全身状態が重篤な場合などには，細菌学的に確定診断がなされる前からできるだけ早期に原因微生物を推定して，推定される原因微生物をカバーする初期の経験的抗菌薬療法を開始する．また，抗菌薬の選択にあたっては，全国的な耐性菌の動向，所属する医療機関の耐性菌の動向なども考慮する．

抗菌薬療法に際しては，原因菌が判明する前の治療としては，セフォタキシムとバンコマイシンの併用，あるいはセフォタキシムとパニペネム / ベタミプロン合剤が一般的である．原因菌が肺炎球菌の場合，ペニシリン感性であれば結晶ペニシリ

表Ⅲ-1-16　細菌性髄膜炎の標準的な治療期間

原因細菌	標準的な治療期間
肺炎球菌	10〜14 日間
髄膜炎菌	7 日間
リステリア	21 日間
インフルエンザ菌	7〜14 日間
腸内細菌，緑膿菌	21 日間

ンGカリウムあるいはアンピシリン，耐性であればパニペネム/ベタミプロン合剤あるいはセフォタキシムとバンコマイシンの併用などが推奨されている．そのほか，B群レンサ球菌，髄膜炎菌では結晶ペニシリンGカリウム，アンピシリン，セフォタキシムなど，リステリア菌ではアンピシリンが推奨されている．通常，抗菌薬治療とともに抗菌薬の初期投与の10〜20分前ないし同時に副腎皮質ステロイド（デキサメサゾン）を2〜4日間併用する．

抗菌薬の標準的投与期間を，**表Ⅲ-1-16**に示す．

D その他

ヒブワクチンと乳幼児用結合型肺炎球菌ワクチンの予防効果はとても高く，接種率を常に高く維持することが重要である．

12 感染性心内膜炎

A 病 態

定義

感染性心内膜炎は，心臓弁や心内膜に増殖した細菌を含む**疣腫**（いぼ状の感染巣，疣贅）を形成し，菌血症，疣腫による血管塞栓，心障害など多彩な臨床症状を呈する全身性敗血症性疾患で，比較的まれな疾患である．弁膜疾患や先天性心疾患に伴う異常血流や人工弁置換術後症例など異物の影響から心内膜に障害が起こり，抜歯や歯肉炎などによる一過性の菌血症が生じることにより，菌が付着増殖し，疣腫が形成され発症すると考えられる．疣腫は逆流血流，シャント血流や狭窄血流などの異常血流が心内膜面にあたるところに認められることが多い．感染性心内膜炎は通常，心疾患を有する患者にみられるが，人工透析患者や静注薬物中毒患者などでは心疾患の既往がない例でも発症することがある．人工弁の感染性心内膜炎は自己弁よりも予後不良で，**自己弁**か**人工弁**かによって分類される．

原因微生物

疫学的に最も日本で多いのは**連鎖球菌**であり，メチシリン耐性黄色ブドウ球菌（MRSA）を含む**黄色ブドウ球菌**，**表皮ブドウ球菌**，**腸球菌**などが代表的な原因菌であるが，原因不明な例も多い．以前は連鎖球菌によるものは経過が緩徐であることから亜急性心内膜炎，ブドウ球菌によるものは経過が早いことから急性心内膜炎とよばれた．

症状

自覚症状として最も重要なのは発熱で，倦怠感，食欲不振，体重減少などの非特異的な感染症の全身症状が主体である．眼瞼結膜の出血斑，**オスラー**（Osler）**結節**（手指の末端腹側の有痛性の結節），**ジェーンウェー**（Janeway）**病変**（手掌や足底の無痛性の紅斑），爪下出血，**眼底ロート**（Roth）**斑**などが特徴的である．脳塞栓による麻痺，腎塞栓による血尿，心筋梗塞による胸痛，脊椎の膿瘍，骨髄炎による腰痛などの症状を認める場合もある．

B 診断

診断の進め方

既往歴や心疾患の存在によるリスクを評価し，咽頭痛，咳，排尿時痛などのような感染巣の症状がない発熱患者を診たときには感染性心内膜炎を疑うことが重要である．感染性心内膜炎を疑えば，炎症所見を確認し，血液培養と心臓エコー検査を行う．

画像検査

胸部X線検査や心電図検査で，以前と比較して新たな心拡大，心不全の増悪，不整脈の出現があれば感染性心内膜炎を疑う．CT検査やMRI検査では，疣腫による梗塞像や感染性動脈瘤が認められることがある．**心臓エコー検査**が疣腫の診断に最も有用である（「コラム」参照）．

コラム 経食道心臓エコーの役割

経胸壁心臓エコー（図）は感度70％前後であるが，内視鏡のような形状のプローブを用いる**経食道心臓エコー**は高分解能で，感度・特異度ともに90％前後と高率である．感染性心内膜炎が疑われれば，まず経胸壁心臓エコーを施行するが，たとえ所見がなくても否定できないので，とくに人工弁置換術後などでは経食道心臓エコーの施行が必要である．

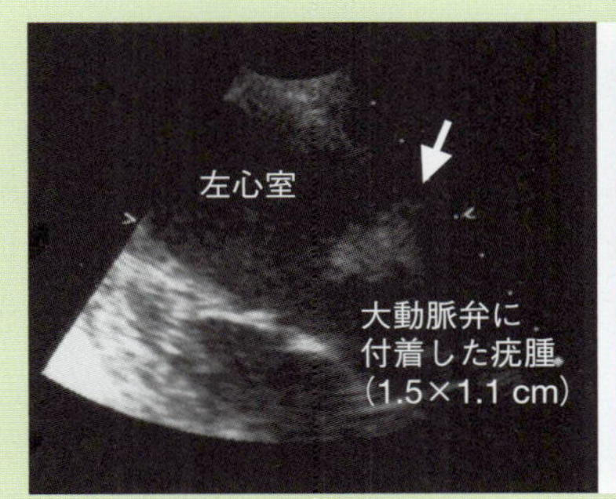

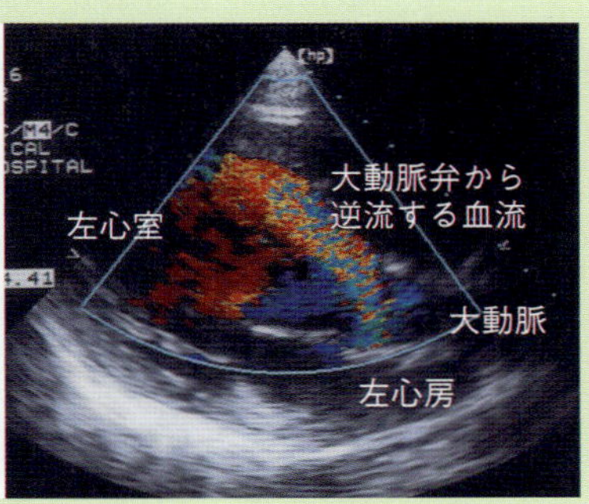

経胸壁心臓エコー図
大動脈弁に付着した大きな疣腫と弁の破壊による逆流が認められる．

血液培養検査

血液培養を3セット以上採取する（「もう少しくわしく」参照）．感染性心内膜炎の主要な原因菌が認められ，心臓エコーで疣腫を認めれば診断が確定する．非特異的な菌が検出された場合は心臓エコー検査などと合わせて総合的に判断する．原因菌同定のためには最大限の努力を行い，診断後は血液培養が陰性化するまで再検査する．

C 治療

入院治療が原則である．抗菌薬は有効な血中濃度が得られる十分量を菌種により，通常4～6週間投与する．たとえば緑色連鎖球菌ではペニシリンG点滴静注1回400万単位・1日6回・4週間が標準治療である．治療においてはまず抗菌薬による内科的治療から開始するが，緊急手術が必要となることもあり，看護師としても

もう少しくわしく

血液培養を3セット以上採取する理由

血液培養は好気用と嫌気用の2本を1セットとし，少なくとも3セット提出する．感染性心内膜炎の代表的な原因菌は，連鎖球菌や表皮ブドウ球菌（皮膚常在菌）など，病原性がさほど高くない菌である．したがって，1セットのみ陽性の場合は原因菌の判断は慎重に行う必要があり，複数回，別の部位から培養を行えば皮膚の常在菌などが検出された場合に，汚染菌かどうかの鑑別に役立つ．血液採取のインターバルは定まってはいない．

患者家族の不安を軽減するため，当初から感染性心内膜炎の病態や治療について十分に説明しておくことが重要である．外科的治療の条件としては，① 弁機能障害による心不全の発現，② 肺高血圧を伴う急性弁逆流，③ 真菌や高度耐性菌による感染，④ 弁輪膿瘍や仮性大動脈瘤形成および房室伝導障害の出現，⑤ 適切かつ十分な抗菌薬投与後も持続ないし再発する感染症状，などである．10 mm 以上の疣腫で，増大傾向である場合や塞栓症状がコントロールできない場合もすみやかに外科的治療に踏み切る必要がある．

D 予防

チアノーゼ性の先天性心疾患，人工弁置換術後など感染性心内膜炎のハイリスク患者において，抜歯など菌血症を生じる手技を行う場合には，抗菌薬を服用して感染性心内膜炎を予防することを考慮する．抜歯前のアモキシシリン 2 g 内服が推奨されている．

13 耳鼻咽喉科領域感染症

耳鼻咽喉科領域感染症とは

耳鼻咽喉科領域感染症を理解するためには，上咽頭（鼻咽腔）細菌叢から中耳，鼻副鼻腔，咽頭扁桃，喉頭，深頸部間隙の各臓器への起炎菌の伝播を考える必要がある．

原因微生物

感染部位からの細菌培養を行い，適切な抗菌薬選択を行うことが重要である．中耳，下咽頭や副鼻腔など，直接検体を採取できない場合は鼻咽腔の保菌状態が起炎菌推定に役立つ．急性中耳炎，副鼻腔炎は，三大起炎菌（肺炎球菌，インフルエンザ菌，モラクセラ・カタラーリス）による単独あるいは重感染が多い．

急性咽頭・扁桃炎では，A 群 β 溶血性レンサ球菌の感染が重症化と関連し，迅速キット検査やセンタークライテリアに基づいて治療方針が決定される．

もう少しくわしく

急性咽頭・扁桃炎のセンタークライテリア

① 扁桃の白苔，滲出液，② 前頸部有痛性リンパ節腫脹，③ 38℃以上の発熱，④ 咳嗽（−），という項目で，この基準で 0〜1 点であれば溶連菌感染の可能性は低い，2〜3 点かつ迅速検査で陽性であれば抗菌薬投与，4 点であれば迅速検査なしで抗菌薬投与という判断をする．

［Centor criteria, Cooper RJ et al：Ann Intern Med 134 (6)：509-517, 2001］

13-1 中耳炎

A 病態

中耳炎とは

中耳腔は解剖学的に耳管，鼓室，乳突洞および乳突蜂巣に分類される．鼻咽腔と鼓室を連絡する耳管は，間欠的な耳管狭窄部の開閉と粘膜上の線毛運動により鼓室内の貯留液を咽頭へ排出している．鼻咽腔で増殖した起炎菌が，生理的な耳管の排出機構に逆らって鼓室に波及（経耳管感染）すると，中耳炎を発症する．

耳後部の乳突蜂巣は乳突洞を介して鼓室と連絡し，広い粘膜表面でガス交換を行って鼓室内の陰圧化を予防している．

定義・分類

中耳腔炎症の発症形式により，急性中耳炎と慢性中耳炎に大きく分類される．

急性中耳炎の好発年齢は乳幼児期で，鼓室内の炎症は鼓膜所見に反映する．炎症性の中耳粘膜肥厚が不可逆となった場合，滲出性中耳炎を発症すると考えられている．

慢性中耳炎の好発年齢は高齢者で，耳管機能，蜂巣粘膜のガス交換機能の低下に伴い急性炎症の反復や慢性化をきたす．

症状

急性中耳炎は，耳痛，鼓膜発赤・膨隆，発熱が三徴である．

滲出性中耳炎では，耳ざわりや耳閉感に加え，聞き返しなどの伝音性難聴をみる．アデノイド増殖症に伴う口呼吸を，家族が指摘する場合もある．

慢性中耳炎では，耳漏や，耳小骨連結異常による混合性難聴をきたす．

B 診断

急性中耳炎は，「急性に発症した中耳の感染症で耳痛，発熱，耳漏を伴うことがある」と定義され，臨床スコアと，鼓膜所見に基づいた鼓膜スコアを点数化して重症度を判断する[1]．

滲出性中耳炎は，「鼓膜に穿孔がなく中耳腔に貯留液をもたらし，難聴の原因となるが，急性炎症症状すなわち耳痛や発熱のない中耳炎」と定義され，両側の小児例で，3ヵ月以上遷延し 40 dB 以上の聴力障害を示す場合は両側鼓膜換気チューブ留置術が推奨されている[2]．

鼓膜穿孔と耳漏を伴い混合性難聴を呈する成人例は，慢性中耳炎と診断される．鼓膜上皮嵌入から真珠腫性中耳炎を発症している場合は，白色腫瘤と骨融解を認める．

C 治療

急性中耳炎は，重症度分類に基づき，鎮痛薬，ペニシリン系抗菌薬治療が行われる．発赤が高度な鼓膜と，鼓室内に膿性貯留液を認める重症例では，積極的な切開排膿処置が必要となる．2歳以下のハイリスクグループ（high risk group）では，急性中耳炎の重症化，反復，遷延がみられることが多く，単回の鼓膜切開で改善がみられない場合は，滲出性中耳炎と同じく鼓膜換気チューブ留置も検討される．

慢性中耳炎に対しては，鼓室内洗浄，抗菌薬点耳治療で慢性耳漏の停止が得られない場合に，鼓室形成術が検討される．真珠腫性中耳炎が中耳CTで指摘される場合は，鼓室形成術により真珠腫の除去清掃と伝音再建が計画される．

真珠腫性中耳炎には，先天性真珠腫の小児も含まれ，再発により複数回の手術が必要になることも多い．

13-2 副鼻腔炎

A 病態

副鼻腔炎とは

副鼻腔は，解剖学的に前頭洞，篩骨洞，上顎洞および蝶形洞に分類される．副鼻腔と鼻腔は，自然口で生理的に交通しており，粘膜上の線毛運動により自浄作用を有す．鼻副鼻腔で増殖した起炎菌が炎症を起こすと，自然口が狭窄，閉鎖し副鼻腔炎を発症する．慢性化した炎症性粘膜が鼻腔内へ逸脱すると鼻茸が形成される．

定義・分類

副鼻腔炎症の発症形式により，急性副鼻腔炎と慢性副鼻腔炎に大きく分類される．急性副鼻腔炎の好発年齢は乳幼児期と20～30歳代の女性である．慢性副鼻腔炎の好発年齢は成人で，アレルギー素因の関与する難治性の好酸球性副鼻腔炎が増加している．

症状

急性副鼻腔炎は，頬部～前額部痛，膿性鼻汁（後鼻漏），発熱，を三徴とする．慢性副鼻腔炎では，頭重感，粘膿性鼻汁（後鼻漏）とともに嗅覚・味覚低下を訴えることも多い．鼻茸の形成にいたれば，患側の高度鼻閉を伴う．

B 診断

急性副鼻腔炎は，後鼻漏とともにX線，CTにて副鼻腔内の貯留液，粘膜肥厚陰影を認め，内視鏡では自然口からの排膿をみることで診断される[3]．慢性副鼻腔炎は，同様の画像所見が慢性的に持続するのに加え，鼻腔内に進展する粘膜肥厚がポリープを形成し，粘膿性の慢性鼻漏を伴うことで診断される．

C 治療

急性副鼻腔炎は，重症度分類に基づき，鎮痛薬，ペニシリン系抗菌薬治療が行われる．重症例では，抗菌薬の経静脈投与や鼻内内視鏡手術での排膿ルート確保が必要となる．

慢性副鼻腔炎に対しては，炎症性浮腫，線毛運動改善を目的にクラリスロマイシンとカルボシステインの長期投与が選択される．好酸球性副鼻腔炎の診断基準を満たせば，プレドニゾロンのパルス・維持療法が行われる．

13-3 咽頭・扁桃炎

A 病態

咽頭・扁桃炎とは

咽頭は解剖学的に上咽頭（鼻咽腔），中咽頭，下咽頭に分類され，リンパ組織が隣接するワルダイエル（Waldeyer）咽頭輪（咽頭扁桃，耳管扁桃，口蓋扁桃，舌根扁桃）が存在する．扁桃陰窩に存在する起炎菌が増殖すると，急性扁桃炎を発症する．扁桃被膜外へ炎症が波及すると扁桃周囲炎や膿瘍へと発展する．

定義・分類

咽頭・扁桃炎の発症形式により，急性咽頭・扁桃炎と慢性咽頭・扁桃炎に分類される．

急性咽頭・扁桃炎の好発年齢は20～30歳代の成人で，ウイルス性咽頭炎で損傷した粘膜部位で局所免疫が破綻し，細菌性の咽頭・扁桃炎を発症する．

10歳代に好発する伝染性単核球症は，唾液を介したエプスタイン・バー（Epstein-Barr：EB）ウイルス初感染により発症する．

慢性扁桃炎には，IgA腎症や掌蹠膿疱症と関連する，病巣扁桃感染症が含まれる．

症状

急性咽頭・扁桃炎は，咽頭痛，嚥下困難，発熱を認め，口蓋扁桃の発赤腫大に加え，扁桃陰窩に白苔，膿栓を認める．しばしば高熱を伴い，倦怠感とともに経口摂取不良となることがある．

病巣扁桃感染症では，咽頭・扁桃炎の症状に伴って血尿，タンパク尿の増悪（IgA腎症）や，手掌足底の無菌性膿疱，皮疹の増悪がみられる．

B 診断

急性咽頭・扁桃炎は，咽頭痛を中心とした臨床症状と，粘膜発赤，腫脹，白苔付着の局所所見で診断される[4]．扁桃周囲膿瘍に発展した場合は，患側優位の軟口蓋の腫脹と口蓋垂の対側偏位を認め，造影CTにて，リング状増強効果（ring enhancement）を伴う膿瘍腔が指摘される．

C 治療

急性咽頭・扁桃炎では，A群β溶血性レンサ球菌感染が認められた場合，鎮痛薬とともに，ペニシリン系抗菌薬治療が行われる．喉頭へ炎症が波及すると気道狭窄をきたす可能性があり，嗄声（させい）や呼吸困難感を伴う重症例では，ステロイド点滴が併用される．

年に4回以上，2年以上扁桃炎を反復する場合（tonsillitis index：TI ≧ 8）は，口蓋扁桃摘出術の適応とされる．

慢性扁桃炎の 1 病型である病巣扁桃感染症では，扁桃摘出が病態改善に寄与するとされる．

D その他

糖尿病などの基礎疾患がある患者では，口腔咽頭の炎症が重症化し，喉頭への波及から緊急気道確保が必要となる例（急性喉頭蓋炎）や，深頸部間隙に波及し縦隔洞炎を発症する例（深頸部膿瘍，降下性縦隔洞炎）があり，頸部外切開による排膿洗浄と全身管理が必要となる．

●引用文献

1）日本耳科学会，日本小児耳鼻咽喉科学会，日本耳鼻咽喉科感染症・エアロゾル学会（編）：小児急性中耳炎診療ガイドライン 2018 年版，p.8-9, p.28-47,〔http://www.jsiao.umin.jp/pdf/caom-guide.pdf〕（最終確認：2018 年 6 月 18 日）
2）日本耳科学会，日本小児耳鼻咽喉科学会（編）：小児滲出性中耳炎診療ガイドライン 2015 年版，p.13, p.48-56,〔https://www.otology.gr.jp/guideline/img/guideline_otitis2015.pdf〕（最終確認：2018 年 6 月 18 日）
3）日本鼻科学会急性鼻副鼻腔炎診療ガイドライン作成委員会：急性副鼻腔炎ガイドライン 2010, p.72-73,〔http://minds4.jcqhc.or.jp/minds/ar/20130516_Guideline.pdf〕（最終確認：2018 年 6 月 18 日）
4）山中　昇：咽頭・扁桃炎のマネジメント，p.183-199，医薬ジャーナル社，2009

14 手術部位感染

手術部位感染とは

手術部位感染（surgical site infection：SSI）（エスエスアイと略すことが多い）とは，手術で切開した皮膚・筋膜や，体腔内（縫合した消化管など）の部位に生じた感染のことである．その発症頻度は，厚生労働省の統計データでは，全領域の手術の 5.7%，なかでも膵島十二指腸切除術では 25.3% にもなるとされている．そのため，SSI は，医療機関において発生する感染症のなかで大きな割合を占めており，患者負担の増加・抗菌薬使用量の増加・入院期間の延長・医療費の増加などの原因として見過ごすことができない重要な感染症のひとつといえる．

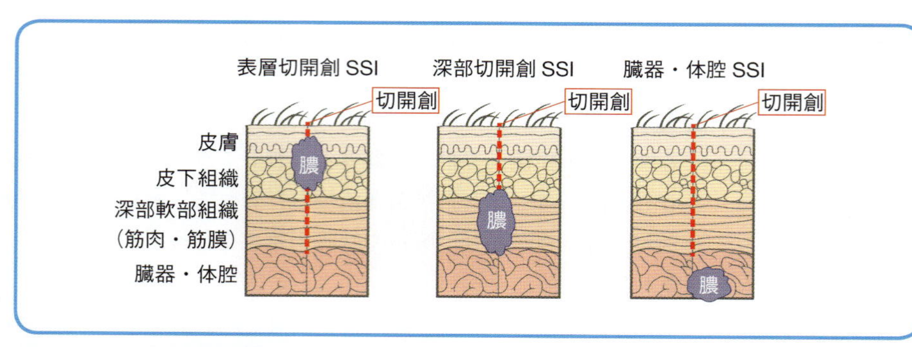

図Ⅲ-1-8　手術部位感染（SSI）の分類

A 病態

発生機序

手術時には，通常は無菌である皮下組織や胸腔内・腹腔内などが一時的に開放されることで，皮膚の常在菌や気道・腸管内の細菌などによる汚染が生じる．汚染菌に対しては好中球などによる防御反応が生じるが，汚染した菌量や患者側のリスク（糖尿病や免疫抑制薬の使用中など）などのバランスで，細菌に対する防御に失敗すると感染が発症する．

原因微生物

手術を行う臓器・皮膚に存在している細菌が手術中に汚染を起こして原因菌となるため，手術を行う部位の汚染度に応じて手術を分類して理解する．

① **清潔手術**：皮膚，心臓・血管外科手術，整形外科手術など，皮膚以外の細菌の汚染がない手術．皮膚に存在する細菌が感染の原因菌となるため，黄色ブドウ球菌，表皮ブドウ球菌などが多い．

② **準清潔手術**：口腔・気道・消化管・腟などを開放する手術．皮膚だけでなく腸管内に存在する細菌が原因となるため，大腸菌・肺炎桿菌・エンテロバクター属・緑膿菌などの細菌や，大腸手術ではバクテロイデス属などの嫌気性菌が原因菌となる．

分類（図Ⅲ-1-8）

① **表層切開創 SSI**：皮膚・皮下組織に発生した感染．

② **深部切開創 SSI**：筋肉・筋膜（深部軟部組織）の深さに発生した感染．

③ **臓器・体腔 SSI**：体壁（胸壁・腹壁など）よりも深い臓器・体腔内の手術部位に関連した感染．

症状

術後数日間は，感染合併症がなくても**手術侵襲による発熱**がみられるため，発熱＝SSI とはならない．術後数日しても発熱がみられる場合や，以下のような症状が出てきた場合には，SSI を疑う．

切開創 SSI では，創部の圧痛や腫脹，発赤，熱感，膿性の排液などがみられる．

臓器・体腔 SSI では，発熱や炎症反応の高値，ドレーンからの膿性排液などがみられる．

B 診断

SSI については，日本・海外ともに発生割合などが比較できるように，米国疾病管理予防センター（Centers for Disease Control and Prevention：CDC）のガイドラインで分類・定義された基準を使用している（**表Ⅲ-1-17**）[1]．

C 予防

SSI に対しては，**予防対策**が非常に重要である．世界保健機関（WHO）や CDC などから SSI 予防のガイドライン[2,3]が出されており，これらの推奨を参考にできる限りの予防対策をして手術を行う．

予防抗菌薬投与

詳細は日本化学療法学会・外科感染症学会から出されているガイドライン[4]を参照すること．ここでは，原則をまとめる．

表Ⅲ-1-17 手術部位感染（SSI）の診断基準

分類		基準
表層切開創 SSI	1	術後 30 日以内に発症
	2	切開創の皮膚，または皮下組織にとどまる
	3	以下の少なくとも一つが当てはまる ・切開創からの膿性排液がみられる ・表層切開創から得られた液体または組織の培養から病原体が分離される ・疼痛，圧痛，局所の腫脹，発赤，熱感のうち少なくとも一つの症状があり，かつ，外科医が表層切開創を意図的に開放し，培養が陰性ではない ・医師が表層切開創の手術部位感染と診断
深部切開創 SSI	1	人工物が留置されていない場合は術後 30 日以内，留置されている場合には術後 1 年以内に手術と関連した感染が発症
	2	切開創の筋肉・筋膜に及ぶこと
	3	以下の少なくとも一つが当てはまる ・臓器・体腔からではなく，深部切開創からの膿性排液がみられる ・38℃以上の発熱，疼痛，圧痛のうち少なくとも一つの症状があり，かつ，深部切開創が自然に離解するか，外科医が意図的に開放し，培養が陰性ではない ・深部切開創感染の証拠が，検査，再手術，病理組織検査，画像検査で発見される ・医師が表層切開創の手術部位感染と診断
臓器・体腔 SSI	1	人工物が留置されていない場合は術後 30 日以内，留置されている場合には術後 1 年以内に手術と関連した感染が発症
	2	切開創以外の術中に操作された臓器，体腔に及ぶ感染
	3	以下の少なくとも一つが当てはまる ・臓器・体腔に留置されたドレーンからの膿性排液がみられる ・臓器・体腔から得られた液体，または組織の培養から病原体が分離される ・臓器・体腔感染の証拠が，検査，再手術，病理組織検査，画像検査で発見される ・医師が表層切開創の手術部位感染と診断

［Mangram AJ et al：Am J Infect Control 27（2）：97, 1999 より筆者翻訳して引用］

1）タイミング

手術時には，SSI の予防のために抗菌薬を投与することが推奨されている．手術で切開を行う時点から細菌の汚染がはじまるので，執刀の 1 時間前から執刀までの間に抗菌薬の投与を終了し，切開の時点では血中や組織内の**抗菌薬の濃度**が十分に上昇しているようにする．

2）使用抗菌薬

清潔手術では，皮膚の常在菌（黄色ブドウ球菌，表皮ブドウ球菌など）をターゲットにするため，第一世代のセファゾリンなどを使用する．セファゾリンは腸内に存在するグラム陰性桿菌の一部（大腸菌，肺炎桿菌など）もある程度カバーするため，準清潔手術の多くでも使用される．準清潔手術の中でも大腸・口腔・腟などの嫌気性菌の汚染が生じる手術では，嫌気性菌をカバーすることができるセフメタゾールやメトロニダゾールなどを使用する．

3）投与期間

術後に抗菌薬を長期間続けて使用しても手術部位感染を減らすことはできないた

め，単回から24時間以内の投与を基本とする．**48時間以上の投与**は**耐性菌**を増やす原因になるため，行うべきではない．

血糖コントロール

周術期の高血糖は，免疫反応や好中球活性の低下をもたらし，周術期感染を増加させる．周術期は糖尿病の有無にかかわらず，血糖コントロールを厳密に行うことでSSIを減らすことができる．

術中の体温

手術中は体表が露出したり，体腔内が外気にさらされたり，麻酔薬による血管拡張の影響を受けたりと，体温が低下しやすい．術中に低体温になると，血管が収縮し，創部局所の血流量が低下し，組織が低酸素状態となることなどからSSIが増える．したがって，手術中はできるだけ体温を保持するように努める．

もう少しくわしく

手術部位感染と遠隔感染

手術患者では，手術をした部位だけではなく，手術とは関係のない別の部位に感染症を合併することが少なくない．たとえば，消化器外科の手術後に尿路感染症を合併したり，泌尿器科手術後に肺炎を合併したりする場合などがある．このような，手術をおこなった部位とは関係のない場所の感染症は，**遠隔感染**という．手術部位感染の予防ガイドラインなどは，SSIの予防のみを対象としており，遠隔感染の予防に有効なわけではないので，**SSIと遠隔感染は区別して考える**必要がある．

術前の皮膚のケア

手術前にはシャワーか入浴を行い，手術部位を清潔にする．また剃刀による剃毛は，皮膚を微細に傷つけることで手術部位感染が増えるため，行うべきではない．どうしても除毛が必要な場合は，手術直前にクリッパー（バリカン）で最小限の範囲のみ行う．

D 治療

表層切開創SSI

多くは創部の開放とデブリードマン*，洗浄で治癒が得られる．創部の部位と感染の程度に応じて，抗菌薬の使用を考慮する．

深部切開創SSI

表層切開創SSIと同様に，創部の開放とデブリードマンが基本であるが，筋膜が大きく欠損しているような感染創の場合には，腹腔内臓器が脱出する可能性があり，再縫合が必要となる場合もある．また，近年では術後の難治性創傷に対して，陰圧閉鎖療法（negative pressure wound therapy：NPWT）（p.118，「もう少しくわしく」参照）も行われ，治癒が早まることなどが報告されている．また，抗菌薬を使用する場合には，ほとんどの場合で細菌培養検体を得ることができるため，分離・同定された細菌に絞った抗菌薬を使用する．

臓器・体腔SSI

治療の第一選択は**ドレナージ**である．ドレーンの入れ替えや，CTガイド下での穿刺ドレナージなど，侵襲の少ない順に有効なドレナージの方法を試みる．必要に応じて，再手術でのドレナージや，腸管の縫合不全の場合であれば口側での人工肛

*デブリードマン：感染や壊死した組織を外科的に除去して創を清浄化して，感染の広がりを防いだり，治癒を促進させたりする処置．

もう少しくわしく

陰圧閉鎖療法（NPWT）

創部にスポンジのようなフォームを置き，専用の機械を用いて陰圧を負荷することで，創部の老廃物や余分な浸出液を吸引し，創面の状態を良好にし，また，陰圧により創部の細胞増殖を促進させることで，創傷の治癒を促進する治療法である．

門造設なども考慮する．ドレナージあるいは感染制御の目処がつくまでは，抗菌薬を投与するのがよい．

E その他

サーベイランス

SSIの発生割合や，臨床情報などのデータを収集・解析したり，多施設のデータと比較したりした結果を臨床現場にフィードバックすることで，SSIを減らしていく活動をサーベイランスという(p.31参照)．日本では厚生労働省院内感染対策サーベイランス事業（Japan Nosocomial Infections Surveillance：JANIS）などが行われている．SSIを減らすためには，サーベイランス活動も重要である．

●引用文献

1) Mangram AJ et al：Guideline for prevention of surgical site infection, 1999. Centers for Disease Control and Prevention (CDC) Hospital Infection Control Practices Advisory Committee. Am J Infect Control 27 (2)：97, 1999
2) Allegranzi B et al, WHO Guidelines Development Group：New WHO recommendations on intraoperative and postoperative measures for surgical site infection prevention：an evidence-based global perspective. Lancet Infect Dis 16 (12)：e288, 2016
3) Berríos-Torres SI et al：Centers for disease control and prevention guideline for the prevention of surgical site infection, 2017. JAMA Surg 152 (8)：784, 2017
4) 竹末芳生ほか：術後感染予防抗菌薬適正使用のための実践ガイドライン．日化療会誌 6 (42)：153, 2016

2 抗酸菌感染症

抗酸菌とは

抗酸菌には，結核菌を主とする結核菌群とらい菌，さらにそれ以外の抗酸菌である非結核性抗酸菌が含まれる．

抗酸菌とは，難染色性であるが加熱などの処理により一度染色されると，その後は酸やアルカリを用いても簡単には脱色されず，酸に抵抗性であることからつけられた名称である．以前は結核菌群以外は人に病原性がないと考えられており，非結核性抗酸菌と総称されていた．

1 結核

A 病態

疫学

平成27（2015）年中に，全国の保健所に18,280人の結核患者が新規登録されている．人口10万人対新規登録患者数（結核罹患率）は14.4であり，米国（2.8），カナダ（4.4），オランダ（4.8）と比較して，国際的には**結核中蔓延国**であり大きな課題を残している．

感染経路

結核の感染は，結核菌を排菌する患者の咳などで飛散した空中に浮遊する結核菌を含んだ感染性飛沫（飛沫核）を吸入することにより起こる．結核菌が肺に定着するとここに初感原発巣を作る．結核菌は異物としてマクロファージなどに貪食されるが，一部は殺菌されることなく分裂増殖し，一部は所属リンパ節に運ばれ，リンパ節病変を作る．初感原発巣とリンパ節巣をまとめて，初期変化群とよぶ．

これらの反応は菌吸入後約1ヵ月で最も強くなり，大部分の人はそれ以上進展することなく病変は治癒する．菌の増殖力が強い場合はそのまま増殖し発病する．

経気道性に肺内に広がれば肺結核に，経リンパ管性にリンパ節に広がればリンパ節結核に，炎症が胸膜に及ぶと胸膜炎となり，増殖した菌が血中に進入し全身播種すれば粟粒（ぞくりゅう）結核となる．

結核に感染した例のうち，生涯を通じて約10%が感染性の結核を発病するといわれている．

B 診断

症状

結核の多くは慢性の経過をとる疾患であり，日本では各市町村などで肺がんを対象にした健康診断や職場検診が広く行われているため，無症状での検診発見は10%

程度認められる．有症状例の結核では，咳嗽，喀痰，胸痛，血痰などは比較的頻度の高いものであるが，微熱，るいそう，盗汗，食欲不振などの全身性の非特異的症状も重要である．

とくにほかの自覚症状がなくても持続する咳嗽では結核を疑い，胸部X線検査や喀痰検査を行う必要がある．

インターフェロンγ遊離試験

結核感染の診断にはツベルクリン反応が用いられてきたが，BCG接種あるいは非定型抗酸菌症感染との鑑別は困難であった．インターフェロンγ遊離試験は，結核菌特異抗原刺激によってT細胞から遊離されるインターフェロンγを指標とする結核感染の診断法である．日本ではクォンティフェロン法とT-スポットが保険適用となっている．ほとんどの非結核性抗酸菌に反応しないため，**接触者検診**をはじめとして結核感染診断に広く用いられている．

画像所見

胸部X線検査で，陰影の性状，解剖学的構造を分析することで，ある程度結核の診断を下すことは可能である．空洞を伴う陰影や周囲に小病変を伴う結節などは結核を疑う所見になるが，画像のみでは肺がんなどとの鑑別診断は困難なことが多い．

特殊な病型として粟粒結核があり，胸部X線やCTでは両側びまん性に小粒状陰影が広がる．

同じ患者の過去のX線所見との比較は，鑑別や活動性の判定に重要である．

細菌学的検査

1）検体

肺結核症の診断でもっとも大切なことは，結核菌を証明することである．喀痰検査は通常3日連続で実施する．これは，1回のみでは70%の陽性率であるのに対し，3日続けることで90%に上昇するためである．喀痰の排出がない患者の場合は，胃液の検査で代用する．そのほか気管支洗浄液や生検材料，胸水などの穿刺液を用いることもある．

2）塗抹

塗抹検査法には，チール・ネルゼン（Ziel-Neelsen）法と蛍光法が用いられている．喀痰検査で陽性の患者は他への感染源になると考えられているため，この検査は必須である．塗抹検査は患者の発見，感染性を判定するうえで迅速かつ簡便な方法であるが，喀痰中の菌数が1 mL中に5,000個以上のときに陽性となり，感度が低い，結核菌以外が染色される偽陽性がある，菌種の同定ができない，生菌と死菌の区別ができない，などの留意点がある．

3）培養

検体中の結核菌を特種培地の上で培養し，形成された菌の集落を肉眼で観察する方法である．結果が出るまでに，2〜4週間，菌量が少ない場合で9週間と判定までに長期間を要する．培養陽性であれば薬剤感受性試験を行うことが可能となるため，培養検査も必須である．

液体培地を用いたMGIT（Mycobacteria Growth Indicator Tube）法は，菌増殖に伴う酸素消費を蛍光発色で判定する方法であり，固形培地に比べ微量の菌を検出でき，検出に要する時間も短い．

4）遺伝子検査

核酸増幅を原理とした抗酸菌の検出法としてPCR（polymerase chain reaction）法などが利用可能である．検出率は液体培地法とほぼ同じで遜色なく，数時間の操作で検出でき，そのうえ菌の同定も完了しているので結核の診断精度の向上に有用である．

C 治療

抗結核薬

rifampicin（RFP）
isoniazid（INH）
pyrazinamide（PZA）
streptomycin（SM）
ethambutol hydrochloride（EB）

初回治療患者の標準療法としては，リファンピシン（RFP）＋イソニアジド（INH）＋ピラジナミド（PZA）に，ストレプトマイシン（SM）あるいはエタンブトール（EB）の4剤併用で2ヵ月間治療後，RFP＋INHで4ヵ月間治療をすることとし，副作用などのためPZAが投与不可の場合に限り，RFP＋INH＋SM（or EB）で2ヵ月間治療後，RFP＋INHで7ヵ月間治療をするとされている．

D その他

結核の感染対策としては，標準予防策に加えて**空気予防策**が必要である．診断が確定している場合は，効果的な治療が行われている患者が臨床的に改善し，異なる日に採取された抗酸菌の喀痰検査が3回連続で陰性になった場合に限って予防策を中止できる．結核が疑われる患者に対しては，空気予防策をとりつつ，臨床症状を説明できる他の疾患があるか，または3回の喀痰塗抹検査で抗酸菌が陰性の場合に，予防策を中止する．肺外結核の場合は標準予防策でよいが，肺結核の有無についての検査は必須である．

2 非結核性抗酸菌（NTM）

A 病態

非結核性抗酸菌（non-tuberculous mycobacteria：NTM）は，水や土壌などの環境中に常在し，結核菌と異なりその生存に細胞内寄生を必要としない．ヒト-ヒト感染はないとされ，人への感染経路としてはNTNが生息する環境からの感染が考えられている．

疫学

2014年に全国規模のアンケート調査が行われ，推定罹患率は14.7人/10万人年であることが示された．これは2007年の調査結果の約2.6倍であり，2015年の結核罹患率を上回っており，NTMが急増していることが明らかとなった．菌種別では**MAC（*Mycobacterium avium*〔マイコバクテリウム・アビウム〕complex）症**が88％と最も多く，次いで*M. kansasii*（カンサシイ）症，*M. abscessus*（アブセサス）症となっている．肺MAC症は，中葉舌区に多発する小粒状陰影と気管支拡張所見を有する結節気管支拡張型，および主に上葉に空洞を呈する線維空洞型の2病型に大別できる．

B 診断

肺MAC症に特異的な臨床症状や画像所見はなく，NTM自体が環境に常在するため，臨床検体から分離されてもただちにその菌による感染症と診断することはできない．2008年に日本結核病学会と日本呼吸器学会が合同で作成した肺NTM症診断基準は，臨床的基準と細菌学的基準からなり，両者を満たした場合に確定診断となる．

C 治療

clarithromycin（CAM）
kanamycin（KM）

肺MAC症の標準治療はリファンピシン（RFP），エタンブトール（EB），クラリスロマイシン（CAM）の3剤併用療法を基本とし，必要に応じてストレプトマイシン（SM）あるいはカナマイシン（KM）の併用を行う．CAMは単剤でも肺MAC症に有効であるが，短期間で耐性となるため，単剤での治療は行ってはならない．気管支拡張や空洞性病変が比較的限局している場合は，外科的切除を考慮する．

3 リケッチア感染症，コクシエラ症

1 リケッチア感染症

リケッチア（*Rickettsia*）属は26種類が同定されている．偏性細胞内寄生菌性のグラム陰性球桿菌であり，増殖には生きた細胞が必要である．ダニや哺乳動物が保菌動物（リザーバー）であり，ダニ，ノミ，シラミなどが媒介動物（ベクター）となる．

世界中にさまざまなリケッチア感染症が存在し(**表Ⅲ-3-1**)，輸入感染例もある．日本では日本紅斑熱，ツツガムシ病が多い．感染症法の4類感染症であり，保健所への届け出が必要である．

1-1 日本紅斑熱

A 病態

原因微生物と病態

リケッチア・ジャポニカ（*Rickettsia japonica*）が原因微生物であり，ベクターはヤマトマダニなどのマダニ類である．菌はマダニの中で経卵的に伝播し，げっ歯類などの哺乳類を吸血し，ダニに刺咬(しこう)され感染する．発生時期はマダニの活動時期による地域差があり4～11月に発生するが，夏季が中心である．関東以西の西日本に広く発生する．

症状

痂皮(かひ)を伴う5～10 mmの刺し口がみられる．2～10日間の潜伏期間ののち，39～40℃以上の発熱，頭痛，悪寒戦慄で発症する．発熱と同時～数日後に手掌，足蹠(そくせき)，四肢，顔面に米粒から小豆大の紅斑が出現し，全身に広がる．重症化すると発疹は出血性となる．播種性血管内凝固症候群(disseminated intravascular coagulation：DIC）や多臓器不全をきたすこともある．血小板減少，CRP，AST，ALTの上昇がみられる．

B 診断

間接免疫ペルオキシダーゼ法，間接蛍光抗体法による血清診断，PCR法による病原体の遺伝子検出により診断する．

表Ⅲ-3-1 リケッチアによる主な感染症

科	原因微生物	疾患名	媒介動物（ベクター）	発生地域
リケッチア	リケッチア・ロワゼキイ（*Rickettsia prowazekii*）	発疹チフス	コロモジラミ	世界中
	リケッチア・ティフィー（*Rickettsia typhi*）	発疹熱	ネズミノミ	世界中
	リケッチア・ジャポニカ（*Rickettsia japonica*）	日本紅斑熱	マダニ	
	リケッチア・リケッチイ（*Rickettsia rickettsii*）	ロッキー山紅斑熱	マダニ	北米，中米
	リケッチア・コノーリイ（*Rickettsia conorii*）	地中海紅斑熱（ボタン熱）	マダニ	ヨーロッパ
	リケッチア・オーストラリス（*Rickettsia australis*）	クイーンズランドマダニチフス	マダニ	オーストラリア
	リケッチア・アフリカーエ（*Rickettsia africae*）	African tick-bite fever	マダニ	アフリカ・サハラ砂漠以南
	リケッチア・ヘイロンジャンゲンシス（*Rickettsia heilongjiangensis*）	Far-Eastern spotted fever	マダニ	ロシア，中国，韓国，日本
	リケッチア・シビリカ（*Rickettsia sibirica*）	シベリアマダニチフス	マダニ	ロシア，中国，モンゴ，シベリア
	リケッチア・アカリ（*Rickettsia akari*）	リケッチア痘	ダニ	北米，ロシア，アフリカ，韓国
	オリエンティア・ツツガムシ（*Orientia tsutsugamushi*）	ツツガムシ病	ツツガムシ	日本，極東，オセアニア
アナプラズマ	エールリキア・シャフィンシス（*Ehrlichia chaffeensis*）	エーリキア症	マダニ	米国，ヨーロッパ，アフリカ
	アナプラズマ・フォゴサイトフィルム（*Anaplasma phagocytophilum*）	ヒト顆粒球アナプラズマ症	ダニ	米国，ヨーロッパ
	ネオリケッチア・センネツ（*Neorickettsia sennetsu*）	腺熱	不明	東南アジア

アナプラズマによる感染症はまれである.

C 治療

テトラサイクリン系薬のミノサイクリン 200～300 mg/ 日を第一選択薬とし，重症例ではニューキノロン系薬の併用が有用であるとされる．予防はダニの刺咬を避けるために，山中では長ズボン，長袖を着用する．

1-2 ツツガムシ病

A 病態

原因微生物と病態

オリエンティア・ツツガムシ（*Orientia tsutsugamushi*）が原因微生物であり，ツツガムシが媒介する．菌はツツガムシで経卵的に垂直伝播する．ツツガムシは土中の卵から孵化後，幼虫が1回だけ哺乳動物を刺咬し，この際に感染が成立する．発生地域，時期はツツガムシの種類により違いがある．日本で古典型と称されものは，アカツツガムシが伝播し，秋田，山形，新潟の河川流域に夏季に発生する．一方，新型はフトゲツツガムシとタテツツガムシが伝播し，前者は全国に分布し春季に発生する．後者は東北から九州に分布し秋季に発生する．現在は新型によるものがほとんどである．

症状

ツツガムシによる刺咬後，7～14日間の潜伏期間ののち，発熱，頭痛，悪寒，関節痛がみられ，発熱は39～40℃が持続する．2～5日目に10 mm程度の発疹が体幹にみられ，四肢に拡大する．刺咬部には，黒色の痂皮を伴う潰瘍がみられる．刺咬部の近傍の所属リンパ節腫脹もみられる．重症化するとDIC，循環不全，中枢神経障害，多臓器不全をきたす．

B 診断

間接免疫ペルオキシダーゼ法，間接蛍光抗体法による血清学的診断のほか，血液，刺咬部の痂皮などからPCR法による遺伝子の検出も行われる．

C 治療

ドキシサイクリン200 mg/日の7日間投与，またはクロラムフェニコールの投与が行われる．予防はツツガムシの刺咬を避けるために，長ズボン，長袖を着用し，忌避薬を使用する．

1-3 発疹チフス

A 病態

原因微生物と病態

リケッチア・ロワゼキイ（*Rickettsia prowazekii*）が原因微生物である．ヒトがリザーバーであり，コロモジラミが媒介する．戦場，災害，貧困など劣悪な生活環境下で生じる．シラミが非感染者を吸血した際，刺し口や掻き傷にシラミの虫体や糞便中の菌がすり込まれて感染する．症状消失後にリンパ節に潜在し免疫機能低下，栄養状態の悪化により，数年後に再燃するブリル・ジンサー（Brill-Zinsser）病は感染源となる．

症状

6～15日間の潜伏期間ののち，39～40℃の発熱，背部痛，頭痛，頭痛，脱力，悪心・嘔吐によって突然発症する．発熱後4～6日後に発疹が体幹からみられ，四肢に広がるが，顔面，手掌，足蹠には少ない．発疹は暗紫色の斑丘疹となる．重症例では点状出血となり，意識障害，錯乱，幻覚などの神経，精神症状，循環不全，腎不全をきたす．臨床検査所見として，貧血，リンパ球増多がみられる．無治療では10～40%の死亡率となる．

B 診断

血清抗体価の測定が行われる．ペア血清による抗体価の上昇により診断される．血液からの菌の遺伝子を，PCR法により検出する方法がある．

C 治療

ドキシサイクリン200 mg/日，分2の7日間投与，またはクロラムフェニコールの投与が行われる．

2 Q熱（コクシエラ症）

A 病態

原因微生物と病態

偏性細胞内寄生性細菌であるコクシエラ・バーネッティイ（*Coxiella burnentii*）で生じる．以前はリケッチアとされたが，レジオネラ目コクシエラ科に再分類された．ウシ，ヒツジなどの家畜，野生動物のほかネコ，イヌなどのペットも保菌する．菌を含む動物の糞便，尿，分泌物が乾燥し，埃とともに吸入することで感染する．埃の中でも長期間生存し，数個～10個程度で感染する．

症状

60～80%は不顕性である．急性Q熱は急性呼吸器感染症が多く，1～3週間の潜伏期間ののち，インフルエンザ様症状，肺炎を示す．発熱，乾性咳嗽，全身倦怠感などがみられ，AST，ALTの上昇，血小板減少もしばしばみられる．急性感染後に慢性疲労症候群を発症することがある．慢性Q熱では心内膜炎が多いが，肝炎，髄膜炎，骨髄炎，血管炎などを生じる場合がある．

B 診断

間接蛍光抗体法などで血清抗体価を測定し，ペア血清の上昇で診断する．急性Q熱ではⅡ相菌，慢性Q熱ではⅠ相菌に対する抗体価が測定される．PCR法による遺伝子の検出も行われる．

C 治療

急性Q熱ではドキシサイクリン200 mg，分2など，テトラサイクリン系薬を2～3週間使用する．マクロライド系薬，キノロン系薬，クロラムフェニコールも効果がある．慢性Q熱では，数年以上の投与が必要である．

4 深在性真菌症

深在性真菌症とは

深在性真菌症とは，真菌（カビや酵母）が肺，肝臓，腎臓，脳などの内臓や血管内に入りこんで発生した感染症のことをいう．臓器移植や造血幹細胞移植ののち，副腎皮質ステロイド薬や免疫抑制薬の投与中など，免疫力が低下している状態で発症することが多く，診断や治療に難渋する．カンジダ症，クリプトコックス症，アスペルギルス症，ムーコル症，ニューモシスチス肺炎が代表的なものである．

1 カンジダ症

A 病態

定義・病態

酵母様真菌[*1]であるカンジダ属によって引き起こされる感染症である．カンジダ血症，播種性カンジダ症，眼内炎，心膜炎，関節炎，髄膜炎，腹腔内感染症，口腔/食道カンジダ症などが主な病型である．

原因微生物

代表的な菌種はカンジダ・アルビカンス（*Candida albicans*）で，ほかにカンジダ・グラブラータ（*C. glabrata*），カンジダ・パラプシローシス（*C. parapsilosis*），カンジダ・トロピカーリス（*C. tropicalis*）などがある．ヒトへの親和性が強く，消化管，上気道，腟などの粘膜や皮膚の表面に常在菌として定着している．多くは**日和見感染症**[*2]として発症する．

もともと体内で生息していたカンジダによって引き起こされる「内因性感染」が多いが，カテーテル関連血流感染や手術部位感染などの医療処置によって起こる「外因性感染」もある．

発症の危険因子

カンジダ血症のリスク因子は，好中球減少，広域抗菌薬の使用，中心静脈カテーテルの留置，血液透析，腹部手術，急性膵炎，急性腎不全，静脈栄養，免疫抑制薬の使用，ICUへの入室，臓器移植や造血幹細胞移植，悪性腫瘍，重症熱傷などである．

口腔/食道カンジダ症では，HIV感染症，抗がん化学療法，ステロイド投与などである．

症状

感染部位や臓器によって異なるが，口腔/食道カンジダ症では口腔内の白苔や嚥

*1 **酵母様真菌**：顕微鏡でみると「単細胞」にみえる真菌のこと．真菌は，細胞形態によって酵母様真菌（カンジダ，クリプトコックスなど）と，糸状の菌糸をもつ糸状菌（アスペルギルスなど）に分けられる．
*2 **日和見感染症**：健康なヒトでは感染症を起こさないような毒性の弱い病原体によって，免疫力が低下したときに発症する感染症．

下時の胸部痛，それ以外では，広域抗菌薬に反応しない発熱がみられることが多い．カンジダ血症では，9～45% で真菌性眼内炎*1 を併発することがあり，適切な治療がなく，進行すれば視力障害や失明にいたる．

B 診断

カンジダ症に特有の検査

確定診断は，血液や髄液，関節液，腹水など，本来は無菌的な部位からのカンジダ属の検出である．喀痰や尿から検出されても，病原性は低い．

診断の参考になる血清補助診断では，β-D-グルカン検査やカンジダマンナン抗原検査がある．両者とも口腔/食道カンジダ症では上がりにくく，また，前者ではアスペルギルス症などの他の真菌症でも陽性となる．

診断の進め方（表Ⅲ-4-1）

リスク因子の有無を確認し，抗真菌薬の投与前に血液培養を 2 セット採取する．無菌部位の穿刺やドレナージする場合には，採取した検体の培養検査を行う．疑い例では，β-D-グルカン検査や全身の複数個所からのカンジダの検出（**コロナイゼーション***2）を参考にする．

表Ⅲ-4-1 カンジダ感染症のチェックリスト

初期における診断・治療のバンドル	
診断	・リスク因子の評価 ・抗真菌薬投与前に血液培養を 2 セット採取 ・疑診例では血液以外の監視培養を複数ヵ所実施 ・疑診例では血清 β-D-グルカン測定
治療	・血液培養陽性例では，判明前または判明後 24 時間以外に中心静脈カテーテルを抜去 ・経験的治療の開始基準 　監視培養で複数ヵ所カンジダ属（酵母様真菌）陽性，または， 　血清 β-D-グルカン陽性 ・適切な初期抗真菌薬 ・適切な投与量
治療開始後の診断・治療におけるバンドル	
診断	・血液培養陽性例では真菌性眼内炎の除外診断を行う ・血液培養陽性例では治療開始数日以内に血液培養を実施し，陰性を確認
治療	・初期治療の効果判定を 3～5 日後に行う ・適切な第二選択薬 ・転移感染巣のないカンジダ血症において，血液培養陰性化，または症状改善した後，2 週間は抗真菌薬投与 ・経過良好な症例では経口薬へのステップダウン治療を考慮

[深在性真菌症のガイドライン作成委員会（編）：深在性真菌症の診断・治療ガイドライン 2014, p.250, 協和企画, 2014 より許諾を得て改変し転載]

*1 **真菌性眼内炎**：カンジダが血流を介して血管が豊富な眼（特にぶどう膜）に感染症を起こした病態．急激な視力低下が主な症状であるが，意識状態が低下し視力障害を訴えない場合や，眼内の炎症が進行してはじめて視力低下を訴える場合もあるので，注意が必要である．

*2 **コロナイゼーション**：細菌の保菌や定着の状態のこと．すなわち，細菌は検出されるが，炎症症状が起こっておらず，感染症ではないため，抗菌薬は不要な状態．

C 治療（表Ⅲ-4-1）

初期選択薬はフルコナゾール，ホスフルコナゾール，キャンディン系薬（ミカファンギン，カスポファンギン），アムホテリシンＢリポソーム製剤から，重症度，合併症，副作用，ほかの薬との相互作用を考えて選択する．

菌種が判明すれば，薬剤感受性の結果に応じ抗真菌薬を変更する．カンジダ血症では眼科的診察を行い，真菌性眼内炎の有無を確認する．キャンディン系薬は眼内への移行がわるいため，眼内炎がある場合は使用しない．治療には，カテーテルの抜去，人工血管などの留置物の除去，膿瘍のドレナージなど，感染巣の除去が重要である．治療期間は血液培養陰性の確認後２週間が基本であり，眼内炎や感染転移巣がある場合は，それよりも長期間投与する．経過が良好な場合は，経口薬への変更（ステップダウン治療）が可能である．

D その他

院内感染の防止には，基本的な感染対策の遵守が基本である．カンジダ・パラプシローシスが原因の菌血症の場合，カテーテル関連血流感染の頻度が高い．血液疾患の患者で化学療法や移植後に白血球の減少が予測される場合は，抗真菌薬による予防投与が行われる．

コラム

ケア・バンドルとカンジダ感染症

ケア・バンドル（care bundle）とは，ランダム化試験などの科学的に実証された介入を個々に行うのではなく，最良の医療を目的に3～5の検査や治療を含む感染対策を束ねて（bundle＝束）行うことにより，最大限の効果を得ようとする方法で，単に「バンドル」ということもある．人工呼吸器関連肺炎や敗血症，血流感染など，さまざまな感染症に対するバンドルがある．
カンジダ症においては，抗真菌薬の適切な使用および診断をまとめたチェックリスト（表Ⅲ-4-1）があり，バンドルとしてカンジダ症の予後改善に役立っている．
こうしたツールを有効に活用し，病院内の意識改革や知識向上に役立てることも，インフェクション・コントロール・チーム（ICT）の日常活動のひとつである．

infection control team（ICT）

2 クリプトコックス症

A 病 態

定義・病態

酵母様真菌であるクリプトコックス属によって引き起こされる感染症である．主な病型に，肺クリプトコックス症，クリプトコックス血症，播種性クリプトコックス症，脳髄膜炎などがある．

原因微生物

代表的な菌種はクリプトコックス・ネオフォルマンス（*Cryptcoccus neoformans*）である．鳥の糞に汚染された土壌でよく発育し，粉塵となったものを吸い込むことで肺クリプトコックス症は発症する．中枢神経系への親和性が強く，脳髄膜炎を起

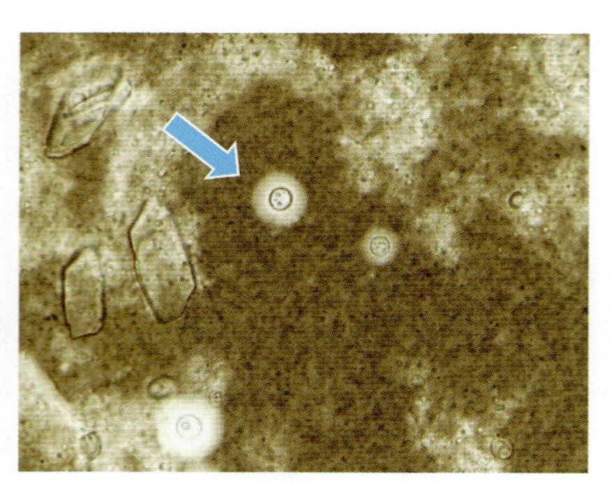

図Ⅲ-4-1 クリプトコックス墨汁法の顕微鏡像
クリプトコックスの周囲を覆う膜（莢膜）はとても厚く，墨汁をはじいて透けてみえ，菌体を観察しやすい．
（検体：肺クリプトコックス症患者の喀痰）

こすことがある．

発症の危険因子

悪性腫瘍，腎疾患，膠原病，血液疾患，コントロール不良の糖尿病，長期間の副腎皮質ステロイド薬投与，HIV 感染症などがリスク因子であるが，日本でみられる真菌症の中では最も病原性が強く，肺クリプトコックス症の約半数は基礎疾患のない健常者にもみられる．

症状

基礎疾患がない場合は無症状のことが多く，健康診断や他の疾患の経過観察中に偶然みつかる．基礎疾患がある場合は，発熱や倦怠感などの全身症状，咳嗽，喀痰，呼吸困難，頭痛，痙攣などの臓器症状を認める．

B 診断

本症に特有の検査

血液や髄液からクリプトコックスが分離されれば，診断は確定する．菌量が多ければ検体の墨汁（インク）標本により，菌体を顕微鏡で観察することも可能である（**図Ⅲ-4-1**）．血液や髄液のクリプトコックス抗原検査は，血清学的補助診断として診断の参考になる．通常，β-D-グルカン検査は陰性である．

診断の進め方

肺クリプトコックス症では，喀痰検査や気管支鏡検査，血清クリプトコックス抗原検査を行う．肺クリプトコックス症と診断されれば，髄液検査を行い，中枢神経系病変の有無を確認する．

C 治療

肺クリプトコックス症では，フルコナゾール（ホスフルコナゾール）を投与する．基礎疾患のない場合は3ヵ月，免疫抑制患者では6～12ヵ月の治療を行う．フルコナゾールが使用できない場合は，イトラコナゾールやボリコナゾールを投与する．これらの治療で効果がない場合や重症例では，下記の脳髄膜炎の治療に準じる．

脳髄膜炎では，アムホテリシンＢリポソーム製剤とフルシトシンの併用を２週間

臨床で役立つ知識

HIV感染症やステロイド投与患者にみられる真菌症

HIV感染症にはさまざまな日和見感染症を発症するが，最も多くみられる感染症は，口腔 / 食道カンジダ症である．口腔内の白苔や嚥下時の胸部痛があれば本症を疑う．クリプトコックス脳髄膜炎もHIV感染症でみられることがあり，頭痛や意識障害がある場合は本症を疑う．

同様に，ステロイド治療が行われている場合も，これらの感染症を起こしやすいため，ステロイドの内服や吸入中には「うがいの励行」を指導するとともに，口腔内の観察をすることが重要である．

以上かつ髄液培養が陰性化するまで行い，その後，フルコナゾール（ホスフルコナゾール）に変更し8週間，さらに，フルコナゾールの経口投与を6〜12ヵ月行う．

D その他

鳥類の糞に汚染された土壌でクリプトコックスはよく増殖することから，HIV感染症などの発症リスクの高い患者では，鳥の多い場所には近づかないといった注意とともに，鳥類の飼育やゲージの清掃は避ける．

日本でのクリプトコックス症のほとんどはクリプトコックス・ネオフォルマンスが原因である．海外ではクリプトコックス・ガッティ（*C. gattii*）が原因のこともあり，北米では髄膜炎の合併も多く，「高病原性クリプトコックス症」とよばれている．

3 アスペルギルス症

アスペルギルス症とは

アスペルギルス症は，主として肺に病変を形成する深在性真菌症である．侵襲性アスペルギルス症，慢性進行性肺アスペルギルス症，単純性肺アスペルギローマに大別される．アレルギー性気管支肺アスペルギルス症はアレルギー疾患であるので，本項では触れないこととする．

invasive aspergillosis（IA）

3-1 侵襲性アスペルギルス症（IA）

A 病態

病態の概要

白血病の抗がん化学療法や骨髄移植後，また免疫抑制療法施行中の患者など，免疫状態の不良な宿主が，経気道的にアスペルギルスを吸入することにより感染し，日和見的に発症する．多くは肺に主病巣を形成し，急速に進展する．

疫学

原因アスペルギルス種はアスペルギルス・フミガーツス（*Aspergillus fumigatus*）が最多であり，アスペルギルス・フラーブス（*A. flavus*），アスペルギルス・ニガー（*A. niger*），アスペルギルス・テレウス（*A. terreus*）などもみられる[1]．

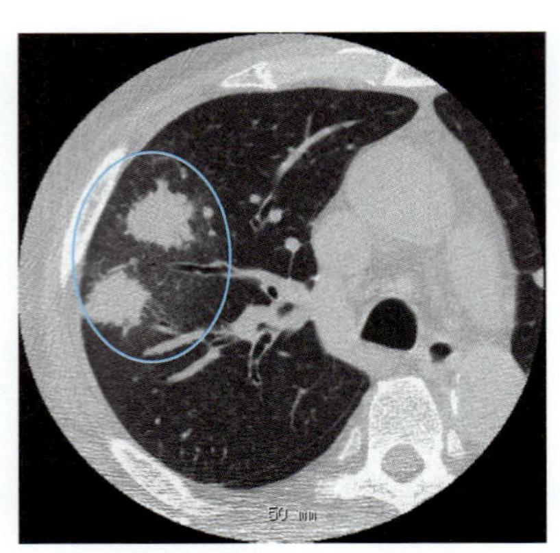

図Ⅲ-4-2 侵襲性アスペルギルス症の肺病変 CT 像
濃い浸潤影の周囲に，淡い濃度の上昇を認める（囲み，ハローサイン）．

症状

広域抗菌薬不応性の発熱，喀痰，咳嗽，血痰・喀血を呈する．

B 診断

画像検査

胸部 X 線や CT で浸潤影を認め，しばしば急速に増大する．CT では，発症早期に濃い浸潤影の周囲に淡いすりガラス陰影を認めるハローサインを呈することがある（**図Ⅲ-4-2**）．好中球回復期には，浸潤影内に三日月状の透亮像を認める（air crescent sign）．

血清補助診断

アスペルギルス抗原陽性，β-D-グルカン陽性となる．ただし，これらには偽陽性，偽陰性もあるので，判定には注意を要する．

確定診断

病巣から直接無菌的に採取した検体で，アスペルギルスを分離・同定するか，肺組織に侵入するアスペルギルス菌糸を病理学的に確認する．

診断の進め方

気管支肺胞洗浄液（bronchoalveolar lavage fluid：BALF）や喀痰は無菌検体ではなく，これらの培養や細胞診は確定診断法ではないが臨床診断に有用である．ハイリスク患者では，血清診断法をモニタリングしておく．本症に特徴的な画像所見があり，血清診断法が陽性で，BALF や喀痰の培養または細胞診でアスペルギルスが検出されれば，本症の臨床診断としてよい．

C 治療

抗真菌療法

voriconazole（VRCZ）
liposomal amphotericin B（L-AMB）
caspofungin（CPFG）
micafungin（MCFG）
itraconazole（ITCZ）

適切な抗真菌薬を可能な限り早期に開始することが重要である．IA に臨床効果を期待できる主な抗真菌薬には，ボリコナゾール（VRCZ），リポソーマルアムホテリシン B（L-AMB），カスポファンギン（CPFG），ミカファンギン（MCFG），イトラコナゾール（ITCZ）がある．VRCZ の使用に際しては，血中濃度モニタリングを行う．本症確定前から予防的に抗真菌薬が使用されていた症例では，異なるクラスの薬剤を選択する．重症で難治化が予想される場合は，併用療法も考慮する．

補助療法 免疫状態や全身状態，好中球数の改善を図ることは重要である．

予後 宿主の全身状態や基礎疾患の重篤さも関連し，本症の予後は不良である．

3-2 慢性進行性肺アスペルギルス症（CPPA）

A 病態

病態の概要 肺抗酸菌感染症に伴う空洞病変，肺気腫，気管支拡張症，術後の死腔など，肺内に既存の病変を有する宿主に発症する慢性感染症である．日本では従来，本症を広い意味での慢性壊死性肺アスペルギルス症（chronic necrotizing pulmonary aspergillosis：CNPA）と呼称していた[2]が，現在では単純性肺アスペルギローマ以外の慢性肺アスペルギルス症を包括する疾患概念として慢性進行性肺アスペルギルス症（chronic progressive pulmonary aspergillosis：CPPA）[3]とよばれる．

症状 咳嗽，喀痰，血痰・喀血，呼吸困難などが慢性的に認められる．

B 診断

画像検査 胸部X線，CTで複数の空洞性病変と空洞壁の肥厚，周囲の胸膜の肥厚，浸潤影，空洞内の真菌球などを認めるが，症例によりその程度はさまざまである．

血清補助診断 抗アスペルギルス沈降抗体が陽性となる．β-D-グルカンやアスペルギルス抗原の陽性率は低い．

診断の進め方 典型的な画像所見と抗アスペルギルス沈降抗体陽性にて，臨床診断可能である．加えて，真菌学的に気道検体からアスペルギルスを検出すれば，診断はより確実となる．

C 治療

抗真菌療法 前述の抗アスペルギルス活性を有する抗真菌薬を用いる．軽症例や病態が安定した症例では，VRCZやITCZの内服治療も可能である．

補助療法 喀血のコントロールが困難な場合は，気管支動脈塞栓術を行うこともある．

予後 侵襲性アスペルギルス症（IA）と比して予後は良好であるが，長期的には不幸な転帰をたどることもある．

3-3 単純性肺アスペルギローマ（SPA）

A 病態

病態の概要 CPPAと同様，肺内の既存破壊性病変に発生する．単一の空洞内に真菌球を形成し，周囲に浸潤影などを認めないものを単純性肺アスペルギローマ（simple pulmonary aspergilloma：SPA）とよぶ．

症状 無症状のことも多いが，ときに咳嗽，喀痰，血痰・喀血がみられる．

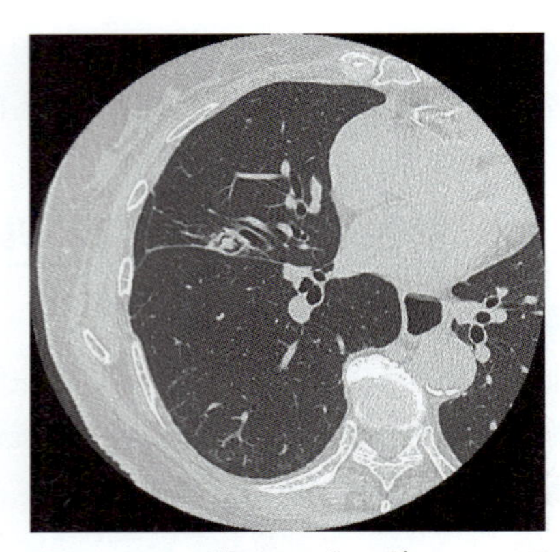

図Ⅲ-4-3 肺アスペルギローマのCT像
拡張した気管支のなかに単一の真菌球を認める.

B 診断

画像検査
胸部X線, CTで単一の空洞内に真菌球を認め, メニスカスサイン*を呈する(図Ⅲ-4-3).

血清補助診断
抗アスペルギルス沈降抗体が陽性となる. β-D-グルカンやアスペルギルス抗原は通常, 陰性である.

診断の進め方
典型的画像所見と抗アスペルギルス沈降抗体陽性にて, 臨床診断できる. 真菌学的に気道検体からアスペルギルスを検出すれば, 診断は確定する.

C 治療

主な治療法
根治的治療は, 外科的切除である. 患者が手術を希望しない場合や低肺機能で手術が困難な症例では, 抗アスペルギルス活性を有する前述の抗真菌薬による治療を考慮する. 無症状例では, 無治療で経過観察する場合もある.

予後
一般に予後は良好であるが, 大量喀血をきたす場合もあるので注意を要する.

●引用文献

1) 一般社団法人 日本医真菌学会アスペルギルス症の診断・治療ガイドライン作成委員会:侵襲性肺アスペルギルス症. アスペルギルス症の診断・治療ガイドライン 2015, p.25-38, 春恒社, 2015
2) 深在性真菌症のガイドライン作成委員会:呼吸器内科領域. 深在性真菌症の診断・治療ガイドライン 2007, p.77-81, 協和企画, 2007
3) Izumikawa K et al:Pathogenesis and clinical features of chronic pulmonary aspergillosis:is it possible to distinguish CNPA and CCPA clinically? J Infect Chemother 20:208, 2014

* **メニスカスサイン**:空洞壁と真菌球の間に認められる三日月状の空隙を指す.

4 ニューモシスチス肺炎

A 病態

ニューモシスチスとは

ニューモシスチス（*Pneumocystis*）とは子囊菌門，タフリナ亜門に属する真菌である．以前は，*P. carinii* がヒトに感染すると考えられていたため，カリニ肺炎とよばれていた．現在では**ニューモシスチス・イロベチイ**（*P. jirovecii*）がヒトに感染することが判明し，**ニューモシスチス肺炎**（*Pneumocystis* pneumonia：**PCP**）とよばれる．

症状

ニューモシスチス肺炎は，とくに**細胞性免疫**が低下した患者に肺炎を起こす．**発熱**，**乾性咳嗽**，**呼吸困難**が主症状である．ヒト免疫不全ウイルス（HIV）に起因する後天性免疫不全症候群（AIDS）においては，一般的に，比較的緩徐な発症様式をとるが，膠原病や悪性腫瘍などの基礎疾患を有する患者においては急激な発症形式をとり，ときに重症化し，致死的な経過をとる．

B 診断

胸部画像診断

ニューモシスチス肺炎では，両肺にびまん性に広がる淡い**すりガラス陰影**（ground glass opacity：GGO）が特徴的である（**図Ⅲ-4-4**）．HIV/AIDS 患者では，慢性の経過で肺野に囊胞性病変が認められる場合がある．

病原体の検出

ニューモシスチスは人工培養が不可能であり，誘発喀痰や気管支鏡の検体を用いてギムザ染色やグロコット染色を行い，菌体を直接観察するか，PCR 検査にて菌体の遺伝子を検出することで診断を行う．

血液検査

菌体の成分である **β-D-グルカン**が上昇することが多く，補助診断として有用である．

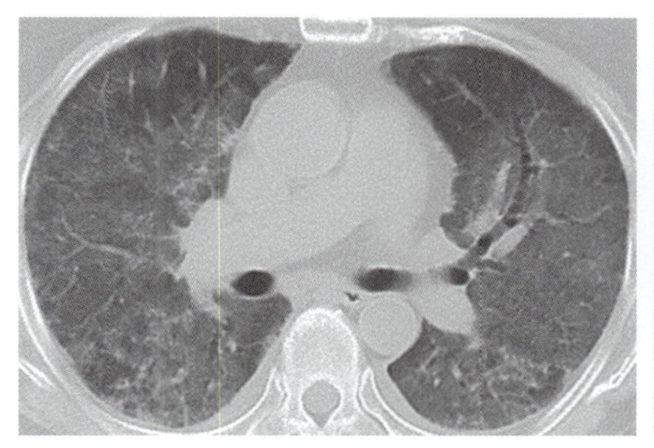
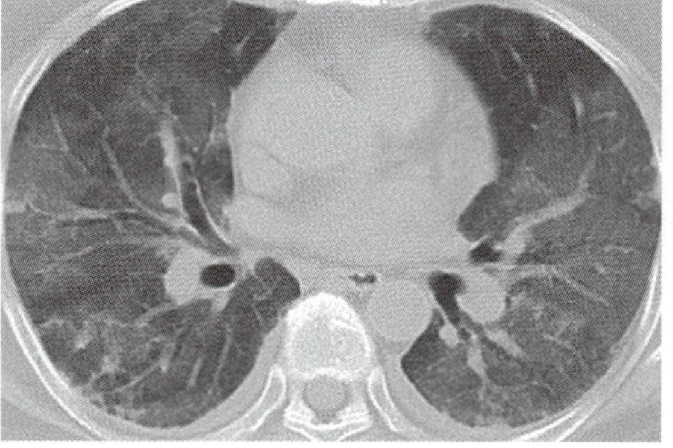

図Ⅲ-4-4　関節リウマチ患者に発症したニューモシスチス肺炎の症例
両肺野全体に，びまん性にすりガラス陰影（GGO）が認められる．

C 治療・予防

ニューモシスチス肺炎の第一選択薬は**ST 合剤**である．副作用などで使用できない場合，代替薬としてペンタミジンやアトバコン，クリンダマイシンが使用される．HIV/AIDS 患者では，低酸素血症が重度な場合（動脈血酸素分圧が 70 Torr 以下）では**プレドニゾロン**の併用が推奨されている．

細胞性免疫が低下した患者に対して，予防目的に ST 合剤の内服やペンタミジンの吸入が行われる．

5 ウイルス感染症

1 呼吸器感染症

ウイルスが主に関与する「急性気道感染症」「インフルエンザ」「肺炎」について概説する．

1-1 急性気道感染症

A 病態

定義・分類

急性呼吸器感染症は大きく，急性気道感染症と肺炎に分けられる．そのうち急性気道感染症は，鼻症状（鼻汁，鼻閉），咽頭症状（咽頭痛），下気道症状（咳，痰）の3系統の症状によって，感冒（非特異的上気道炎，普通感冒），急性鼻副鼻腔炎（びふくびくうえん），急性咽頭炎，急性気管支炎の4つの病型に分類される[1]．

原因微生物

急性気道感染症の原因微生物の約9割は抗菌薬が有効でないライノウイルスやコロナウイルスといったウイルスであり[2]，抗菌薬による治療が必要な細菌性感染や，ウイルス以外の病原体が主に原因となる肺炎の有無を鑑別することが，臨床上重要となる．

B 診断・治療

1）感冒

鼻，咽頭，下気道の3系統の症状が**同時期**に**同程度**で発生する，ウイルス性の急性気道感染症である．典型的には，微熱や倦怠感，咽頭痛を生じ，続いて鼻汁や鼻閉，その後に咳や痰が出てくるようになり，発症から3日目前後を症状のピークとして，7〜10日間で自然軽快していく[3]．感冒に対しては，抗菌薬投与を行わない．

通常の自然経過から外れて症状が進行性に悪化する場合や，いったん軽快傾向にあった症状が再増悪した場合には，細菌感染症が合併している場合がある．

2）急性鼻副鼻腔炎

くしゃみ，鼻汁，鼻閉を主症状とする病態を有する急性気道感染症である．急性ウイルス性上気道感染症のうち，急性細菌性鼻副鼻腔炎を合併する症例は2%未満である．鼻汁の色だけではウイルス感染症と細菌感染症との区別はできないとされるが，色が変化する場合，症状が二峰性に悪化する場合には細菌感染症を疑う必

表Ⅲ-5-1 急性鼻副鼻腔炎の重症度分類

		なし	軽度 / 少量	中等以上
臨床症状	鼻漏	0	1	2
	顔面痛・前頭部痛	0	1	2
鼻腔所見	鼻汁・後鼻漏	0（漿液性）	2（粘膿性少量）	4（粘液性中等量以上）

軽症：1～3点．中等症：4～6点．重症：7～8点．
［厚生労働省健康局結核感染症課：抗微生物薬適正使用の手引き，p.13，2017，〔http://www.mhlw.go.jp/file/06-Seisakujouhou-10900000-Kenkoukyoku/0000166612.pdf〕（最終確認：2018年4月20日）より引用］

表Ⅲ-5-2 McIsaacの基準

発熱 38℃以上	1点
咳がない	1点
圧痛を伴う前頸部リンパ節腫脹	1点
白苔を伴う扁桃腺炎	1点
年齢	3～14歳：＋1点，15～44歳：0点，45歳～：-1点

［McIsaac WJ et al：Empirical validation of guidelines for the management of pharyngitis in children and adults. JAMA 291：1587, 2004より引用］

要がある[4]．

重症度分類を**表Ⅲ-5-1**に示す．軽症の急性鼻副鼻腔炎に対しては，抗菌薬投与を行わないことが推奨され，中等症・重症の急性鼻副鼻腔炎に対してのみ，アモキシシリンを中心とした抗菌薬投与を検討する．

3）急性咽頭炎

咽頭痛を主症状とする急性気道感染症である．急性咽頭炎の大部分の原因微生物はウイルスであるが，細菌性を除外することで診断する．

抗菌薬の適応のあるA群β溶血性レンサ球菌（group A *Streptococcus*：GAS）による症例は成人においては，全体の10%程度である．GASによる急性咽頭炎の診断基準として**McIsaacの基準**（**表Ⅲ-5-2**）があり，治療方針として，ウイルス性との鑑別に有用である[5]．0～1点で抗菌薬不要，2～3点で培養検査もしくは迅速検査を行い陽性なら抗菌薬治療，4～5点で培養検査もしくは迅速検査を提出しつつ結果を待たずに抗菌薬治療，という方針となる．

迅速抗原検査・培養検査でGASが検出されていない急性咽頭炎に対しては，抗菌薬投与を行わないことを推奨する．

ウイルス性の急性咽頭炎の鑑別として重要なのは，エプスタイン・バーウイルス（Epstein-Barr virus：EBV），サイトメガロウイルス（Cytomegalovirus：CMV），ヒト免疫不全ウイルス（HIV）による**伝染性単核症**がある．GASによる咽頭炎では前頸部リンパ節が腫脹するが，伝染性単核症では**後頸部リンパ節腫脹**や**脾腫**が重要な所見で，その他の咽頭炎との鑑別に重要である．EBV による咽頭炎であった場合に，溶連菌感染症と誤って診断しアモキシシリンで治療を行うと，高確率で皮疹が出現するため，治療前の十分な鑑別が重要である．

4）急性気管支炎

咳を主症状とする病態を有する急性気道感染症である．急性気道感染症による咳は 2〜3 週間続くことも少なくない．

急性気管支炎の原因微生物は，ウイルスが 90% 以上を占め，残りの 5〜10% は百日咳菌，マイコプラズマ，クラミドフィラなどであり[6]，これらの細菌感染を除外することが診断につながる．それぞれの細菌性感染の診断・治療に関しては「第 1 節　細菌感染症，1. 呼吸器感染症」（p.76 参照）の項を参照する．

慢性呼吸器疾患などの基礎疾患や合併症のない成人の急性気管支炎（百日咳を除く）に対しては，抗菌薬投与を行わないことが推奨される．

C その他

手指衛生は，急性気道感染症を起こしうる病原体の伝播を防ぐことできる．**擦式アルコール消毒薬**および，**石けんと流水**があるが，鼻汁，痰，吐物など目でみえる汚れがある場合には石けんと流水での手指衛生が推奨される．

咳エチケットは，人から人への微生物の伝播を防ぎ，急性気道感染症の予防につながる．

1-2 インフルエンザ

A 病態

定義・分類

インフルエンザウイルスが原因となる気道感染症である．重症化や治療薬，ワクチンが存在する点から，その他のウイルスによる急性気道感染症とは分けて考えられる．A，B，C の 3 型があり，A 型ウイルスの粒子表面には 15 種類の赤血球凝集素（HA）と，9 種類のノイラミニダーゼ（NA）という糖タンパクが存在し，その組み合わせにより宿主や病原性が異なる．

症状

インフルエンザと感冒の違いとしては，インフルエンザでは，高熱，筋肉痛，関節痛といった全身症状が感冒より比較的強く，感冒より早期に咳嗽が出る頻度が高い点である．

B 診断

臨床所見

咽頭後壁リンパ濾胞は，インフルエンザに対して感度も特異度も非常に高いといわれ，診断に非常に有用である（**図Ⅲ-5-1**）．

診断基準

厚生労働省が定めるインフルエンザの診断基準は，「①突然の発熱，② 38℃以上の発熱，③上気道症状（咳嗽，鼻汁，咽頭痛），④全身症状（筋痛，全身倦怠感），の 4 項目を満たすとき」もしくは「4 項目すべては満たさないものの診断した医師

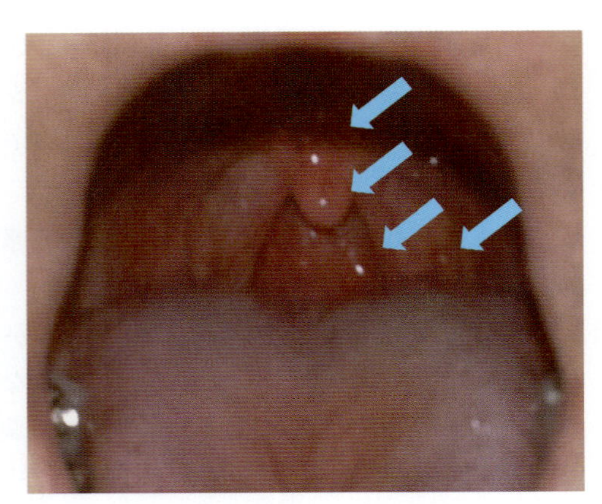

図Ⅲ-5-1 インフルエンザにおける咽頭後壁リンパ濾胞

の判断によりインフルエンザが疑われ，かつ病原体診断や血清学的診断によって診断されたもの」となっている．

微生物学的検査

感冒との鑑別に迷う場合にはインフルエンザ抗原迅速検査は診断の補助にはなるが，感度が十分に高くなく，インフルエンザに罹患していても検査が陰性となる**偽陰性**も多く，結果が陰性でも否定できない点に注意が必要である．

C 治療

高齢者，慢性疾患患者，免疫不全患者，妊婦，産後2週間以内，著しい肥満など，重症化するリスクの高い患者は**ノイラミニダーゼ阻害薬**（オセルタミビル，ザナミビル，ラニナミビル，ペラミビル）による治療を積極的に行う．

D その他

予防として，インフルエンザワクチンの接種が推奨される．とくに重症化のリスクの高い，**65歳以上の高齢者**，**慢性疾患罹患者**，**免疫抑制状態**，**肥満患者**，**妊婦**，**産後2週間以内**，**乳幼児**，**学童**は強く推奨される．また医療従事者も曝露される可能性と他の患者へ伝播させる可能性が高いため，毎年のワクチン接種が推奨される．

手指衛生や咳エチケットは，他のウイルスによる急性気道感染症と同様に推奨される．インフルエンザの院内発症事例や高齢者施設での対応に関して，フローチャートがある[7]．

1-3 肺炎

A 病態

定義・分類

肺炎は国内においては，市中肺炎，医療・介護関連肺炎，院内肺炎に分けて考え

コラム

インフルエンザ肺炎

インフルエンザウイルスそのものが肺炎の原因になるが（**一次性ウイルス性インフルエンザ肺炎**），インフルエンザ感染後に一般的な市中肺炎の原因菌である肺炎球菌，インフルエンザ桿菌に加え，**黄色ブドウ球菌**による**二次性細菌性肺炎**が合併することがある[9]．とくに高齢者や心疾患，肺疾患，糖尿病を基礎疾患に持つ場合に合併しやすく，重症肺炎となり集中治療を要することもある．一次性ウイルス性インフルエンザ肺炎は，通常のインフルエンザの症状（高熱，悪寒，全身倦怠感，筋痛，関節痛，咳嗽，喀痰）に続き，数日後に急速に進行する咳嗽や呼吸困難など強い気道症状を伴い，チアノーゼを呈することもある．
二次性細菌性肺炎は，インフルエンザ症状が改善してから1～2週間後に再度発熱し，喀痰を伴う咳嗽といった通常の肺炎症状を呈する．
インフルエンザウイルスによる肺炎は，インフルエンザの治療に準じる．重症例ではオセルタミビル，もしくはペラミビルでの治療が推奨される．二次性細菌性肺炎はインフルエンザの治療に加え，その原因菌に準じた抗菌薬治療を行う．

る．肺炎の定義を含め，詳細は「第1節　細菌感染症，1. 呼吸器感染症」（p.74参照）の項を参考にする．

原因微生物

原因微生物は急性気道感染症と異なる．成人における市中肺炎のうち約20％がウイルス性であり，インフルエンザウイルス，ライノウイルス，コロナウイルス，パラインフルエンザウイルス，RSウイルス（respiratory syncytial virus：RSV）などが原因となる[8]．

B 診断

インフルエンザウイルス，RSウイルスには抗原迅速検査が存在し，診断に有用である．インフルエンザ抗原迅速検査は，感度の低さによる偽陰性に注意が必要で，RSウイルス抗原迅速検査については，乳幼児では感度，特異度も非常に高く有用であるものの，年長児以降ではウイルスによる中和抗体のため，陽性率が低くなり，偽陰性になることがあることに留意する．

C 治療

ウイルスによる肺炎は，基本的に治療薬が存在しない．インフルエンザ肺炎に関しては，「コラム　インフルエンザ肺炎」を参考にする．

●引用文献

1）厚生労働省健康局結核感染症課：抗微生物薬適正使用の手引き　第1版，2017年6月1日，〔http://www.mhlw.go.jp/file/06-Seisakujouhou-10900000-Kenkoukyoku/0000166612.pdf〕（最終確認：2017年10月31日）
2）Monto AS, Ullman BM：Acute respiratory illness in an American community：the Tecumseh study. JAMA 227：164, 1974
3）Gwaltney JM et al：Rhinovirus infections in an industrial population. II. Characteristics of illness and antibody response. JAMA 202：494, 1967

4）Chow AW et al：IDSA clinical practice guideline for acute bacterial rhinosinusitis in children and adults. Clin Infect Dis 54：e72, 2012
5）McIsaac WJ et al：Empirical validation of guidelines for the management of pharyngitis in children and adults. JAMA 291：1587, 2004
6）Aaron M et al for the High Value Care Task Force of the American College of Physicians and for the Centers for Disease Control and Prevention：Appropriate antibiotic use for acute respiratory tract infection in adults：advice for high-value care from the American College of Physicians and the Centers for Disease Control and Prevention. Ann Intern Med 164：425, 2016
7）渡辺　彰ほか（日本感染症学会）：日本感染症学会提言 2012「インフルエンザ病院内感染対策の考え方について（高齢者施設を含めて）」，2012 年 8 月，〔http://www.kansensho.or.jp/guidelines/pdf/1208_teigen.pdf〕（最終確認：2017 年 10 月 31 日）
8）Wu X et al：Incidence of respiratory viral infections detected by PCR and real-time PCR in adult patients with community-acquired pneumonia：a meta-analysis. Respiration 89：343, 2015
9）Treanor JJ. Mandell, Douglas, and Bennett's Principles and Practice of Infectious Diseases, Updated Edition, 167, 2000-24

2 発疹・発熱疾患

発疹・発熱を主とするウイルス感染症とは

これらの発疹性ウイルス感染症に対しては，水痘を除いて有効な抗ウイルス薬はない．ワクチン予防可能疾患については，各ワクチンの 2 回接種によって予防することが基本である．発症後の隔離や休職では，発症前からウイルスを排泄しているため予防できない．また麻疹や水痘は主に空気感染し，感染力が非常に強い．

2-1 ワクチンで予防できるもの

A 麻疹

原因微生物

原因微生物は麻疹ウイルスで，主に空気感染による．潜伏期間は 8〜12 日．

症状

カタル期，発疹期，回復期に分類される．カタル期は，38℃台の発熱，鼻汁や咳などのかぜ症状，結膜充血などを認め，感染力がもっとも強い．また後半に頬粘膜に**コップリック斑**を認める．発疹は耳後部から出現し，顔から体幹部へ拡大する．また赤みが強く盛り上がり，癒合傾向を認める．発熱は発疹直前に軽減し，発疹出現に伴って 39〜40℃の高熱をきたし，**2 峰性発熱**となる．回復期には解熱し，発疹は色素沈着をきたす．

合併症

一般に合併症も多く**重症**で，0.1〜0.2％の死亡率がある．合併症はウイルスによる脳炎，肺炎，クループなどだけでなく，**免疫が抑制**されるため細菌による肺炎，気管支炎，中耳炎などの合併症も増加する．また感染して平均 7 年後，まれに亜急性硬化性全脳炎（subacute sclerosing panencephalitis：SSPE）* をきたすこともある．

予防

麻疹・風疹（measles-rubella：MR）ワクチンの定期接種によって予防する．

---

* **亜急性硬化性全脳炎（SSPE）**：脳に麻疹ウイルスが残存して，slow virus infection をきたし，緩徐な脳破壊から退行やミオクローヌスなどをきたし，次第に進行していく．1 歳未満の低年齢で麻疹罹患によるものが多い．

臨床で役立つ知識

麻疹排除

日本における麻疹は，2016年に排除されたとWHOから認定された．しかし，海外からの入国者や帰国者から，局所的な感染拡大が続いている．

B 風疹

原因微生物

原因微生物は風疹ウイルスで，潜伏期間は14～21日．

症状

発疹と発熱を認め，多くは発疹と同時に発熱する．また，耳介後部や頸部のリンパ節腫脹を認める．思春期以降の女性では，関節痛を訴えることが多い．発疹は，麻疹よりも赤みが少なく，癒合傾向も少ない．

合併症

脳炎，血小板減少性紫斑病などもあるが，重要な問題は，妊婦が感染すると胎児が**先天性風疹症候群**（congenital rubella syndrome：CRS）を起こすことである．妊娠初期の感染で高率に発症する．CRSでは難聴，先天性白内障，先天性心疾患，精神発達障害などをきたす．

予防

MRワクチンの定期接種によって予防する．

コラム

風疹排除

風疹に対する日本の目標は，2020年の東京オリンピックまでに排除することである．しかし，まだ定期接種していない国もあり，海外からの感染拡大が予想される．2013年日本で風疹が流行して約1.5万人が感染し，その後41人のCRS児が生まれた．罹患者は男性が女性の3倍多く，30歳代の男性がもっとも多かった．成人男性もワクチンによる予防が必要である．

C 水痘

原因微生物

原因微生物は水痘帯状疱疹ウイルスで，主に空気感染による．潜伏期間は14～21日．

症状

発疹は体幹部を中心に，紅斑，丘疹，水疱，膿疱，痂皮が2～3日以内に順に出現し，混在する．かゆみが強い．発熱の程度は水疱の数と比例する．初感染は水痘，治癒後，脊髄後根神経節に**潜伏感染**したウイルスが再活性化して**帯状疱疹**を起こす．高齢者や免疫抑制者に多い．

合併症

皮膚細菌感染症が合併症となる．免疫抑制患者では発疹が出にくいため，重症化や死亡することもある．成人では，間質性肺炎での死亡例もある．

治療

アシクロビルやバラシクロビルで治療が可能である．

予防

水痘ワクチンの定期接種によって予防する．水痘ワクチンで50歳以上を対象に帯状疱疹の予防・軽症化が可能であるが，任意接種である．

臨床で役立つ知識

水痘や帯状疱疹の診断ポイント

水痘では毛髪部にも水疱が出現するため，初期には診断の参考となる．帯状疱疹は左右片側でデルマトーム（dermatome，皮膚知覚帯）に一致して出現し，痛みを伴う．

2-2 ワクチンで予防できないもの

A 突発性発疹

原因微生物

原因微生物はヒトヘルペスウイルス（human herpesvirus：HHV）-6 あるいは HHV-7．潜伏期間は約 10 日間．

症状

およそ生後 6ヵ月頃〜3 歳頃に多い．2〜4 日間発熱が続き，熱のわりに機嫌のよいのが特徴である．**解熱と同時に発疹**を認め，発疹が出たころから下痢となることが多い．発疹は，斑状丘疹状紅斑が体幹から顔にかけて散在する．数日で消失する．1 回目は HHV-6，2 回目は HHV-7 によることが多い．

合併症

熱性けいれん，脳症が合併症となる．

B 伝染性紅斑

原因微生物

原因微生物はパルボウイルス B19．潜伏期間は 18〜19 日．

症状

ほとんど発熱もなく，発疹のみが多い．約 1 週間前に，倦怠感や軽い発熱などの非特異的症状を訴えることがある．発疹は，**りんご病**とよばれるように，頬部に紅斑や四肢近位部に大理石文様の紅斑を認める．約 1 週間で消失する．健康小児では，発疹が出たときには感染力がなく，約 1 週間前の非特異的な症状時に感染力がある．

合併症

健康な人には合併症は少ないが，妊婦では胎児水腫や死産をきたす．遺伝性球状赤血球症では急激な貧血をきたし，輸血が必要になることもある．

もう少しくわしく

妊婦における合併症

妊婦の感染では，胎児水腫 3% や，胎児死亡 8% をきたす．とくに妊娠初期（20 週未満）に感染すると，胎児死亡が 13% と高率である．ワクチンがなく，症状がない時期に感染力があるので予防が困難である．しかし，感染力が強くないので，妊婦は流行時期にマスクで予防できるが，自身の子からの感染がもっとも多い．

C 手足口病

原因微生物

原因微生物はコクサッキーA 群あるいはエンテロウイルス．潜伏期間は 2〜6 日．

症状

手足の小水疱とアフター性口内炎とともに，数日間の発熱を認める．夏に多く，ヘルパンギーナ，咽頭結膜熱（プール熱）とともに**夏風邪**とよばれている．水疱は破れず，数日で自然消褪する．アフター性口内炎は有痛性である．

合併症

無菌性髄膜炎が合併症となる．

臨床で役立つ知識

手足口病の水疱について

過去の手足口病は主に手のひらと足の裏に水疱を認めたが，最近では手足の甲や膝，手足の遠位部にも水疱を認めることがあり，水痘との鑑別困難例も増加している．

3 脳炎・髄膜炎

ウイルスによって起こる中枢神経感染症は，脳炎，髄膜炎，脊髄炎に大別されるが，ここでは脳炎・髄膜炎について述べる*1．単一のウイルスが脳炎と髄膜炎を同時に起こす場合もあり，その場合は髄膜脳炎とよばれる．

3-1 脳炎（脳症）

A 病態

定義・分類

ウイルスが脳に侵入・増殖し炎症を起こしたものを脳炎，脳へのウイルスの侵入はないがウイルス感染症に伴う血管内皮障害で脳内の血管透過性が亢進し脳浮腫をきたしたものを脳症と呼んでいる．

原因ウイルス

成人では単純ヘルペスウイルス（HSV）脳炎，小児ではインフルエンザ脳症が多い．ヘルペスウイルス科のウイルスでは，HSV 以外にも水痘・帯状疱疹ウイルス（VZV），EB ウイルス，サイトメガロウイルス（CMV），ヒトヘルペスウイルス 6/7（HHV-6/7）が脳炎の原因になる．そのほかに，エンテロウイルス，麻疹ウイルス，風疹ウイルス，ムンプスウイルスによる脳炎，ロタウイルス下痢症に伴う脳症もみられる．日本の小児の疫学調査によると，原因ウイルスの頻度はインフルエンザウイルス 25%，HHV-6/7 が 11%，ロタウイルス 4%，ムンプスウイルス 3% である[1]．

蚊が媒介する脳炎は，日本では日本脳炎が高齢者や乳幼児に毎年 10 例ほどみられている．海外では，ウエストナイル脳炎やダニ媒介性脳炎*2 がウイルスによって起こる．

HIV による後天性免疫不全症候群（AIDS）では，JC ウイルスの再活性化による進行性多巣性白質脳症がみられる．

症状

急性の発症で，発熱，頭痛，髄膜刺激症状，けいれん，意識障害，脳局所徴候（片麻痺，失語，半盲など）がみられ，髄膜炎に比べて意識障害が顕著である．異常行動，異常言動，性格変化を伴うこともある．

acute disseminated encephalomyelitis (ADEM)

*1 ウイルス感染後に自己免疫的機序によって起こる脳炎は，急性散在性脳脊髄炎（ADEM）として区別している．
*2 日本でも北海道でマダニ媒介性脳炎が報告されている．

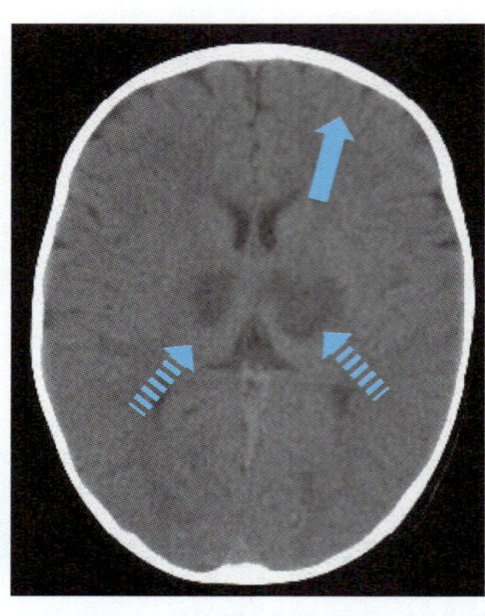
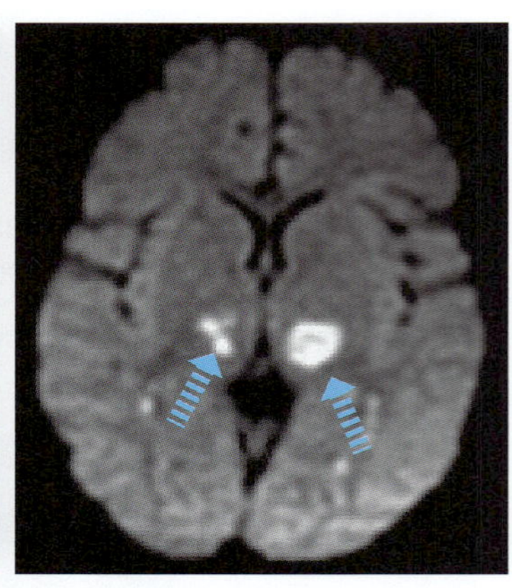

図Ⅲ-5-2 インフルエンザ脳症の頭部 CT・MRI 像
左：頭部 CT．脳溝が狭小化（矢印実線）し，両視床に低吸収域（矢印破線）がみられる．
右：頭部 MRI，拡散強調画像．両視床に高信号域（矢印破線）がみられる．鹿屋医療センター，9ヵ月女児．
［写真提供：楠生 亮医師（現 鹿児島市立病院）］

B 診断

頭部画像検査

頭部画像検査で，異常の有無を確認する．単純ヘルペス脳炎では側頭葉内側面などの異常，インフルエンザ脳症では全体的な浮腫性変化や両側視床の異常が特徴的である[2)]（**図Ⅲ-5-2**）．ただし，画像検査で異常がなくても，脳炎・脳症を否定することはできない．

脳脊髄液所見

脳炎の脳脊髄液所見（「臨床で役立つ知識」参照）は，ウイルス性髄膜炎と同様である（後述）が，脳症では異常がなく，病原ウイルスも検出されない．

血清学的診断

血清学的診断は，原因ウイルス確定に有用である．

脳波検査

脳波検査は，HSV 脳炎で局所性の徐波や周期性のてんかん型放電[3)]，インフルエンザ脳症ではびまん性高振幅徐波や平坦脳波[2)]が特徴的である．

> **臨床で役立つ知識　脳脊髄検査の実施の判断について**
>
> 頭蓋内に占拠性病変がある場合や脳浮腫が著明な場合は，脳脊髄検査で脳ヘルニアが誘発されるため，実施の判断は慎重に行う．

C 治療

脳浮腫に対してグリセロールやマンニトール，けいれんには抗けいれん薬を用いる．鎮静のため，人工呼吸管理を必要とすることも多い．

抗ウイルス薬では，HSV と VZV にはアシクロビル，CMV，HHV-6，HHV-7 にはガンシクロビルまたはホスカルネットの静注を行う．インフルエンザ脳症には，オセルタミビル内服やペラミビル注射を用いる．

インフルエンザ脳症では，炎症性サイトカイン産生を抑制する目的でメチルプレドニゾロン・パルス療法やγ-グロブリン大量療法が行われている[2)].

D 予防

インフルエンザ脳症，日本脳炎，VZV 脳炎の予防にはワクチンが推奨される.

3-2 髄膜炎

A 病態

定義

髄膜は，硬膜・くも膜・軟膜からなるが，脳脊髄液で満たされているくも膜下腔にウイルスが侵入し炎症が起こった状態をさす．無菌性髄膜炎(aseptic meningitis)ともよばれる.

原因ウイルス

原因ウイルスでは，エンテロウイルス（エコーウイルス，コクサッキーウイルスなど）が初夏から秋に多く，髄膜炎の流行がみられることもある．ムンプスウイルスも髄膜炎を起こしやすく，流行性耳下腺炎の 1～10% に合併する[4)]．HSV-1，2 型，VZV，ヒトパレコウイルスも原因になる.

症状

急性の発症で，発熱，頭痛，嘔吐，羞明などをきたす．乳幼児では頭痛の訴えがはっきりせず，不機嫌，哺乳力（食欲）低下など，非特異的症状だけのことが多い．嗜眠や傾眠傾向がみられることもあるが，重度の意識障害はみられない．項部硬直などの髄膜刺激徴候（「臨床で役立つ知識」参照）がみられるが，2 歳未満では明らかではない．新生児や乳児では大泉門膨隆や易刺激性の有無を確認する.

脳炎の合併がなければ予後は良好で，1～2 週間で治癒する.

> **臨床で役立つ知識　髄膜刺激徴候**
>
> ・項部硬直：患者を仰臥位にし，両手で頭部を軽くかかえて前方に屈曲させると抵抗を認める.
> ・ケルニッヒ（Kernig）徴候：仰臥位で，患者の片側の股関節と膝関節をともに 90 度に屈曲し，膝関節をゆっくり進展させていく．膝関節が痛みや抵抗で両側ともに 135 度以上にならない場合が陽性である.

B 診断

脳脊髄液所見

髄膜炎が疑われたら，脳脊髄液検査を行う．脳脊髄液検査では，初圧は正常～軽度上昇（100～350 mmH_2O），単核球優位の細胞数増多（50～1,000/μL），タンパク質濃度上昇（50～200 mg/dL）がみられるが，糖濃度は正常のことが多い．髄液からのウイルス分離や PCR 法による遺伝子検出で，原因ウイルスを特定できる．また，髄液中のウイルス抗体価を測定し，特異的 IgM の検出やペア検体で 4 倍以上の上昇（EIA-IgG では 2 倍以上）がみられれば原因ウイルスと判定できる.

頭部画像検査

頭部 CT では，異常はみられない.

C 治療

嘔吐や発熱による脱水を改善するため輸液を行い，安静を保つ．HSV や VZV が疑われる場合は，アシクロビルを投与する．頭蓋内圧降下薬（マンニトール，グリセロール）を用いることがある．髄液採取による減圧で頭痛が改善するが，腰椎穿刺に伴う腰痛が遅れて出現することがある．

D 予防

ムンプス髄膜炎はワクチンで予防できる．ワクチン株による髄膜炎もみられるが，頻度は 10,000〜12,000 人に 1 人であり，野生株に比べてはるかに低い[4]．エンテロウイルスの感染予防には，手洗いが重要である．

●引用文献

1) 森島恒雄：小児の急性脳炎・脳症の現状．ウイルス 59：59，2009
2) 厚生労働省　インフルエンザ脳症研究班：インフルエンザ脳症ガイドライン．Available at：http://idsc.nih.go.jp/disease/influenza/051121Guide.pdf. Accessed Sep 7, 2017.
3) 日本神経感染症学会：単純ヘルペス脳炎診療ガイドライン．Available at：http://www.neuroinfection.jp/guideline002.html. Accessed Sep 10, 2017.
4) 国立感染症研究所：流行性耳下腺炎（おたふくかぜ）2016 年 9 月現在．病原微生物検出情報（IASR）37：1，2016

4 ウイルス性腸炎

A 病態

ウイルス性腸炎は，経口的に侵入したウイルスが腸に感染して，下痢を主とする消化器症状をきたした状態である．

病原ウイルス

ロタウイルス，ノロウイルスの頻度が高い．そのほか，腸管アデノウイルス，サポウイルス，アストロウイルス，アイチウイルスなどがある（**表Ⅲ-5-3**）．

疫学

① 好発年齢：ロタウイルスは主に低年齢児に多く発症するが，ロタウイルスワクチン接種率の上昇とともに，低年齢児での発症は減少している．ノロウイルスは全年齢層で発症があり，高齢者では死亡例の報告もまれではない．

② 流行時期：ノロウイルス胃腸炎は通常，晩秋から流行がみられるが，年中患者の発生がある．ロタウイルスは近年，冬から春にかけて発生が認められるようになっている．

③ 感染経路：糞便中に排出されるウイルスであり，糞口感染や接触感染が主である．とくにノロウイルスは感染力が強く，嘔吐物や糞便はもとより，塵埃（じんあい）（空気）感染などもあり，容易に感染拡大する．少量のウイルスでも感染が成立し，院内感染や高齢者施設でのアウトブレイクが多く報告されている．十分な感染対策が必須である．ノロウイルスは食中毒の原因としても重要であり，自然界で汚染された牡蠣（かき）（二枚貝）からの感染，パンや海苔（のり）など，汚染食品からの感

表Ⅲ-5-3 ウイルス性腸炎の病原体

	ロタウイルス	ノロウイルス	アデノウイルス	サポウイルス
分類（科）	レオウイルス	カリシウイルス	アデノウイルス	カリシウイルス
感染経路	糞口感染，媒介物	糞口感染，媒介物，塵埃，食中毒（牡蠣，汚染食品）	糞口感染	糞口感染，媒介物，食中毒（牡蠣，汚染食品）
潜伏期間	1〜3日	12〜48時間	3〜10日	12〜48時間
迅速診断キット	あり	あり	あり	なし
ワクチン	ロタリックス，ロタテック	なし	なし	なし

表Ⅲ-5-4 ウイルス性腸炎の主な症状・合併症

症状	病初期の嘔吐 発熱（ロタウイルスで頻度高い） 水様下痢（年少児では白色下痢　血便はまれ） 腹痛・食欲不振
合併症	脱水・電解質異常・低血糖 腸重積 けいれん 脳炎・脳症　など

染があり，給食の食材として提供され多くの患者が発生することがある．

症状

上部消化管症状としては悪心や嘔吐，下部消化管症状としては下痢が主であるが，発熱，食欲不振，腹痛なども認められる（**表Ⅲ-5-4**）．ロタウイルスは頻回の嘔吐で発症し，高熱，水様（白色）下痢を伴うことが多い．細菌性腸炎と違い，血便や粘液の混入がみられることはまれである．症状の差異で病原ウイルスを特定することは困難である．

合併症

脱水は最も注意すべき合併症であり，年少児や高齢者では重症化しやすい（**表Ⅲ-5-4**）．小児では腸重積が合併することがあり，腸管リンパ節の腫大が関与することが示唆されている．腹痛（間欠的啼泣（ていきゅう）），血便を呈するときは腸重積を考慮する必要がある．繰り返すけいれん（胃腸炎関連けいれん）を生じることもある．ロタウイルスでは脳炎・脳症を合併し，予後不良となることがある．

B 診断

診断方法

糞便から病原ウイルスを同定し診断するが，ウイルス分離やPCR法などは臨床現場では用いることができない．ロタ・ノロ・アデノウイルスは迅速診断キットがあり，短時間で結果を知ることができる．

C 治療

主な治療法

抗ウイルス薬などの病原体に特異的な治療法はなく，対症療法が主となる．解熱薬や制吐薬，整腸薬であるが，止痢薬は急性期には使わない．最も重要なのは適切な脱水の治療で，経口補液や経静脈輸液を行う．激しい嘔吐がなく，食欲があれば，食事を制限する必要はない．

治療時の観察点や注意点

頻回の嘔吐・水様下痢で急激に脱水症状が進行することや，低血糖により意識障害などをきたすことがあり，軽症と判断されても本人や家族に対して注意点を説明し，経過観察する．ロタウイルス感染症では脳炎や脳症など，重症化することがあり，けいれんなどに注意する．

治療経過・予後

合併症がないウイルス腸炎の予後は良好で，数日の経過で自然に回復する．

D その他

予防

ウイルス性腸炎の病原体の感染力は強く，少量のウイルスでも感染するので医療機関や集団生活，とくに高齢者施設などでは感染対策が重要である．2017年現在，ワクチンが存在するのはロタウイルスのみであるが，接種できるのは生後早期のみで備えることが重要である．

感染対策

嘔吐物や糞便が感染源となる．ウイルス性腸炎の病原体はアルコール抵抗性ウイルスがほとんどであり，感染対策として石けんを用いた手洗い，次亜塩素酸による環境物品の消毒を行う．とくに乳幼児では治癒後もウイルス排泄は続くことが多く，オムツの適切な処理，オムツ交換後の手洗いを徹底する．牡蠣などの二枚貝の調理は，十分に加熱する．

5 血液媒介感染症

本項目では，血液媒介感染症として代表的なB型肝炎，C型肝炎，HIV感染症について述べる．

5-1 B型肝炎

A 病態

B型肝炎ウイルス（hepatitis B virus：HBV）は，肝臓に感染して肝炎を引き起こす．肝炎が持続すると慢性肝炎，肝硬変，さらに肝臓がんへ進展する可能性がある．HBVを含んだ血液や体液が，体内に入ることにより感染する．

感染経路

感染様式としては，① 垂直感染（出産時に産道を介して母親から子どもに感染すること），② 水平感染（他者との血液や体液を介して感染すること），に大別される．

疫学

垂直感染については，1986年よりHBVキャリアの母親からの出生児に対してHB

ワクチンと高力価HBs抗体含有免疫グロブリン（HBIG）によるB型肝炎母子感染防止事業が開始されて，若年齢層におけるHBVキャリアは激減している．HBVキャリアの経過は，自身の免疫で約9割は肝炎は鎮静化し非活動性で経過するが，約1割は慢性肝炎に移行し治療を要する．

水平感染は成人後に感染（主に性行為での感染，そのほか輸血や入れ墨，覚醒剤の回し打ちでの感染，医療従事者では針刺しによる感染）する．感染後，約9割は自身の免疫でHBVを排除するが，約1割は持続感染し治療を要する．また1〜2%程度で，非常に強い肝炎（劇症肝炎）に陥り，肝移植が必要になることもある．

B 診断・治療・予防

診断

HBs抗原陽性で，B型肝炎の診断になる．

治療

HBV DNA（HBVウイルス量）や肝炎の程度（ALT値）により，治療を検討する．治療は核酸アナログ製剤(エンテカビル or テノホビル)，もしくはインターフェロン（interferon：IFN）の治療になる．

予防

血液曝露の可能性がある医療従事者，消防士，救急救命士や，HBVキャリアの配偶者には感染予防のためにHBVワクチンを推奨していたが，2016年10月1日より定期予防接種になった．

> **臨床で役立つ知識**
>
> **HBV再活性化**
>
> HBVの水平感染により一過性に肝炎がおこって自身の免疫でHBVを排除したあとの状態（既往感染）の患者は，HBVは血液中にはいないが肝細胞内に潜んでいる．通常は肝細胞内のHBVを増殖しないように免疫細胞の働きかけがあるが，免疫抑制薬や抗がん薬治療で自身の免疫が低下する状態になると，肝細胞内のHBVが増殖し強い肝炎を起こすことがあり（HBV再活性化），注意を要する．免疫が低下する治療を受ける際には，血液検査でHBV DNA量を定期的に測定し，HBVが増加してこないかどうか監視する必要がある．

5-2 C型肝炎

A 病態

C型肝炎ウイルス（hepatitis C virus：HCV）も，HBVと同様に，血液や体液が体内に入ることにより感染する．感染後は，高率に（約8割）持続感染し肝硬変や肝臓がんに進展するため，診断されたら治療を要する．肝臓がんの原因として最も多い．

感染経路

感染様式としてはHBVと共通するが，輸血（1990年以前）による感染が主である．最近は輸血による感染はきわめて低く，薬物常習者，入れ墨などによる感染が散見される．性行為や母子感染の頻度は低いものの，注意を要する．

B 診断・治療

診断

HCV 抗体陽性かつ HCV RNA 陽性で，C 型肝炎の診断になる．

治療

治療としては，2013 年までは IFN（半年～1 年の治療）が用いられていたが，2014 年以降は，飲み薬による治療で 95% 以上の患者で HCV が排除されるようになった．IFN に比べ副作用も少なく，治療期間も短縮（2～3ヵ月間）され，治療効果もよい．ただし治療でウイルスが排除された後でも肝臓がんが発生する可能性があり，フォローアップは継続しなければならない．

5-3 HIV 感染症

A 病態

HIV は *Human immunodeficiency virus*（ヒト免疫不全ウイルス）というウイルスの頭文字をとった略称で，ヒトの体を病原体（細菌，カビ，ウイルス）から守るのに重要な役割を果たす免疫細胞に感染するウイルスである．HIV が免疫細胞に感染すると免疫機能が低下し，厚生労働省が定めた合併症（23 疾患）のいずれかを発症した場合に後天性免疫不全症候群（acquired immunodeficiency syndrome：AIDS）と診断される．

疫学

日本では毎年，HIV が約 1,000 人，AIDS は 500 人程度が新規に診断され，2016 年までの累計感染者数は 27,500 人（血液製剤感染は除く）である．

感染経路

感染様式としては性行為が 90% と最も高く，とくに男性同性間での性的接触による感染が多い．HIV 感染妊婦は毎年 40 人程度報告されているが，母子感染は 0～1 例程度である．静注薬物使用による感染は例年 4～5 人程度であるが，増加傾向にある．

B 診断・治療

診断

スクリーニング検査（HIV 抗体）で陽性の場合，HIV 感染と診断する．ただし偽陽性（感染がないのにもかかわらず，検査が陽性を示す）と判定されることが 1% 程度あるので，その場合は確認検査を実施する必要がある．妊婦，インフルエンザ罹患後，自己免疫疾患患者などで偽陽性率が高くなるとされる．

治療

HIV 感染症の治療法はめざましく進歩しており，適切な時期に抗 HIV 薬を内服することで，平均余命は HIV 非感染者と遜色がないとされている．

6 眼科領域感染症

眼科領域感染症とは

眼球，または眼付属器（眼瞼や涙道）における感染症で，結膜炎，角膜炎，眼瞼感染症（麦粒腫），眼内炎，網膜炎，涙囊炎，眼窩蜂窩織炎など，多岐にわたる．本項目では，最も多い感染性結膜炎に対して解説する．

6-1 感染性結膜炎

A 病態

定義

ウイルスや細菌によって生じる結膜*の炎症であり，眼脂，充血，痛みや瘙痒感を引き起こす．ほとんどが急性結膜炎の形で生じるが，一部の細菌やクラミジアでは慢性炎症を引き起こすことがある．

原因微生物

1）ウイルス

最も多いのは**アデノウイルス**であり，夏などに学校や家族内で流行し，発症する．また，**ヘルペスウイルス**も結膜炎を引き起こす．

2）細菌

肺炎球菌，インフルエンザ菌，黄色ブドウ球菌，コリネバクテリウム，淋菌，クラミジアが結膜炎の原因となる

症状・所見

アデノウイルス結膜炎は，強い結膜充血，結膜濾胞を認め，漿液性眼脂（水っぽい）を分泌する（**図Ⅲ-5-3**）．発症に左右差があることが多く，片眼発症後，数日してもう片眼に生じることが多い．感染後期には，結膜上に偽膜とよばれる白い膜を形成したり，角膜に混濁を生じたりする場合がある．耳前リンパ節が腫脹し，咽頭炎を併発する．咽頭結膜熱，流行性角結膜炎としてよばれる．ヘルペスウイルス結膜炎は，片眼性の濾胞性結膜炎で，耳前リンパ節腫脹，眼瞼発疹を伴うことが多い．肺炎球菌，インフルエンザ菌，黄色ブドウ球菌による結膜炎は，膿性眼脂（黄色）と結膜充血を認める．淋菌性結膜炎は，クリーム状膿性眼脂と非常に強い結膜充血を認める．クラミジア結膜炎は，敷石状巨大濾胞を認める．

B 診断

前述の症状や所見をもとに診断するが，アデノウイルスは免疫クロマトグラ

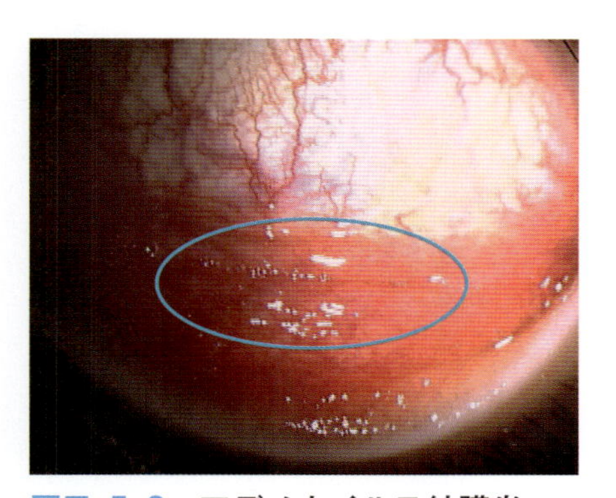

図Ⅲ-5-3 アデノウイルス結膜炎
強い充血と濾胞（囲み）を認める．

*結膜：結膜は，眼瞼結膜（アッカンベーをしてみえる眼瞼にある結膜）と，眼球結膜（アッカンベーをしなくてもみえる白い結膜）に分けられる．

フィーを用いた抗原検出によって，診断する場合もある．また，細菌性結膜炎では，眼脂の塗抹標本検鏡や培養検査によって診断可能である．

C 治療

アデノウイルス結膜炎は，有効的治療はなく，二次感染予防の抗菌薬点眼や抗炎症点眼などを用いて対症療法を行うが，軽快までに2週間前後を必要とする場合が多い．細菌性結膜炎は，セフェム系，フルオロキノロン系抗菌点眼薬の単剤（1日3〜4回）で治療をし，数日で軽快する．淋菌もしくはクラミジア結膜炎は，抗菌薬の全身投与が必要な場合が多い．

D その他

アデノウイルス結膜炎は，院内感染することがあり，消毒の徹底が重要である．また，医療従事者に感染する可能性も高いため，注意しなければならない．

6 寄生虫感染症

ヒトの寄生虫感染症は大きく2種類に分けられ，単細胞動物による原虫症と，多細胞性動物による蠕虫(ぜんちゅう)症とがある．

1 原虫症

原虫症とは

ヒトの病気の原因となる原虫（Protozoa）の分類は未確定の部分もあるが，主な原虫は**表Ⅲ-6-1**のとおりである．

診断の進め方

それぞれの原因原虫を検出することによって診断する．基本的には形態学的な診断法であるので，検査実施者の経験に負うところが大きい．以下に，主な原虫症について述べる．

1-1 赤痢アメーバ症

A 病態

ヒトに病原性をもつアメーバには2種（*Entamoeba histolytica*，*E. moshkovski*）あるが，国内発生例は赤痢アメーバ（*E. histolytica*）によるものだけである．大腸粘膜で栄養型虫体が発育して赤痢症状を起こすほか，血行性に他臓器に移行して病変を起こす．腸外病変の中でもっとも頻度が高いのは，肝膿瘍である．

感染は赤痢患者の粘血便からではなく，健康保有者の固形便中に含まれる囊子を他者が経口的に摂取することによる．日本国内では感染者の増加が著明な原虫症のひとつで，男性同性愛者でとくに感染リスクが高いが，最近の報告事例では異性間の感染も少なくない．また，知的障害者の施設でも集団感染の事例が報告されている．

B 診断

赤痢アメーバは，類似の腸管寄生アメーバ（とくに非病原性赤痢アメーバ〔*Entamoeba dispar*〕や大腸アメーバ〔*Entamoeba coli*〕）と鑑別する必要があるが，もっとも簡便な鑑別法は特異抗体の有無である．赤痢アメーバ以外は組織侵入性がないので，特異抗体は上昇しない．イチゴゼリー状の粘血便がみられる場合は，便を37℃に保って検鏡すると活発に運動する栄養型原虫がみえる．赤血球の取り込み

表Ⅲ-6-1 ヒトに寄生する主な原虫

原虫名	疫学	感染経路	症状	診断	鑑別診断	治療
赤痢アメーバ (*Entamoeba histolytica*, *E. moshkovski*)	男性同性愛者でリスクが高い	シストの経口感染	粘血便，しぶり腹，肝膿瘍	検便，抗体検査	非病原性赤痢アメーバ，細菌性赤痢	メトロニダゾール*3
トキソプラズマ (*Toxoplasma gondii*)	ネコが終宿主 先進国にも多い	生・不完全調理肉，ネコ糞便	後天性感染では不顕性，先天性感染では網膜脈絡膜炎，脳内石灰化，精神運動発達障害，水頭症，AIDS患者で脳炎	抗体検査，急性感染はIgM抗体を検出，遺伝子診断も可能		ピリメタミン*3，サルファ剤
マラリア原虫（熱帯熱，三日熱，四日熱，卵形）*1	熱帯，亜熱帯地方	ハマダラカの吸血	発熱，貧血，脾腫，熱帯熱マラリア感染では脳マラリア，重症貧血や肺水腫	末梢血のギムザ染色標本，遺伝子診断も	デング熱，腸チフスなど	メフロキン，経口キニーネ，クロロキン*3，アーテメター*3，根治療法にプリマキン*3
腟トリコモナス (*Trichomonas vaginalis*)	全世界に分布	性交渉，ピンポン感染	腟炎，黄白色の帯下	粘膜塗抹標本のギムザ染色	カンジダ腟炎	メトロニダゾール*3，性的パートナーも治療する
クリプトスポリジウム (*Cryptosporidium*)	全世界で水系感染，ウシの寄生虫	飲料水のオーシストによる汚染	激しい水様下痢，AIDS患者では脱水で死亡	下痢便のショ糖浮遊法，好酸染色法	細菌性腸炎，ウイルス性腸炎	治療薬なし
鞭毛虫（トリパノソーマ，リーシュマニア）*2	アジア，アフリカ，南米	サシチョウバエ，ツェツェバエ，サシガメ	カラアザール，アフリカ睡眠病，シャーガス（Chagas）病	血液塗抹，遺伝子診断		ペンタミジン，スチボグルコン酸*3，スラミン*3など

*1 熱帯熱マラリア原虫（*Plasmodium falciparum*），三日熱マラリア原虫（*P. vivax*），四日熱マラリア原虫（*P. malariae*），卵形マラリア原虫（*P. ovale*）．
*2 トリパノソーマ（*Trypanosoma*），リーシュマニア（*Leishmania*）．
*3 熱帯病治療薬研究班の保管薬剤．

像がみえれば診断を確定してよい．固形便中の嚢子は他の腸管寄生性の非病原性アメーバと鑑別しなくてはならない．

アメーバ性肝膿瘍は，肝臓のCT所見では境界明瞭でほぼ円形，単発性の病変として特徴的な所見を示す．膿瘍液（**図Ⅲ-6-1**）から原虫が検出されることはまれであるが，PCR法ならば検出する可能性は高くなる．

C 治療

赤痢アメーバは，活動性病変と健康保有者とで治療薬剤が異なる．

赤痢症状を起こしている患者に対しては，栄養型虫体を殺滅するメトロニダゾールの内服を処方する．服用期間中の飲酒は厳禁とする．用量に関しては欧米の成書

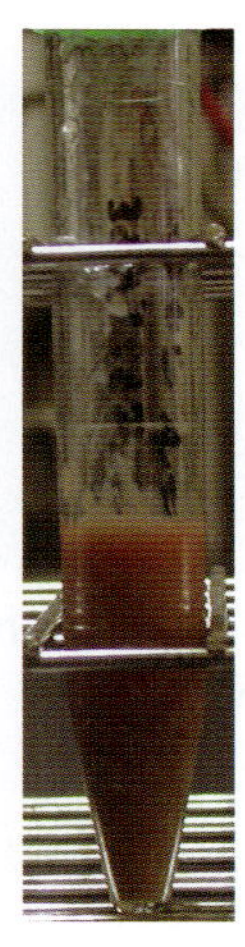

図Ⅲ-6-1 アメーバ性肝膿瘍患者の膿瘍液
チョコレート色で無臭の液体であるが，アメーバ虫体の確認は一般に困難である．

よりも低くするべきという説もあるが，定められた用量の服用では効果が十分でない場合も多く，休薬をはさんで繰り返す必要があるケースが多い．

固形便中に嚢子しか排出していない健康保有者の治療は，有効な薬剤が乏しいが，現状ではパロモマイシンが国内承認薬として使用できる．

D その他

男性同性愛行為がリスク因子として重要であるので，生活歴についての注意深い問診が必要である．感染源となるのが健康保因者であり自覚症状を欠くため，治療への協力を得ることがむずしい．

最近，ヒトの病原性アメーバとして *E. moshkovski* が報告され，熱帯地域からの輸入感染症として注意する必要があるが，治療法についてはまだ十分な情報が整っていない．

1-2 トキソプラズマ症

A 病態

トキソプラズマは本来，ネコの腸管上皮に寄生する原虫である．ネコの糞便中のオーシスト（胞嚢子）を摂取したネズミの体内でシスト（嚢子）が形成され，それをネコが捕食することで生活環が成立する．ヒトはネコ糞便中のオーシストまたは動物の生肉中のシストを経口的に取り込むことで感染する．通常は後者のほうが多いと考えられる．ヒトに感染すると栄養型原虫が一時的に増殖するが，免疫ができるとシストになって数十年にわたって体内に潜むことになる（**図Ⅲ-6-2**）．免疫健常者では，一般に自覚症状は乏しい．

臨床的に重要なのは，先天性トキソプラズマ症と日和見感染症としてのトキソプラズマ症である．前者は母体が妊娠中にトキソプラズマの初感染を受けると原虫が

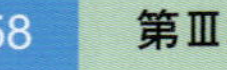

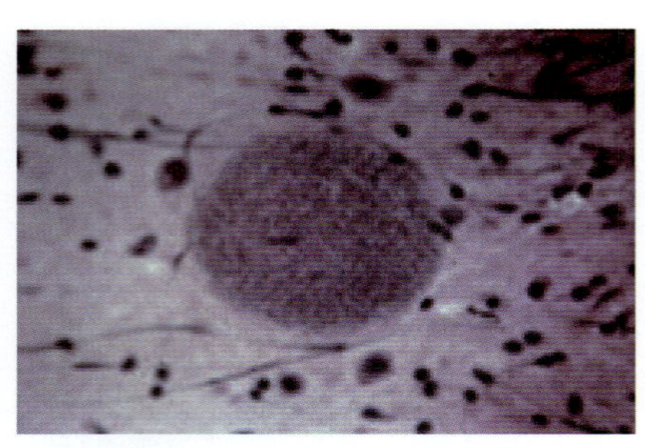

図Ⅲ-6-2 トキソプラズマのシスト（マウス脳）

胎児に移行して，脳内石灰化，網膜脈絡膜炎，精神運動発達障害などを起こす原因になる．一方，日和見感染症としては，AIDS を発症して免疫が低下すると体内に潜んでいたシストから原虫が遊離して全身に散布し，とくに脳に病変を作って死にいたることが多い．AIDS の指標疾患である．

もう少しくわしく

嚢子（シスト）と胞嚢子（オーシスト）について

嚢子は，生息環境がわるくなると堅固な皮膜をかぶって休眠するものである．胞嚢子は，有性生殖した原虫の融合体が皮膜をかぶり，内部で分裂して娘細胞を形成しているものである．いずれも原虫の生活史の 1 ステージであるが，その出現の有無は原虫の種類による．

B 診断

トキソプラズマ症の診断は免疫診断による．シストを形成して体内に潜んだ状態になると，虫体を確認することが困難だからである．免疫診断用にラテックス凝集反応キットが市販されており，抗体力価を含めて判定が可能である．臨床的には先天性トキソプラズマ症がいちばん問題となるので，妊婦がはじめて感染したことを判断する必要がある．そのためには，トキソプラズマ原虫に特異的な IgM 抗体価の上昇を指標として判断する．受診者との合意がある場合には，羊水や臍帯血の PCR 検査を行うことがある．トキソプラズマは一度感染すると長期間原虫が残存するので，一定レベルの力価で抗体は長期間持続することになる．

C 治療

トキソプラズマ症の治療は，先天性感染，AIDS の日和見感染などで薬剤選択や用量を考慮する必要があるので，これについては『寄生虫症薬物治療の手引き』や『トキソプラズマ症手引き改訂版（2017 年）』（日本医療研究開発機構〔Japan Agency for Medical Research and Development：AMED〕熱帯病治療薬研究班）を参考にするのがよい．

D その他

トキソプラズマ陽性者の国内動向に関する情報は乏しいが，中高年齢者に50％前後の抗体陽性者がいるとする報告もあり，妊婦のトキソプラズマ初感染のリスクは今日でも決して低くないと考えるべきである．先天性トキソプラズマ症の症状として，精神発育遅滞や網膜障害など発症した場合は重篤であるため，妊娠中の猫との接触を避け，不完全調理の肉食を控える．

1-3 マラリア

「蚊媒介感染症」（p.169）の項を参照．

1-4 クリプトスポリジウム症

A 病態

これまでに述べてきた以外の原虫感染症のうち，クリプトスポリジウム症が日本国内でも重要視されるようになった．この病気は典型的な水系感染症で，上水道の汚染やプールなどで集団感染が起こり，日本でも埼玉県内で上水道汚染の結果，約1万人の町民全員が発症したことがある．大変に感染力の強い原虫で，わずか数個のオーシストの摂取でも発症する．激烈な水様下痢が特徴で，1日に10L以上の下痢便が10日間程度続く．免疫機能が低下した人では自然治癒が起こらず，激しい下痢が続いて脱水により死亡する．AIDSの指標疾患である．

B 診断

クリプトスポリジウム症は激しい水様下痢を起こすので，下痢便中にクリプトスポリジウムのオーシストを検出して診断を確定する．ショ糖浮遊法や好酸染色法によって，原虫を確認する．最近では，PCR法による遺伝子診断も可能となっている．

C 治療

クリプトスポリジウム症では，脱水に対する対症療法以外に積極的な治療法はない．免疫機能が正常な人では，10日以内に症状は消退する．AIDSなど免疫機能が低下した人ではこの原虫感染は致命的であるので，不完全ではあるが効果が期待される薬剤の使用をすすめている．AMED熱帯病治療薬研究班を通じて情報が入手できる．

D その他

国内におけるクリプトスポリジウム症の流行は，埼玉県越生町の全町流行の事例以外に小規模流行がときどきみられているが，飲料水の汚染源は明確になっていない．感染する原虫は，ヒトに固有の *Cryptosporidium hominis* と人獣共通性の *C.*

parvum であり，疫学的に汚染源を特定することが困難である．しかし，水系感染であることは間違いないので，不特定多数が利用する飲料水と洗面などの生活用水の管理には気をつける必要がある．また，感染力がきわめて強いので院内感染防止の点でも留意する必要がある．

2 蠕虫症

A 病態

蠕虫症とは

多細胞性寄生動物による感染症で，病原体には線虫，吸虫，条虫の 3 種がある．これらを総称して蠕虫（ぜんちゅう）（helminthes）とよぶ．蠕虫感染症は第二次大戦後の日本社会には多くみられていたが，社会開発の進展により減少し，原因となる蠕虫の種類も変化してきている．フィラリア（糸状虫）症や住血吸虫症は，すでに日本国内での流行は終息している．しかし海外の発展途上国では今もなお流行している感染症であり，人や物流の発展による国内への持ち込みの例もある．一般的に蠕虫感染症は慢性に経過し，直接の死亡原因となることは少ないが，世界的な患者数の多さとQOL を障害することから，人類に甚大な被害を与える感染症である．

分類

国内で遭遇する蠕虫感染症は**表Ⅲ-6-2** にまとめたが，それぞれは複雑な生活史をもち，疫学プロフィールも多様である．

1）線虫

線虫としては回虫，鉤虫，ぎょう虫，糞線虫，フィラリアなどがあり，寄生する部位によって消化管寄生線虫，組織寄生線虫などに分かれる．感染経路には，虫卵や幼虫を経口的に取り込む場合と，フィラリアのように昆虫が媒介する場合とがある．

消化管寄生線虫症では，不定の消化器症状や栄養不良などがみられる．フィラリア症では，象皮病や陰囊水腫など，QOL に大きな影響を与える症状が起こる．

2）吸虫

吸虫には住血吸虫，肺吸虫，肝吸虫，横川吸虫などがあり，寄生部位もそれぞれ血管内，肺，胆管，小腸などさまざまである．吸虫の発育には淡水産の貝が中間宿主として必要なので，それぞれの中間宿主が存在する地域にだけ，流行する風土病となる傾向がある．感染は，住血吸虫を除いて，すべて幼虫を含んだ食品の不完全調理による経口感染である．今日の日本では，横川吸虫の感染者がもっとも多いと推定されている．

肝吸虫や横川吸虫など消化器系の寄生では無症状のことが多い．しかし，肺吸虫は鉄錆色喀痰，胸水貯留などの症状を起こし，住血吸虫感染では血管内での虫卵塞栓で肝臓や尿路系の線維化病変がみられる

3）条虫

条虫はいわゆるサナダムシのことで，成虫はすべて腸管に寄生する．ヒトに寄生

表Ⅲ-6-2 日本でみられる蠕虫感染症

分類	虫種	疫学	感染経路	症状	診断	治療
線虫	回虫*1	途上国に広く蔓延	幼虫包蔵卵付着野菜の生食	消化器症状，虫体吐出	検便	ピランテルパモ酸
	鉤虫	途上国に広く蔓延	土壌の幼虫が経皮感染	消化器症状，貧血	寒天平板法	ピランテルパモ酸
	ぎょう虫*1	日本でも都市部に	肛門周囲の虫卵で手指汚染	ほとんど無症状	セロファンテープ法	ピランテルパモ酸
	糞線虫*1	温暖地域，沖縄県	土壌の幼虫が経皮感染	日和見感染で全身播種	寒天平板法	IVM *2
	バンクロフト糸状虫	熱帯・亜熱帯地方	蚊が媒介する	象皮病，陰嚢水腫	末梢血検鏡	DEC *3，IVM *2
	イヌ/ネコ回虫*1	都市部，公園砂場	肉の生食，砂場中で遊んだ小児が汚染手指で虫卵摂取	全身倦怠，好酸球増多，発熱，網膜病変	抗体検査	アルベンダゾール
	アニサキス*1	新鮮魚介類流通地	刺身中の幼虫摂食	急性腹症	内視鏡検査	虫体摘出
	イヌ糸状虫*1	国内で散発	イヌから蚊が媒介	肺のコイン状陰影	抗体検査	放置
	旋尾線虫*1	ホタルイカ消費地	ホタルイカの生食	皮膚線状，イレウス	抗体検査	なし
	顎口虫*1	生食嗜好者	マムシ，輸入ドジョウ生食	移動性皮膚線状	抗体検査	虫体摘出
吸虫	住血吸虫	日本では根絶	水中で幼虫が経皮感染	肝硬変，脾臓腫大	検便，抗体検査	PZQ *4
	肺吸虫*1	関西，九州に多発	イノシシ肉の生食	胸痛，胸水，血痰様	抗体検査	PZQ
	肝吸虫*1	河口クリーク地域	コイ科淡水魚の刺身	無症状，胆管がんもあり？	検便	PZQ
	横川吸虫*1	アユの消費地	アユのせごし，ウルカ摂食	多数寄生で消化器症状	検便	PZQ
	肝蛭*1	畜産業地域	セリなど幼虫付着植物摂食	肝臓の異常陰影	抗体検査	トリクラベンダゾール
条虫	日本海裂頭条虫*1	全国で発生	サケ，マスの生食	肛門から虫体排出	虫体視認	PZQ＋下剤
	有鉤条虫	国内でほとんどなし	豚肉の不完全調理を摂食	有鉤嚢虫症併発の危険	虫体視認	X線透視術
	無鉤条虫*1	まれに国内感染例	牛肉の不完全調理を摂食	肛門から虫体排出	虫体視認	PZQ＋下剤
	エキノコックス*1	北海道で増加	キタキツネ糞便中の虫卵で	肝臓の腫瘍様病変	抗体検査	手術切除
	マンソン裂頭条虫*1	ゲテモノ嗜好	ヘビの刺身摂食	移動性皮下腫瘤	虫体視認	虫体摘出

*1 日本国内で感染することがある蠕虫.
*2 IVM：イベルメクチン. *3 DEC：ジエチルカルバマジン. *4 PZQ：プラジカンテル.

する条虫には2種類があり，サケ・マス類の生食で感染する日本海裂頭条虫など擬(ぎ)葉目(ようもく)条虫と，牛や豚の生肉摂食で感染する無鉤条虫，有鉤条虫など円葉目(えんようもく)条虫とがある．いずれの場合も，感染幼虫をもった食品による経口感染である．

寄生虫体が巨大なわりには症状は軽く，肛門から虫体が定期的に排出される心理的不快感が前面に出る．

幼虫移行症

最近の新しい傾向として，幼虫移行症の問題がある．本来はヒトではなく動物に寄生する蠕虫の虫卵や幼虫を偶発的に人間が取り込んだ場合に，成虫には発育できないが幼虫のステージまでは発育して，ヒト体内を移動することによって病変が生じる．

クジラやイルカの回虫によるアニサキス症，イヌやネコの回虫によるトキソカラ症，ネズミの寄生虫による広東住血線虫症，イヌやキツネの条虫の幼虫によるエキノコックス症などがある．特殊なものでは，有鉤条虫の幼虫がブタではなくヒト体内に寄生する有鉤囊虫症があり，全身に散布された場合は重篤化する．

いずれも適切な医療対応が必要な臨床的に重要な感染症である一方で，診断がもっとも困難な蠕虫感染症でもある．とくにエキノコックス症は北海道全域で流行しているが，感染源となるキタキツネの対策とともに住民検診による患者の早期発見は，行政の大きな課題となっている．

B 診断

診断の進め方

蠕虫感染は一般に慢性に経過し，感染者が自覚する症状が乏しいことから，診断が困難な感染症といってよい．まず医師や看護師が蠕虫感染を疑って，必要な問診や検査によって蠕虫感染の可能性を検討することが診断の第一歩である．とくに問診は重要であり，多くの蠕虫感染症は食品摂取と関係した経口感染をすることが多いので，感染源となる可能性のある食品に関する知識は必要である．

蠕虫感染を疑う契機となるのは，以下のような場合である．① 虫体に気づいた場合，② 蠕虫感染を疑わせる特徴的な症状を訴えた場合，③ 血液検査で好酸球やIgEの値が上昇している場合である．

虫体の存在に気づくのは，ときに一定間隔で数十cm程度のひも状の虫体を肛門から排出する条虫寄生の場合である．そのほか，皮膚幼虫移行症で，幼虫が皮下をはうために移動性のミミズ腫れとして自覚される場合もある．最近では，胃の全摘手術後に回虫を吐出するケース，および内視鏡やX線検査で消化管内の虫を検出する事例もある．

特徴的な症状を呈する蠕虫感染は多くないが，アニサキス症における急性腹症，肺吸虫感染の場合の胸痛，血痰など，皮膚幼虫移行症の場合の移動性のミミズ腫れなどは比較的自覚されやすいケースである．いずれも経口感染する寄生虫であるので，「いつ，何を食べたか」という問診と併せて考えていくことが重要である．

確定診断

診断を確定するためには，虫体か虫卵を確認することが要求される．

腸管寄生蠕虫では糞便中に虫卵を排出することが多いので検便による診断を行う

べきである．しかし検便は感度が低く，手技や判定には経験を要するため容易な検査法とはいえない．また，疑う寄生虫の種類によって直接塗抹法，集卵法などを使い分ける必要もある．

ぎょう虫感染は，肛門周囲の虫卵を確認するセロファンテープ法が用いられるが，2日連続検査によっても正しく診断されるのは感染者の50%程度にすぎない．法改正によってぎょう虫検査を実施しなくなった自治体も多く，需要の減少に伴ってセロファンテープの供給が困難になってきた．

腸管寄生線虫でも，糞線虫は糞便中に虫卵ではなく幼虫が出てくるので，寒天平板法によって診断する．

条虫感染では排便時に虫体が排出されるので，その形態的特徴によって虫の種類を判定しなくてはならない．とくに有鉤条虫か，そうでないかの判定は後述のとおり，治療法の選択や併発症状防止のためにきわめて重要である．

アニサキス症は感染源の可能性のある食品（寿司や刺身）を食べた数時間後の急性腹症の場合の鑑別診断に考えるべき病気で，内視鏡によって胃粘膜にもぐりこんだ幼虫を確認すれば診断は確定し，そのまま除去すればすみやかに症状は消退する（**図Ⅲ-6-3**）．

フィラリア症は血液や皮下組織中の幼虫を検出することで診断する．

免疫診断法

虫体や虫卵を確認することは，必ずしも容易ではないことから，特異抗体を検出することによる免疫診断法がよく用いられる．日本国内では血清中の寄生虫に特異的な抗体の有無をスクリーニングするサービスが有料で受けられるので，医師が寄生虫症を疑った場合には鑑別診断のツールとして大変有用である．スクリーニング検査で陽性が疑われた場合は，二次検査で診断を確定することが望ましい．

多くの幼虫移行症の場合は，免疫診断法による以外には診断の方法がないが，免疫診断用の寄生虫抗原も量的に供給が困難であったりして，抗体検査の実施機関は限られている．詳細は，日本寄生虫学会のホームページで情報を得ることができる．

このような方法にもかかわらず，診断をほとんどつけることができない寄生虫もある．たとえば肝吸虫という胆管寄生吸虫は症状がほとんどなく，産卵数も少ないため自覚症状を欠き，抗体もほとんど上昇しないため生前診断はつかないことが多い．

C 治療

蠕虫感染症の治療は寄生している虫体を排除することが原則である．そのためには駆虫薬剤服用による方法と，外科的 / 物理的方法による虫体の摘出の2通りがある．一般的には，駆虫薬によって駆除する薬物療法が行われる．しかし，寄生虫の種類によっては有効な薬剤がいまだ開発されていないものもあり，とくに幼虫移行症の多くには有効な治療薬はない．「原虫症」の項でも述べた，AMED 熱帯病治療薬研究班が発行している『寄生虫症薬物治療の手引き』を参考にするのがよい．

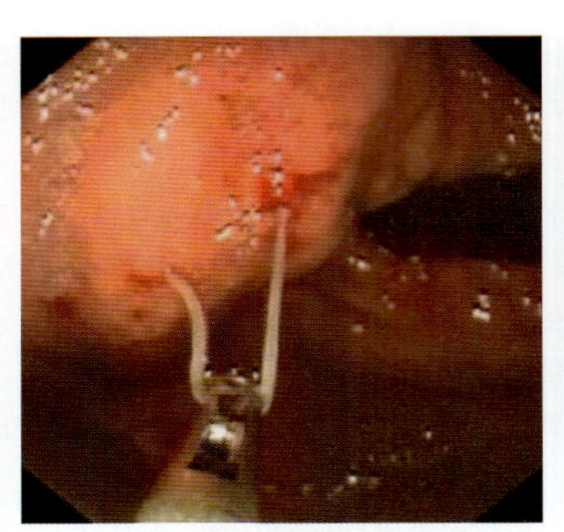

図Ⅲ-6-3 胃アニサキス症
胃粘膜からアニサキス幼虫を摘出する.

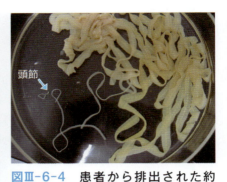

図Ⅲ-6-4 患者から排出された約1.5 m の日本海裂頭条虫
矢印が頭節で，これが排出されないと，そこから容易に成長してくる.

1）線虫

回虫，鉤虫，ぎょう虫などの腸管寄生線虫症では，ピランテルパモ酸（コンバントリン）の内服で，ほぼ完全な駆虫効果がみられる．腸管から吸収されないので副作用もほとんどない．ただし，ぎょう虫の駆虫に同剤を用いた場合に，幼虫ステージには効果がないため約1ヵ月の間隔をおいて服用を繰り返すべきであり，また家族内感染が多いので，同居家族全員が同時に服用することが望ましい．腸管寄生線虫でも糞線虫症や鞭虫症にはピランテルパモ酸は無効であり，それぞれに適切な薬剤選択を行う．糞線虫症にはイベルメクチンが国内で認可され，治療は容易になった．フィラリアの駆虫薬としては，ジエチルカルバマジンやイベルメクチンなどの有効性が確立している．

2）吸虫

吸虫感染にはプラジカンテル（ビルトリシド）が用いられ，肝蛭（かんてつ）以外のすべての吸虫の駆虫薬として有効である．どの吸虫を駆虫するかによって用量が異なるのに加えて，日本国内では肺吸虫症，肝吸虫症，横川吸虫症だけが保険適用疾患とされているので，医療者は処方に際して注意が必要である．肝蛭の治療薬であるトリクラベンダゾールは国内未承認薬であり，AMED 熱帯病治療薬研究班に情報を求めるのがよい．

3）条虫

条虫の治療は，腸管内に寄生している数 m の虫体を排出することによる．有鉤条虫以外の条虫感染では，プラジカンテル服用後に下剤を用いて一気に排便させる．医師は虫体を観察して，頭節といわれる部分も含んで排出されたかどうかを確認する（**図Ⅲ-6-4**）．頭節の排出がなかった場合は，数ヵ月後に再び数 m の虫体が復活するからである．

有鉤条虫の場合は，プラジカンテルを用いてはならない．同剤は虫体を破壊する可能性があるためであり，もしも腸管内で有鉤条虫卵が散布されたら有鉤嚢虫症を起こし，ひどい場合は死にいたることになる．X 線透視下に造影剤を入れながら，虫体を追い出す．

4）幼虫移行症

幼虫移行症の一部では，薬剤によらない治療法が要求される．アニサキス症は内視鏡的に摘出し，エキノコックス症は外科的に病巣を摘出するのが治療法の第一選択である．エキノコックス症は，人体内で悪性腫瘍と同じように発育するため，早期に発見して手術を行う．未処置で放置した場合の5年生存率は30%以下とされる．

皮下の爬行疹を起こすもののうち，マンソン（Manson）孤虫症や一部の顎口虫では，皮膚の局所麻酔を行って切開すれば虫体を摘出できる場合がある．

そのほかに好酸球性髄膜炎を起こす広東住血線虫症や，網膜芽細胞腫と間違われるトキソカラ症などに対しては，特効薬は開発されておらず，人体内でやがて虫が死ぬのを待つしかない．

D その他

- 蠕虫はヒトと同じ多細胞動物であるため，治療薬開発は容易でなく，今日でも治療薬がない蠕虫症も存在する．
- 宿主－寄生体相互作用も複雑であり，一部の蠕虫では発がん作用が確認されている．肝吸虫寄生による胆管がん，ビルハルツ住血吸虫感染では膀胱がんなど，蠕虫寄生との因果関係が疫学的に確立しているものがある．
- 食品由来蠕虫症は，日本国内の食品流通システムの変化により，流行プロフィールが変化している．とくに北部日本に多かったアニサキス症や日本海裂頭条虫症が，コールドチェーンの発達により，沖縄でも報告されるようになっている．
- 天然アユから感染する横川吸虫を含めて，いわゆる高級食材から感染する蠕虫感染は決して減っていないことを認識すべきである．
- 有効な治療法がない蠕虫感染に対しては，予防が第一ということになる．感染源となる食品に関して十分な知識をもつことが必要であるが，日本人の生食嗜好は，それ自体が寄生虫感染のリスク因子である．

7 その他の感染症

1 疥癬

A 病態

疥癬とは

疥癬(かいせん)は皮膚疾患で，ヒトの皮膚角質層に寄生するヒゼンダニ（疥癬虫）の感染後，約1～2ヵ月の潜伏期間をおいて発症する．

症状

寄生虫の虫体，排泄物などに対するアレルギー反応による皮膚病変と瘙痒を主症状とする．

生活史

雌成虫は交尾後産卵し，卵→幼虫→若虫→成虫と脱皮を繰り返しながら成長し，その生活史は約10～14日間である（**図Ⅲ-7-1**）．

B 診断

診断の進め方

①臨床症状，②顕微鏡検査やダーモスコピー検査などでヒゼンダニの検出，③疫学的流行状況，の3項目を総合して診断する[1]．

臨床所見

1）通常疥癬

- 手関節屈側，手掌，指間，指側面に好発する疥癬トンネル．
- 腹部，胸部，腋窩，大腿内側，上腕屈側などに散在する，激しい瘙痒を伴った紅斑性小丘疹．
- 主に外陰部にみられる小豆大，赤褐色の結節．

2）角化型疥癬

手・足，殿部，肘頭部，膝蓋部などに，灰色から黄白色でざらざらと厚く牡蠣殻(かきがら)様に重積した角質の増殖がみられる（**図Ⅲ-7-2**）．

ヒゼンダニの検出

疥癬トンネル，新鮮な丘疹，結節などから眼科用ハサミで検体を採取する．20%水酸化カリウム（KOH）標本を作製し，顕微鏡で虫体，虫卵，虫卵の抜け殻，糞便などの確認ができれば診断は確定する．ヒゼンダニの顕微鏡所見については，日本皮膚科学会のホームページ（https://www.dermatol.or.jp）を参照のこと．

C 治療

疥癬に保険適用のある薬剤は，フェノトリンローションとイオン外用剤，内服のイベルメクチンのみである．クロタミトンクリームは，保険審査上は認められている．

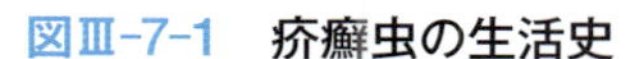

図Ⅲ-7-1 疥癬虫の生活史
［林 正幸：疥癬．寝たきり高齢者の皮膚疾患，メジカルセンス，p.69，2000より引用］

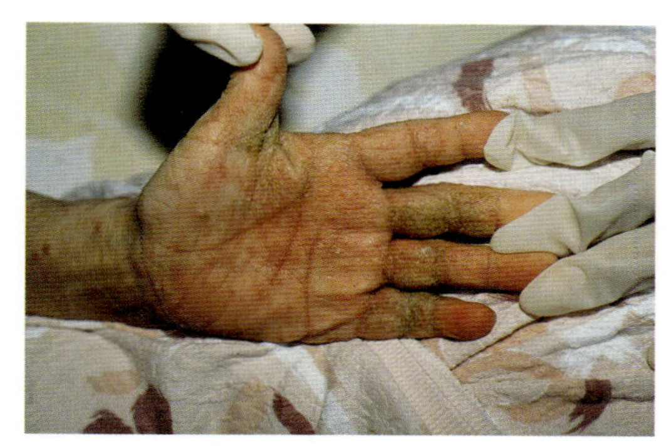

図Ⅲ-7-2 角化型疥癬（93歳，女性の左手）

1）通常疥癬

外用治療では，フィノトリンローションを第一選択薬とし，1週間隔で少なくとも2回外用する．小児・高齢者には，顔面，頭部も含めて全身に塗布する．内服治療では，イベルメクチンを空腹時に投与する．

2）角化型疥癬

①過剰角質層の除去，②外用，内服，あるいは外用と内服の併用治療を行う．感染拡大防止のため，インフォームド・コンセントを取得して患者を1〜2週間個室隔離とする．

D その他

角化型疥癬患者と直接接触のあった家族，施設内の同室者，職員などについては，無症状でも潜伏期間にあると考えられる人には，予防的治療を検討する．

●引用文献

1）疥癬診療ガイドライン第3版．日皮会誌 125（11）：2023-2048, 2015

2 プリオン

A 病態

概要・発症機序

ヒトのクロイツフェルト・ヤコブ病（Creutzfelt-Jakob disease：CJD）に代表さ

れるプリオン病は，牛海綿状脳症（bovine spongiform encephalopathy：BSE）などと同様な人獣共通の感染症であり，伝達性海綿状脳症（transmissible spongiform encephalopathy：TSE）とよばれる伝播性神経変性疾患である．

病原体のプリオンは，核酸を保持しない異常プリオンタンパク（PrP）とされており，プロテアーゼ抵抗性である．生体内に存在する正常PrPがなんらかの原因によって異常PrPに構造変換し，長い年月をかけ脳内に凝集・蓄積することによって，空胞変性や神経細胞死を引き起こし，病態を発症するとされている．

疫学・分類

ヒトのプリオン病は，1年で100万人に約1人の発症率であり，以下のように分類される．

- 孤発性CJD：CJD全体の約80%であり，原因不明である．
- 遺伝性CJD：PrP遺伝子の変異によるもので，常染色体優性遺伝によって起こる．主にコドン102において変異が認められるゲルストマン・ストロイスラー・シャインカー病（Gerstmann-Sträussler-Scheinker syndrome：GSS）や，コドン178の変異がみられる致死性家族性不眠症（fatal familial insomnia：FFI）も含まれ，多数の変異の報告がある．
- 獲得性CJD：角膜移植，硬膜移植，ホルモン薬投与，輸血などCJD患者からの伝播による医原性CJDや，BSEに罹患したウシからヒトに感染した変異型CJDがある．

症状

認知機能障害，運動障害，精神症状，無動性無言などがみられるが，分類によって症状・罹病期間に違いがある．

B 診断

CJDの診断基準は以下のものがあるが，プリオン病の確定診断は脳生検または病理解剖を行わなければならないため，経過観察やMRIなどの検査により臨床診断される．近年，生体内の微量な異常PrPを迅速に検出するreal-time quaking induced conversion assay（RT-QuIC）法も使われている．

- 進行性認知症，ミオクローヌス，視覚または小脳症状，錐体路または錐体外路徴候，無動性無言など各症状の有無．
- MRIの拡散強調画像を用いた画像診断．
- 脳脊髄液診断マーカー（14-3-3タンパク，タウタンパク）検査．
- 脳波（周期性同期性放電：periodic synchronous discharge〔PSD〕）検査．
- PrP遺伝子検査．

C 治療

主な治療法

異常PrPをターゲットとした治療薬開発が行われているが，病態に対する有効な治療法はない．

予後

認知障害にはじまり，2年以内に植物状態を経て死亡する特徴をもつ．

コラム

プリオンの滅菌

プリオンはウイルスや細菌とは異なりタンパク質のみで構成される感染粒子であるため，従来の滅菌法に利用される紫外線，放射線，熱およびホルマリン処理では完全に不活化できない．プリオンの完全不活化法は焼却のみである．
その他の不活化法として60～80%ギ酸で2時間，100℃の3%SDS（硫酸ドデシル酸ナトリウム）溶液で3～5分間，7M塩酸グアニジンで2時間，3Mグアニジン・チオシアネートや3Mトリクロロアセテートまたは50%フェノールで2時間などがあり，プリオンの感染性を限りなく低下させる．さらに134℃，10分間のオートクレーブ法や1規定の水酸化ナトリウムや1～5%次亜塩素酸ナトリウムの2時間の処理は，プリオンをRT-QuIC法の検出限界以下にまで低下させる．
以上のようにプリオンの不活化には，タンパクの高次構造を変性させることが重要である．

3 蚊媒介感染症

蚊媒介感染症とは

蚊媒介感染症とは，病原体に感染した蚊に刺されることにより感染する感染症の総称である．世界的に広く流行しており，とくに熱帯・亜熱帯地域を中心に多く発生している．

日本で発生，もしくは海外渡航者などにより持ち込まれる可能性が高いものとして，**マラリア，デング熱，チクングニア熱，ジカウイルス感染症，日本脳炎**があげられる（**表Ⅲ-7-1**）．これらは感染症法の**四類感染症**に指定されており，診断後はただちに届け出る必要がある．

3-1 マラリア

A 病態

定義・分類・原因微生物・媒介蚊

マラリアは，**ハマダラカ**に刺されることによってマラリア原虫が体内に侵入して発症する．マラリア原虫は赤血球に寄生し，増殖を繰り返す．原虫の種類によって，**表Ⅲ-7-2**のように分類される．

症状

高熱，悪寒，頭痛，筋肉痛，関節痛などを呈し，ときに嘔吐・下痢，咳嗽などがみられることもある．**発熱**とともに**貧血**，**脾腫**は**マラリアの三徴**といわれるが，病初期にはみられない場合も多い．熱帯熱マラリアは，短期間のうちに重症化し，多臓器不全に陥って死亡する可能性も高い．三日熱マラリアと卵形マラリアは，肝細胞内で**休眠体**が形成され，長期間経過してから症状が再発することがある．

B 診断

病歴聴取

マラリア流行地（とくにサハラ以南のアフリカ）への**渡航歴**および**潜伏期間**を合

表Ⅲ-7-1 主な蚊媒介感染症

	媒介蚊	感染経路	主な発生地域	日本における発生動向	潜伏期間
マラリア	ハマダラカ	ヒト→蚊→ヒト	アフリカ，東南アジア，中南米（90％がサハラ以南のアフリカで発生）	年間50例前後（すべて輸入例，多くがアフリカ渡航後の熱帯熱マラリア）	7～40日（原虫種で異なる）
デング熱	ネッタイシマカ，ヒトスジシマカなど	ヒト→蚊→ヒト	東南アジア，南アジア，中南米，カリブ海諸国	年間300例前後（2014年に162例の国内感染例，以降は輸入例のみ）	2～14日（多くは3～7日）
チクングニア熱	ネッタイシマカ，ヒトスジシマカなど	ヒト→蚊→ヒト	アフリカ，中南米，カリブ海諸国，南アジア，東南アジア	年間10例前後（すべて輸入例）	3～12日（多くは3～7日）
ジカウイルス感染症	ネッタイシマカなど	ヒト→蚊→ヒト（性行為によるヒト→ヒトの報告あり）	中南米，カリブ海諸国，南太平洋諸島，アフリカの一部，東南アジア	2016年2月に四類感染症に指定後，10例を超える輸入例の報告あり	2～12日（多くは2～7日）
日本脳炎	コガタアカイエカ	ブタ→蚊→ヒト	日本，中国，東南アジア，南アジア	年間5例前後（ほぼ国内感染例，予防接種未接種の高齢者，乳幼児）	6～16日

表Ⅲ-7-2 ヒトに感染するマラリアの特徴

	原虫種（*Plasmodium* 属）	主な流行地域	潜伏期間	臨床的特徴
熱帯熱マラリア	*P. falciparum*	アフリカ，アジア，中南米	12日前後	発熱の周期なし，治療が遅れると致命的
三日熱マラリア	*P. vivax*	アジア，南太平洋諸島，中南米	14日前後	48時間周期の発熱，ときに重症化，再発あり
四日熱マラリア	*P. malariae*	アフリカ	30日前後	72時間周期の発熱，まれ
卵形マラリア	*P. ovale*	アフリカ	14日前後	48時間周期の発熱，再発あり
ヒト *P. knowlesi* 感染症（サルマラリア）	*P. knowlesi*	東南アジア	10日前後*	24時間周期の発熱，ときに重症化

*Chin W et al：Experimental mosquito-transmission of *Plasmodium knowlesi* to man and monkey. Am J Trop Med Hyg 17（3）：355, 1968より筆者翻訳して引用．

わせて考慮し，マラリアを疑うことが診断上最も重要である．

検査

マラリアはギムザ染色を施した血液塗抹標本を顕微鏡で観察して，原虫種を同定することで診断する．近年では，PCR法により原虫のDNAを検出する遺伝子検査，イムノクロマト法により原虫のタンパク質を検出する迅速診断キットなど，補助診断技術が開発されている．

C 治療

治療は**抗マラリア薬**の投与である．2017年3月現在，日本では5種類の経口抗マラリア薬（キニーネ，メフロキン，アトバコン・プログアニル，プリマキン，アルテメテル・ルメファントリン配合錠）が承認販売されている．重症マラリアは抗マラリア薬の注射製剤が推奨されるが，日本では承認されていないため専門家へ相談する．三日熱マラリアと卵形マラリアでは，休眠体へ効果のあるプリマキンを投与して再発を防ぐ**根治療法**も考慮する．

D 予防

予防策として，① **マラリア罹患リスクの認識**，② **防蚊対策**，③ **予防内服**，④ **早期診断と治療**が重要である．とくに②は蚊媒介感染症予防の基本であり，代表的な忌避薬であるディート（*N*, *N*-diethyl-*m*-toluamide：DEET）などを使用する．③の予防内服については，必要性や副作用などを専門家に相談する．

> もう少しくわしく
>
> **防蚊対策**
>
> 防蚊対策として，長袖・長ズボンの着用により肌を露出しない，素足やサンダル履きを控える，蚊帳や忌避薬の使用，などが推奨されている．DEETは濃度が高くなると作用時間が伸びるため，欧米では20～30%（6～8時間効果が持続）が推奨される．近年，日本でも高濃度のDEET製剤が販売されるようになり，また，小児にも使用可能なイカリジン製剤も販売されている．

3-2 デング熱

A 病態

定義・原因微生物・感染経路・媒介蚊

デング熱は，フラビウイルス属のデングウイルスを持つ蚊（**ネッタイシマカ**や**ヒトスジシマカ**など）に刺されることによって起こる発熱性疾患である．

症状

高熱，頭痛，眼窩痛，関節痛，筋肉痛，発疹などを呈する．通常は1週間ほどの経過で回復する．一部の症例で，重度の出血傾向，血漿漏出傾向，臓器不全傾向を示す場合があり，「**重症型デング**」とよぶ．このうち血小板減少，血管透過性の亢進（血漿漏出）が著しい場合を「**デング出血熱**」という．

> 臨床で役立つ知識
>
> **デング熱患者の重症化サイン**
>
> デング熱患者で以下の徴候をひとつでも認めた場合には，重症化する可能性があり，患者の看護を行ううえでは，重症化サインの有無に注意する必要がある．
>
> - 重症化サイン：① 腹痛・腹部の圧痛，② 持続的な嘔吐，③ 腹水・胸水，④ 粘膜出血，⑤ 不穏・無気力，⑥ 肝腫大（2 cm以上），⑦ 20%以上のヘマトクリット値の増加．

B 診断

血清におけるデングウイルス非構造タンパクのひとつである non-structural protein 1（NS1）抗原の検出，デングウイルス特異的 IgM 抗体，中和抗体の検出，血液・血清・尿などにおけるリアルタイム PCR 法によるウイルス遺伝子の検出，ウイルス分離などにより診断する．最近では，ELISA 法やイムノクロマト法による NS1 抗原定性検査が特定の保険医療機関で可能になった．

C 治療

有効な抗ウイルス薬はなく，治療の基本は輸液療法である．発熱に対しては，アセトアミノフェンなどの解熱鎮痛薬を使用する．ジクロフェナク（ボルタレン®）などの非ステロイド抗炎症薬は，出血を助長するおそれがあるため使用しない．

D 予防

デング熱の予防は防蚊対策が重要である．近年，デングワクチンの開発が進められており，一部の国で導入されている．

3-3 チクングニア熱

A 病態

定義・原因微生物・感染経路・媒介蚊

チクングニア熱は，トガウイルス科アルファウイルス属のチクングニアウイルスによって起こる発熱性疾患である．感染源となる蚊や感染経路は，デング熱と同様である．

症状

発熱，関節痛，発疹などを呈する．関節症状は関節炎や腫脹を伴い，数週間から数ヵ月にわたり疼痛が持続する場合もある．

B 診断・治療・予防

診断

血液・血清などにおいて PCR 法によるウイルス遺伝子検査，特異的 IgM 抗体，中和抗体の検出，ウイルス分離により診断する．

治療

有効な抗ウイルス薬はない．輸液療法や発熱・関節痛に対して，解熱鎮痛薬を投与する．

予防

防蚊対策を行う．現時点でワクチンは未開発である．

3-4 ジカウイルス感染症

A 病態

定義・原因微生物・感染経路・媒介蚊

ジカウイルス感染症はフラビウイルス属のジカウイルスによって起こる発熱性疾患である．主にはデング熱と同様に蚊を介して感染するが，経胎盤的に母体から胎児への感染事例，輸血や性行為を介した感染事例が報告されている．

症状・分類

ジカウイルスに感染した者のうち20%が発症し，「**ジカウイルス病**」と分類される．発熱，発疹，結膜充血などを呈するが，発熱は軽微もしくはみられない場合もある．**ギラン・バレー症候群**との関連性が強く示唆されている．また，母体から胎児への経胎盤感染により**小頭症などの先天異常**をきたすことが科学的に認められ，「**先天性ジカウイルス感染症**」と分類される．

B 診断・治療・予防

診断

血液・血清・尿などにおいてPCR法によるウイルス遺伝子検査，特異的IgM抗体，中和抗体の検出，ウイルス分離により診断する．

治療

有効な抗ウイルス薬はなく，症状に応じて適宜，対症療法を行う．

予防

防蚊対策が重要であるが，妊婦および妊娠希望の女性は可能な限り流行地への渡航を控えることが望ましい．また，流行地への渡航歴のあるパートナーとの性行為について，少なくとも帰国後8週間はコンドームを使用するか，性行為を控えることが推奨されている．

3-5 日本脳炎

A 病態

定義・原因微生物・感染経路・媒介蚊

日本脳炎は，フラビウイルス科に属する日本脳炎ウイルスによって起こる急性脳炎である．水田などに発生する**コガタアカイエカ**が媒介する．ブタなどの動物の体内で増え，感染源となる蚊が吸血してウイルスを保有し，その蚊がヒトを刺したときに感染する．

症状

日本脳炎ウイルスに感染した者のうち，100〜1,000人に1人程度が発症する．高熱，頭痛，悪心，嘔吐，めまいなどを呈し，その後に意識障害，けいれん，麻痺などが現れる．致命率は20〜40%，生存者の45〜70%に神経学的後遺症が残る．

B 診断・治療・予防

診断

主に日本脳炎ウイルス特異的抗体価の測定により行われる．ヒトではウイルス血症の期間が短いため，ウイルス遺伝子の検出およびウイルス分離はむずかしい．

治療

有効な抗ウイルス薬はなく，対症療法が中心となる．

予防

ワクチン接種が重要な感染・発症予防手段であり，日本では定期接種となっている．

第2部 アレルギー

第Ⅳ章 アレルギー総論

1 アレルギーとは

生体内では，外から入る細菌などの異物（**抗原**）に対して，それに対する**抗体**をつくって，生体を防御する働きがある（**免疫応答**）．ある種の感染症では抗体の働きにより二度と同じ病気にかからない．

これらのことは，1796年のジェンナー（Jenner E）による種痘の発見，次いでベーリング（Behring E）と北里柴三郎によるジフテリアや破傷風の抗毒素の発見により明らかになった．しかし，この抗体を繰り返し注射するとショック（アナフィラキシー）（p.214）を起こし死亡することがわかった．そこで，免疫反応のなかでこのような生体にとって不利な現象を**アレルギー**（allergy）とよぶようになった．

通常は，外部からの抗原に対し免疫応答する．この応答には2段階あり，抗原の種類によって，細菌やウイルスの成分を認識する受容体（トル〔Toll〕様受容体）が侵入部位の上皮や樹状細胞などに存在し，抗原がトル様受容体に触れるとサイトカイン*が誘導され，生体防御のため初期反応が起こる．これを**自然免疫**とよぶ．また，一度，外部からの抗原に対して反応し，抗体産生や抗原反応性T細胞（感作T細胞）ができる過程を免疫記憶とよび，その時期を**誘導相**とよぶ．そして，再び，外部からの同じ抗原に反応する時期を**誘発相**と呼んでいる．このように誘導相と誘発相で免疫反応が起こることを**獲得免疫**とよぶ．

獲得免疫の反応が過剰に起こり，生体にとって有害事象を引き起こす病気をアレルギー疾患と呼んでいる．また，自然免疫が過剰に起こった場合や病的な反応が出る場合を**自己炎症性疾患**と呼んでいる．

とくに，自己を構成するものを抗原として免疫応答する場合がある．これらの反応が過剰となり，炎症反応により細胞が融解されると種々の細胞傷害が起こったり，抗原と抗体が結合して形成された免疫複合体により組織傷害が引き起こされたりする．こうして起こる病気を**自己免疫性疾患**と呼んでいる．

もう少しくわしく

抗体の種類

抗体は，リンパ球のうち，B細胞の産生する糖タンパク分子で，特定のタンパクなどの分子（抗原）を認識して結合する働きを持ち，抗原を破壊・中和することで生体を防御する．免疫グロブリンともいわれ，IgM，IgD，IgG，IgA，IgEの5つの種類（クラス）がある．とくにアレルギーとして重要な抗体は，IgEである．

---

* **サイトカイン**：サイトカインとは免疫担当細胞から分泌されるタンパク質で，標的細胞にはレセプター（受容体）が膜面に存在する．サイトカインは多種類あり，その作用は，レセプターと結合すると，細胞内に特定の情報を伝達することにより，免疫の調節や炎症に関与するものがある．また，細胞の増殖・分化・細胞死や創傷治癒などに関連するものがある．

2 アレルギーの分類

クームス（Coombs）とゲル（Gell）が提唱した「アレルギーの分類」は，獲得免疫の発症機序を示したものであった．発症機序の違いによりⅠ～Ⅳ型の4つに分類された．その後，レセプター（受容体）に作用する抗体の仕組みが解明され，レセプターを阻害する作用のある抗体と，レセプターを刺激する作用のある抗体があることがわかり，これらの作用で病態を起こすアレルギーはⅤ型とされた．現在，アレルギーの発症機序は5つに分類されている（**表Ⅳ-1**）．

A Ⅰ型アレルギー（即時型）

IgEクラスの抗体と抗原との反応によって引き起こされる細胞傷害を**Ⅰ型アレルギー**という．発症機序を**図Ⅳ-1**に示す．1型アレルギーはすでに誘導相で体内に抗原特異的IgEが存在するため，外部からの抗原に反応して15分から2時間ぐらいで症状が出現する．この時間が他の型のアレルギーと比べて早い反応時間であるので，即時型とよぶ．

IgEは，他の抗体と異なって，肥満（マスト）細胞や好塩基球と強く結合する．肥満細胞や好塩基球と結合したIgEに抗原が結合すると，肥満細胞や好塩基球から化学伝達物質（ケミカルメディエーター）が放出される．これらの化学伝達物質には，ヒスタミン，プロスタグランジン，ロイコトリエン，血小板活性化因子（platelet-activating factor：PAF）などがある．化学伝達物質は，血管透過性の亢進や平滑筋の収縮，粘液分泌の増加，白血球の遊走などを起こす．肥満細胞や好塩基球は皮内や皮下，また鼻咽頭・肺・眼などの粘膜に存在するので，これらの部位には炎症が起こりやすい．

表Ⅳ-1 アレルギーの分類

	Ⅰ型	Ⅱ型	Ⅲ型	Ⅳ型	Ⅴ型
名称	即時型 アナフィラキシー型	細胞傷害型 細胞融解型	免疫複合体型 アルサス型	遅延型 細胞免疫型	レセプター抗体型
抗原	アレルゲン（外因）	外因 内因（細胞膜）	外因 内因	外因 内因	内因（細胞表面）
抗体	IgE	IgM，IgG	IgG	T細胞	IgM，IgG
疾患	アナフィラキシー 気管支喘息 アレルギー性鼻炎 蕁麻疹 など	溶血性貧血 輸血反応 抗糸球体基底膜抗体病 など	血清病 血管炎症候群 急性糸球体腎炎 ループス腎炎 など	移植拒絶反応 接触性皮膚炎 ツベルクリン反応	バセドウ病 甲状腺機能低下症 重症筋無力症
皮内反応	即時型 （15分～2時間）		アルサス型 （8～24時間）	遅延型 （24～48時間）	

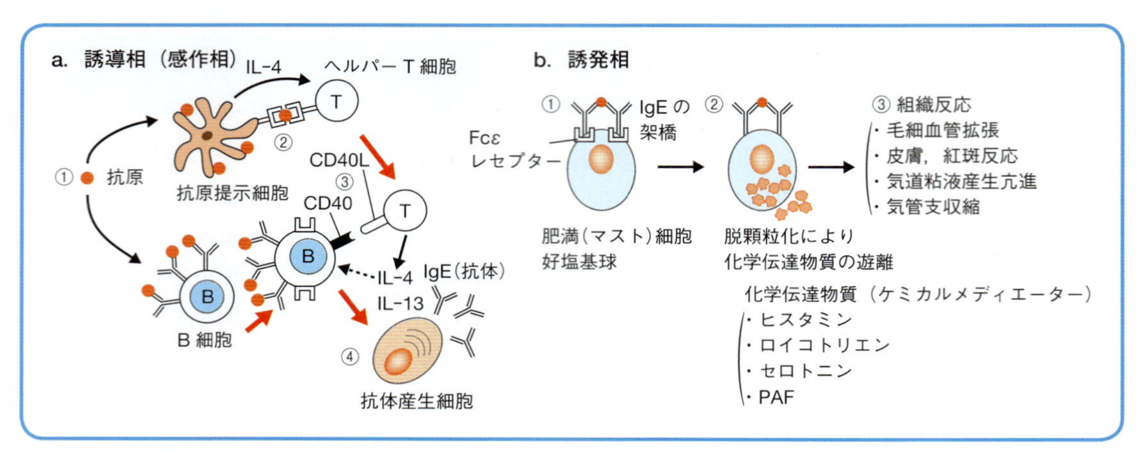

図Ⅳ-1　Ⅰ型アレルギー

a. ①外から侵入した抗原はB細胞や抗原提示細胞によってヘルパーT細胞に提示される．
②抗原提示細胞によりT細胞が活性化されIL-4, IL-13を産生する．
③活性化されたT細胞は副分子（CD40L）を介して抗原を提示したB細胞を活性化増強する．
④活性化されたB細胞はIL-4, IL-13の作用により抗体産生細胞へ分化し，IgE抗体を産生する．

b. ①再び体内に抗原が侵入するとIgE抗体と結合し，肥満（マスト）細胞や好塩基球の表面でIgEの架橋（IgEどうしの橋渡し）が起こる．
② IgEの架橋が起こると肥満細胞や好塩基球から，化学伝達物質が細胞外へ放出される．
③放出された化学伝達物質は，組織において多彩な作用を及ぼす．

Ⅰ型アレルギーは，抗原にさらされてから症状が発現するまでが数分から数十分と短いため，即時型またはアナフィラキシー型アレルギーともよばれる．

＜代表的な疾患＞

気管支喘息，花粉症（p.198参照），アレルギー性鼻炎（p.198参照），蕁麻疹，食物アレルギー（p.201参照），アナフィラキシーショック（p.214参照），などがある．

B　Ⅱ型アレルギー（細胞融解型）

細胞に結合した抗体による細胞傷害の結果として起こるのが**Ⅱ型アレルギー**である．このように働く抗体は，自己抗体や同種抗体である．抗体の種類はIgE以外のクラスであり，IgGやIgMが代表的な抗体である．これらの抗体が細胞や組織に結合すると，**図Ⅳ-2**のように，3つの方法のいずれかで標的細胞や標的抗原を処理する．

＜代表的な疾患＞

自己抗体による傷害には，自己免疫性溶血性貧血（赤血球に対する抗体），特発性血小板減少性紫斑病（血小板に対する抗体），抗糸球体基底膜抗体病（基底膜に対する抗体），天疱瘡（てんぽうそう）（表皮細胞間物質に対する抗体），などがある．

同種抗体による傷害には，輸血や免疫グロブリン注射，母親から胎児に胎盤を通過して移行した抗体により起こる溶血，などがある．

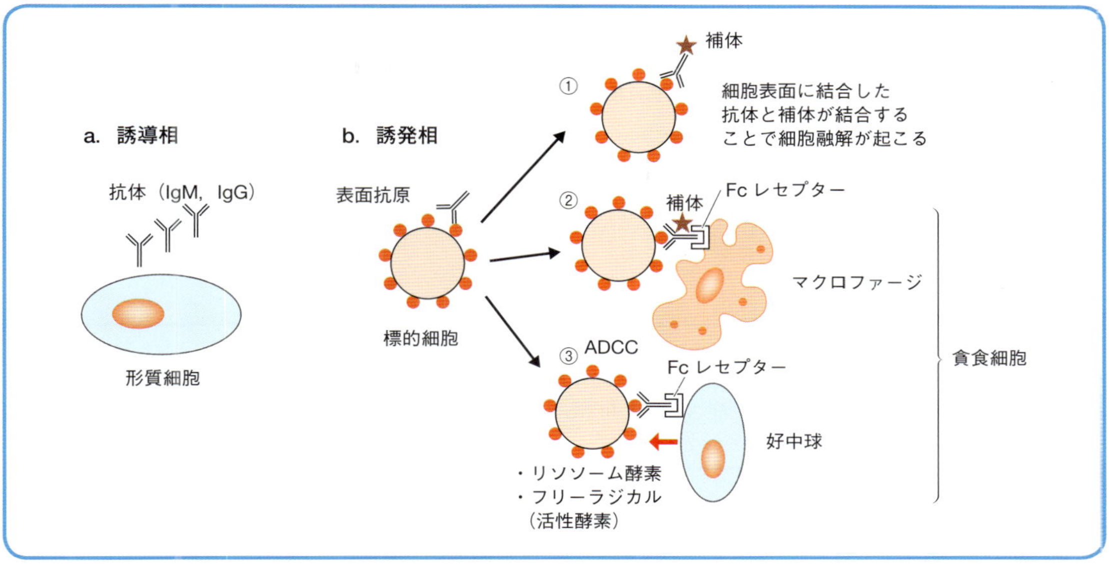

a. 誘導相

抗体（IgM，IgG）

形質細胞

b. 誘発相

表面抗原

標的細胞

① 補体

細胞表面に結合した抗体と補体が結合することで細胞融解が起こる

② 補体 Fc レセプター

マクロファージ

③ ADCC Fc レセプター

好中球

貪食細胞

・リソソーム酵素
・フリーラジカル（活性酵素）

図Ⅳ-2 Ⅱ型アレルギー

①抗体が結合した細胞は，補体が結合することにより直接融解される
②抗体が結合した細胞は，結合した抗体の Fc 部分と貪食細胞上の Fc レセプターとが結合して貪食される．細菌が貪食されるのと同様に，細胞に結合した抗体によって補体が活性化され，オプソニン化される（貪食しやすくする）と貪食が促進される
③抗体が結合した細胞や組織が大きく，貪食されにくい場合は，抗体依存性の細胞媒介性細胞傷害（antibody-dependent cellular cytotoxicity：ADCC）が起こる．この機序は，貪食細胞である好中球やマクロファージが，抗体と結合した標的細胞に結合することで活性化され，リソソーム酵素（タンパク分解酵素）やフリーラジカル（活性酸素）などを放出することによって標的細胞の傷害を起こす

C Ⅲ型アレルギー（免疫複合体型）

抗体は抗原と結合し，**抗原抗体複合体**（**免疫複合体**）を形成し，これが補体と結合し，通常，補体のレセプター（Fc レセプター，C3b レセプターなど）を有したマクロファージ系の細胞に結合し，処理（抗原除去）される．全身にはりめぐらされたこのような貪食作用をもつ細胞のうちで，肝臓のクッパー細胞，脾臓，リンパ節，肺のマクロファージや脳のミクログリア細胞が免疫複合体を貪食し処理をしている．

免疫複合体が腎，肺，皮膚などの限局的な部位に沈着する場合を，アルサス型という．免疫複合体が局所的に好塩基球や肥満細胞に働いて炎症物質を放出させる．また，好中球が反応して，活性酸素やタンパク分解酵素・陽イオンタンパクなどを放出して組織を傷害する（**図Ⅳ-3**）．アルサス型反応は誘発相で抗原が入ってから，約 8～24 時間で起こる．これらの免疫複合体を介して起こるのが**Ⅲ型アレルギー**である．

<代表的な疾患>

Ⅲ型アレルギーで起こる代表的な疾患は，抗血清による血清病である．抗血清を注射すると，約 2 週間後に血清に対する抗体によって免疫複合体が形成され，発熱，発疹，腎炎，心筋炎，血管炎などが発症する．

また，溶連菌感染後の急性糸球体腎炎，血管炎（多発結節性動脈炎，抗好中球細

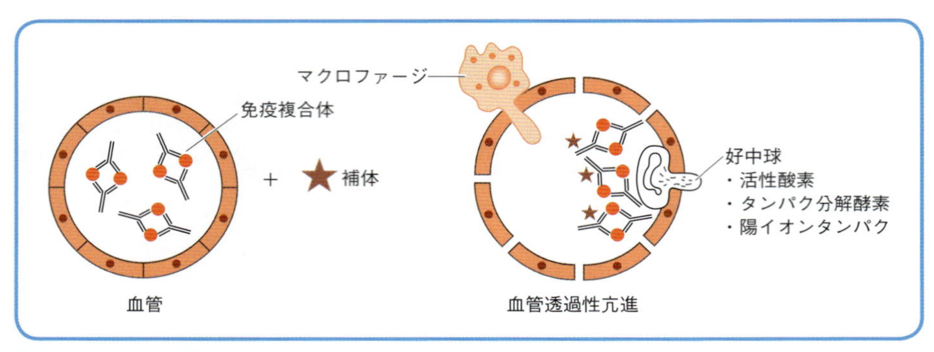

図Ⅳ-3　Ⅲ型アレルギー

免疫複合体が補体と結合すると，好中球が反応して，活性酸素やタンパク分解酵素・陽イオンタンパクなどを放出して組織を傷害し，血管透過性を亢進させる．

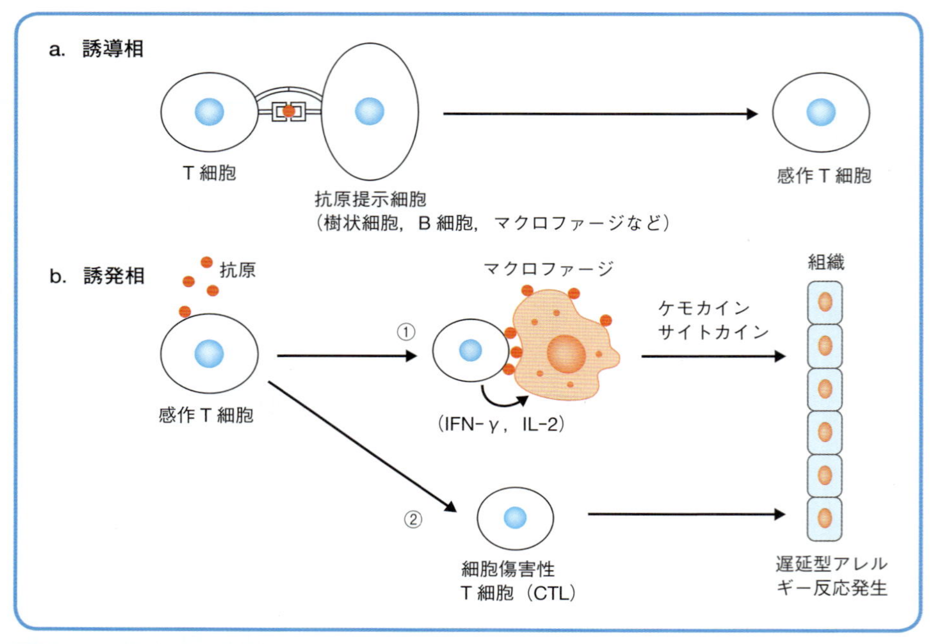

図Ⅳ-4　Ⅳ型アレルギー

a. 誘導相．
　未感作（ナイーブ）T 細胞は，抗原提示細胞から提示を受けて活性化され，感作 T 細胞となる．
b. 誘発相．
　①再び同じ抗原が侵入してくると感作 T 細胞は IL-2 や IFN-γや腫瘍壊死因子（tumor necrosis factor：TNF）を分泌する．これらのサイトカイン・ケモカインは T 細胞の増殖を促進し，好中球，単球やマクロファージを局所によび寄せ，これらの細胞群からはケミカルメディエーターが産生され，細胞を傷害する．
　②細胞傷害性 T 細胞が抗原提示細胞によって活性化され，標的細胞に対し，細胞膜に穴をあけタンパク分解酵素で細胞傷害を誘導したり，標的細胞と直接結合してアポトーシス（細胞死）を誘導する．

胞質抗体〔anti-neutrophil cytoplasmic antibody：ANCA〕関連血管炎など），過敏性肺臓炎，全身性エリテマトーデスのループス腎炎，なども免疫複合体を介した機序で発症する．

D Ⅳ型アレルギー（遅延型）

Ⅳ型アレルギーは遅延型過敏症ともよばれ，T 細胞が組織傷害に直接関与することによって起こる炎症反応である．特定の抗原に感作されている T 細胞が抗原と組織内で反応すると，反応局所にインターロイキン 2（IL-2）やインターフェロン γ（IFN-γ）のようなサイトカインを分泌し，マクロファージや好中球を集簇させて，局所に遅延型アレルギー反応を引き起こす（**図Ⅳ-4**）．誘発相において特定の抗原が入ってから反応が起こるまで，24～48 時間を必要とする．このため，遅延型とよばれる．

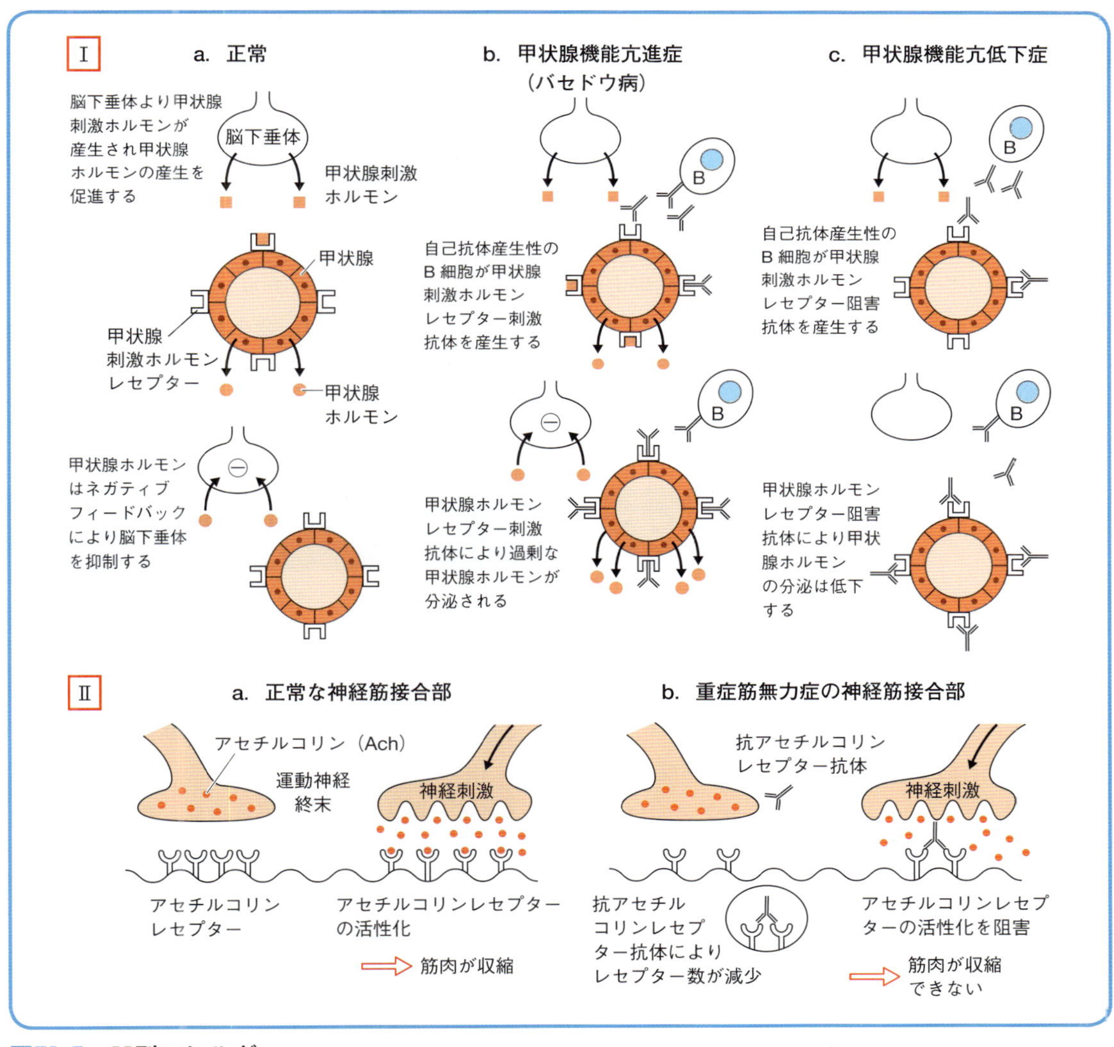

図Ⅳ-5　Ⅴ型アレルギー

<代表的な疾患>

移植片対宿主病（graft versus host disease：GVHD）や接触性皮膚炎，ツベルクリン反応などがある．

E V型アレルギー（レセプター抗体型）

V型アレルギーは，Ⅱ型アレルギーと同様に抗体が誘導する機序であるが，抗体が直接結合した標的細胞を傷害するのではなく，抗体がレセプターに結合して，レセプターを刺激したり，レセプターと結合するリガンド*を阻害することにより，機能を亢進させたり低下させたりすることで病態を引き起こす．

具体例をあげると，甲状腺機能亢進症（**図Ⅳ-5，Ⅰ-b**）では，甲状腺刺激ホルモン（thyroid stimulating hormone：TSH）のレセプターに対する抗体が甲状腺刺激ホルモンレセプターに結合すると，甲状腺刺激ホルモンがレセプターに結合したのと同様に細胞内にシグナルが伝わる結果，甲状腺細胞は甲状腺ホルモン（thyroid hormone：TH）を分泌する．抗体が常に結合するため甲状腺ホルモンが過剰に分泌され，甲状腺機能亢進症となる．

また，甲状腺刺激ホルモンレセプターに結合し，甲状腺刺激ホルモンとレセプターの結合を阻害することで甲状腺ホルモンの分泌を阻害し，甲状腺機能低下症を引き起こす抗体がある（**図Ⅳ-5，Ⅰ-c**）．

そのほかに，重症筋無力症（**図Ⅳ-5，Ⅱ-b**）では，アセチルコリン（acetylcholine：ACh）レセプターに対する抗体が，アセチルコリンの結合を競合阻害するために，神経-筋結合部の伝達阻害が起こり，筋肉の収縮を阻害し，筋肉が収縮できず筋無力症となる．

3 アレルゲンの種類

アレルゲンは，完全抗原と不完全抗原（ハプテン）に分けられる．完全抗原は細菌，ウイルス，毒素，そのほかのタンパク質で，単独で抗体産生を促すことができるものをいう．不完全抗原はそれ自身では抗体産生を促すことができず，異種タンパクまたは自己タンパクと結合して抗原性をもつもので，炭水化物，脂質，化学物質などがこれに属する．

また，アレルゲンの侵入経路によって，吸入抗原，食事性抗原，接触性抗原などに分けられる．そのほかに，薬物抗原，感染性抗原，自己抗原などもある（**表Ⅳ-2**）．

さらに，抗原量が急激に増える時期にアレルギーが発症するため，抗原量の急増時期で分ける場合もある．吸入抗原では，通年性抗原としてダニ，ハウスダスト，

* **リガンド**：特定のレセプターに結合する特定のタンパク質をリガンドとよぶ．たとえば，ホルモンやサイトカインは特定のレセプターに結合する．

表Ⅳ-2 代表的アレルゲンと侵入経路

①吸入抗原
通年性：ダニ，ハウスダスト，カビ類，動物の毛，羽
季節性：花粉（春：スギ，ヒノキ，夏：カモガヤ，秋：イネ，ススキ，ヨモギ，ブタクサ）
②食事性抗原
動物性：牛乳，卵，肉・魚介類
植物性：ソバ，キノコ類
③接触性抗原
化粧品，毛染め，化学薬品，ウルシ
④薬物抗原
抗菌薬，解熱鎮痛薬，抗けいれん薬，ホルモン薬
⑤感染性抗原
細菌，ウイルス，寄生虫
⑥自己抗原

季節性抗原として春にスギ，ヒノキ，夏にカモガヤ，秋にヨモギ，ブタクサ，イネなどがある．

第2部 アレルギー

第V章 アレルギーの診断・治療

1 アレルギーの診断[1, 2)]

アレルギー疾患が疑われる場合は，まず患者が訴える症状がアレルギー疾患によるものであることの判断を，詳細な問診，身体診察および一般検査で行い，次いで原因抗原を特定するための検査を行う．アレルギー疾患の診断は，これらを組み合わせて総合的に行う（**図V-1**）．

A 問診

アレルギー疾患は，アレルギー反応がどの臓器に生じるかによって，それぞれ特徴的な症状を呈する（**表V-1**）．これらの症状からアレルギー疾患を疑うことが，診断の第一歩となるが，患者の訴え方は百人百様であること，患者は医学用語を知らないことが多いことを考慮し，問診は十分に時間をかけ，わかりやすい言葉で行う．また，**表V-1** の各症状はアレルギー疾患以外の疾患でもみられるため，アレルギー疾患と決めつけず，他疾患を鑑別しながら問診を進めることも重要である．

アレルギー疾患が疑われたら，症状の現れ方をくわしく聴取する．基本的に症状は原因抗原への曝露後に発現するため，症状の現れ方に一定の傾向がある場合が多く，原因抗原に曝露される環境や，症状発現の条件・誘因に焦点をあて病歴を詳細に聴取する．

1）病歴

- 住居環境との関係：気管支喘息の原因抗原（アレルゲン）としてハウスダストの

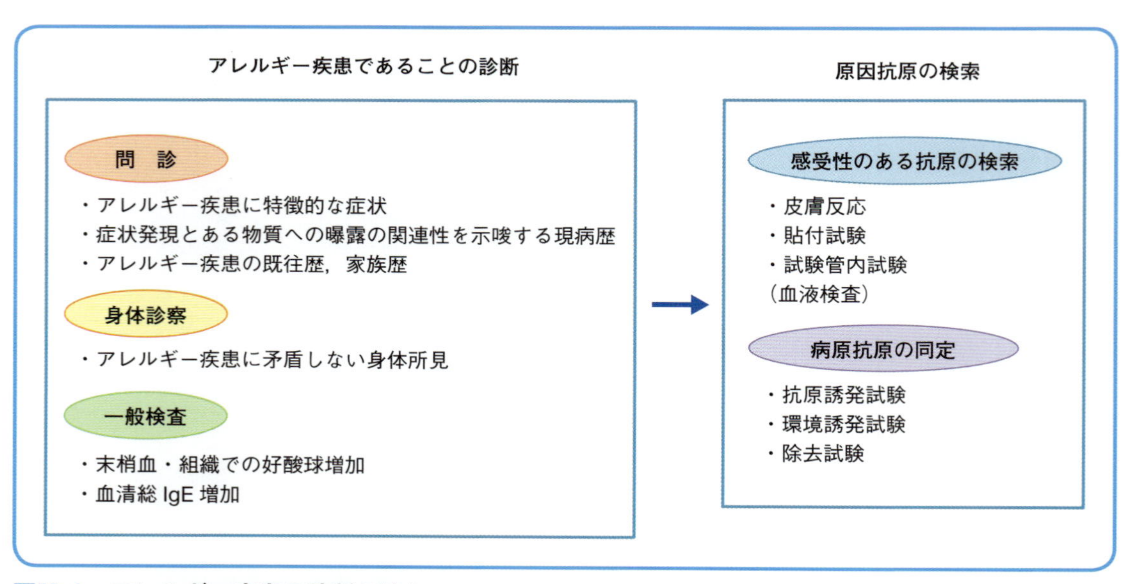

図V-1 アレルギー疾患の診断の流れ
［福田 健：アレルギー疾患患者の診かた．総合アレルギー学，改訂2版，福田 健（編），p.193，南山堂，2010より引用］

表V-1 アレルギー疾患の主たる罹患部位と特徴的な症状

罹患部位	特徴的な症状
結膜	アレルギー性結膜炎（流涙，掻痒感，充血）
鼻粘膜	アレルギー性鼻炎（鼻汁，くしゃみ，鼻閉）
気管・気管支	気管支喘息（喘鳴，咳嗽，呼吸困難）
肺実質	過敏性肺炎（咳嗽，呼吸困難，発熱）
消化管	消化管アレルギー（腹痛，下痢）
皮膚	蕁麻疹（掻痒を伴う紅斑と膨疹），アトピー性皮膚炎（痒疹），接触皮膚炎（紅斑，水疱）
血管	アナフィラキシーショック（意識消失，血圧低下）

［福田 健：アレルギー疾患患者の診かた．総合アレルギー学，改訂2版，福田 健（編），p.194，南山堂，2010より引用］

頻度が最も多く，その主要アレルゲンは，日本ではチリダニ（ヒョウヒダニ）である．そのほか，ペット類（ネコ，イヌ，ハムスターなど），真菌類，昆虫類（ゴキブリなど）などがあり，これらの抗原に曝露しやすい環境ではないかを確認する．また，真菌類やハト，オウム，インコなど鳥類の排泄物中に含まれる異種タンパクは過敏性肺炎の原因になる．室内植物がアレルギー性皮膚炎の原因になることもある．

- 季節との関係：アレルギー性鼻炎や気管支喘息の症状発現が通年性であればダニ，真菌などのハウスダストが，季節性であればスギ，ヒノキ，ブタクサなどの花粉が原因である可能性が高い(症状出現が花粉の飛散時期に一致する)．また，気管支喘息では季節の変わり目に症状増悪や発作がみられやすい．
- 職業・職場環境との関係：気管支喘息，過敏性肺炎，アレルギー性鼻炎，皮膚アレルギーでは，症状の発現と仕事や職場環境に関連性がある場合がある（職業性アレルギー）．近年の産業の発展に伴い，原因物質が増加かつ複雑化しているため，問診時は具体的な仕事の内容，取り扱う材料・製品，職場環境などについてもくわしく聴取する．
- 食物との関係：食物アレルギーの3大原因食物は鶏卵，乳製品，小麦である．鶏卵，乳製品は乳幼児期に多く，学童期以降は摂取する食材の広がりに呼応するように甲殻類（エビ，カニ），果物類，魚類，ピーナッツ，ソバなどが増える．食物日誌の活用が有効である．花粉抗原やラテックス抗原と，果物・野菜の抗原の交差反応*性により生じる口腔アレルギー症候群，ラテックス－フルーツ症候群も考慮した問診を行う．
- 薬物との関係：薬物の種類，投与量，投与期間，投与開始から発症までの期間を

*交差反応：あるアレルゲンに対する抗原特異的IgE抗体は，異なるアレルゲンであっても構造が似ているとその異なるアレルゲンにも反応し（交差抗原性），アレルギー症状が起こる．たとえば，口腔アレルギー症候群であれば，花粉症の患者は花粉のアレルゲンに対する抗原特異的IgE抗体を持っているが，そのIgE抗体が生野菜や果物のアレルゲンで花粉のアレルゲンと構造が似ているものに対して反応し，アレルギー反応を示す．これを「交差反応」という．

聴取する．他の医療機関で処方されている薬剤や市販薬，サプリメントの服用状況も確認する．

- 運動との関係：運動誘発喘息や，ある特定の食物摂取後の運動負荷によりアナフィラキシーを呈する食物依存性運動誘発アナフィラキシーがある．食物依存性運動誘発アナフィラキシーでは，原因食物は小麦製品が多く，次いで甲殻類である．食物摂取，あるいは運動負荷単独では症状の発現は認めない．
- 日用品との関係：衣類（繊維，染料など），金属アクセサリー（ニッケル，コバルトなど），化粧品などがアレルギー性皮膚炎の原因となっていることがある．
- 物理的刺激との関係：寒冷，温熱，光線，機械的刺激など種々の物理的刺激がアレルギー症状の誘因となることがある．とくに蕁麻疹の診療を行う際に，くわしく聴取する．

2）既往歴・治療歴

アレルギー疾患は重複して罹患することが多いが，同時期に発症しているとは限らないので，小児期を含め，過去になんらかのアレルギー疾患に罹患していたかについて聴取する．また，当該症状や既往症に対してどのような治療がなされてきたかを尋ねる．

3）家族歴

アトピー素因には遺伝性があり，アレルギー疾患患者の近親者にはなんらかのアレルギー疾患がみられることが多い．そのため詳細な家族歴聴取を行う．

> メモ
> **アトピー素因**
> 「アトピー(atopy)」という用語は，ギリシャ語のatopos（奇妙な）に由来する．現在，アトピー素因は，① 気管支喘息，アレルギー性鼻炎・結膜炎，アトピー性皮膚炎などの家族歴・既往歴があるか，あるいは，② IgE抗体を産生しやすい体質，をいう．近年，アトピー性皮膚炎を指して使用されることが多いが，「アトピー」＝「アトピー性皮膚炎」ではないことに留意されたい．

B 身体診察

各疾患の身体所見の解説は，それぞれの項に譲る．

アレルギー疾患の身体診察では，問診でアレルギー疾患が疑われても，アレルギー疾患と決めつけずに全身を広く診察することが重要である．患者の訴えがアレルギー疾患によるものではない場合や，アレルギー性疾患であったとしても別に非アレルギー性疾患を合併している場合もある．また，アレルギー疾患は別のアレルギー疾患を合併することが多く，この点からも全身を広く診察する必要がある．

気管支喘息発作やアナフィラキシーでは意識状態，バイタルサイン，呼吸・循環状態，そのほか身体所見をすみやかに確認する必要がある．

C 検 査

アレルギー疾患の検査法は，目的としてはアレルギー疾患であることを診断するためのスクリーニング的検査と，原因抗原を検索するための検査があり，検査方法としては患者から採取した血清や細胞を用いた *in vitro*（試験管内）検査法と，患者自身の生体での反応をみる *in vivo*（生体内）検査法がある．

1）I型アレルギーに関連する検査[1〜3]（表V-2）

<I型アレルギーの診断のための検査>

i）**好酸球数**：I型アレルギー疾患では末梢血好酸球数の増加を認めることが多

表V-2　I型アレルギー疾患の検査法

in vitro 検査法（試験管内）	I型アレルギーによることを示唆する検査	●好酸球数（末梢血，鼻汁，喀痰など）・血清総IgE値
	病因抗原（アレルゲン）検索のための検査	●抗原特異的IgE抗体　・アレルゲンコンポーネント検査　・ヒスタミン遊離試験
in vivo 検査法（生体内）	病因抗原（アレルゲン）検索のための検査	●皮膚反応（プリックテスト，スクラッチテスト，皮内テスト） ●誘発試験（吸入誘発試験，鼻粘膜誘発試験，眼誘発試験） ●食物除去・負荷試験（食物アレルギー）

い．ただし，末梢血好酸球増加は寄生虫感染症，好酸球増多症候群，悪性腫瘍，膠原病などでもみられるため鑑別が必要である．I型アレルギー反応が生じている局所では好酸球数が増加するため，アレルギー性鼻炎では鼻汁中，気管支喘息では喀痰中の好酸球数が増加しており，しばしば疾患活動性と相関するため診断的価値が高い．

ii）**血清総IgE値**：スクリーニング検査として有用である．I型アレルギー疾患では一般に高値を示すが，基準値内であってもI型アレルギー疾患を否定できない．後述する抗原特異的IgE抗体が検出されても，総IgE値が基準値内にとどまることは日常診療でしばしば経験する．寄生虫感染症や一部の免疫不全症候群などでも高値となるため鑑別を要する．

＜I型アレルギーの原因抗原検索のための検査＞

問診で得られた情報に基づき原因抗原（アレルゲン）を推定し，以下の検査を行う．

i）**抗原特異的IgE抗体**：当該アレルゲンに特異的に結合したIgEを測定する．抗原特異的IgE抗体が陽性であれば，そのアレルゲンがI型アレルギー疾患の発症に関与している可能性が考えられる．一般に，病歴，皮膚反応や誘発試験などとの間に相関が認められる．しかし，抗原特異的IgE抗体が検出されても症状が認められないことがある．抗原特異的IgE抗体の存在は，そのアレルゲンに感作されていることを意味するが，そのアレルゲンが症状を引き起こしていることの直接的な証明にならない．これは感作と発症は別であり，感作後発症にいたるまで，さらに多くの要因が関与することを示している．診断は，臨床症状やその他検査結果も合わせて，総合的に行う必要がある．

ii）**アレルゲンコンポーネント検査**：アレルゲンには多数のタンパク質が含まれているが，その中でアレルギーの原因となりやすい特定のタンパク質をアレルゲンコンポーネントという．このアレルゲンコンポーネントに対する特異的IgE抗体を測定する検査をアレルゲンコンポーネント検査といい，近年，実用化が進んでいる．従来の抗原特異的IgE抗体検査では，アレルゲンの原料からの抽出物に対するIgEを測定するが，この抽出物にはさまざまなタンパク質が含まれている．しかし，アレルゲンコンポーネント検査ではアレルゲンの中のアレルギーの原因となりやすいタンパク質だけを遺伝子産物として検査に用いるため，症状との関連性が高く，従来の抗原特異的IgE抗体検査と組み合わせることで，より正確な診断に役立つ．

iii）ヒスタミン遊離試験：感作が成立している場合，末梢血中の好塩基球の表面には抗原特異的IgE抗体が固着しており，対応するアレルゲンが結合すると好塩基球よりヒスタミンが遊離される．患者の末梢血より分離した白血球浮遊液にアレルゲンを添加してヒスタミン遊離が生じるか否かについて調べ，そのアレルゲンに対する特異的IgE抗体の保有の有無を間接的に評価する生体内反応に最も近い検査法である．抗原特異的IgE抗体，皮膚反応や誘発試験と高い相関を示す．主に食物アレルギーの診断に有用である．

iv）皮膚反応：一度に多種類のアレルゲン検索が可能であり，スクリーニングに適している．

- プリックテスト，スクラッチテスト：前腕屈側や背部の皮膚を消毒した後，アレルゲンを滴下し，それを通して無菌の細い針で軽く刺す（プリック）または少し引っ掻き（スクラッチ），15～20分後に生じる膨疹と紅斑（発赤）の大きさを測って判定する．5 mm以上の膨疹，または15 mm以上の紅斑（発赤）を認めれば陽性とする．口腔アレルギー症候群などの診断では，野菜や果物に針を刺し，その針で皮膚を刺す方法（prick-to-prick（プリック トゥー プリック）テスト）も行われる．反応が弱くなることがあるため，検査前一定期間は，抗ヒスタミン薬・抗アレルギー薬の服用をしないようにする．
- 皮内テスト：前腕屈側にアレルゲン液を皮内注射し，15～20分後に判定する．9 mm以上の膨疹，または20 mm以上の紅斑を認めれば陽性とする．数時間後から翌日にかけて遅発性の反応を生じることもある．プリックテスト，スクラッチテストと比べ，アレルゲンが深く侵入するため感度は優れるが，アナフィラキシー反応を引き起こす危険性がある．まずプリックテスト，スクラッチテストを行い，反応を確認してからの実施が望ましい．危険性などの理由で，食物アレルギーの診断において皮内テストは一般的に行わない．

v）誘発試験：抗原特異的IgE抗体測定や皮膚反応で同定されたアレルゲンが実際に臨床症状を引き起こすかどうか検証するため，アレルゲンを実際に患者に投与し，症状が誘発されるか確認する検査法である．確定診断のゴールドスタンダードではあるが，ときにアナフィラキシーなど強い症状を引き起こす可能性があり，救急処置が可能な専門施設での実施が望ましい．実施にあたって，適応を十分に考慮する必要がある．

- 吸入誘発試験：気管支喘息では，アレルゲンを低濃度から次第に濃度を上げて吸入させ，気管支収縮が起こるかを確認する（1秒量の低下で判断する）．検査前一定期間は，気管支喘息治療薬の休薬が必要である．
- 鼻粘膜誘発試験：アレルギー性鼻炎では，アレルゲンを染みこませた濾紙を鼻粘膜にあて，鼻汁流出などを観察する．

- 眼誘発試験：アレルゲンを下眼瞼に垂らして，眼のかゆみや結膜充血などを観察する．

vi）食物除去・負荷試験：食物アレルギーにおいて，疑われるアレルゲンを食事から除去して症状が軽減するかどうか，また少量から食べさせて症状が悪化するかどうかを観察する．原因食物抗原の確定や，特定の食物の除去療法を解除する場合に用いる．

2）Ⅱ型アレルギーに関連する検査[1,2,4]

Ⅱ型アレルギーの検査は，細胞・組織表面の抗原に対する抗体を証明することである．血清中，あるいは組織・細胞表面の抗体を検出する．ただし，抗体の存在が必ずしも細胞傷害を意味しないため，診断には臨床像，病理組織学的所見などを含めた総合的判断が必要である．自己免疫性溶血性貧血における抗赤血球抗体，特発性血小板減少性紫斑病における抗血小板抗体，抗糸球体基底膜（glomerular basement membrane：GBM）病における抗GBM抗体，バセドウ（Basedow）病におけるTSH受容体刺激抗体などがある．

3）Ⅲ型アレルギーに関連する検査[1,2,5]

Ⅲ型アレルギーの検査は，免疫複合体の存在の証明と，反応に関連する抗原特異的IgG抗体を検出し抗原を同定する検査がある．

- 免疫複合体：血中の免疫複合体の測定と，病理組織学的検査による組織中の免疫複合体の検出が行われる．組織中の免疫複合体は，免疫グロブリンや補体成分に対する抗体で染色して確認する．なお，血中に免疫複合体が検出されても，組織障害が免疫複合体によって起こっていることにはならない．疾患によっては，血中免疫複合体が疾患活動性の評価に有用なことがある（全身性エリテマトーデス，悪性関節リウマチなど）．また，免疫複合体により補体が活性化され，消費されるため，免疫複合体が関連する疾患では疾患活動性の評価に補体価の低下が有用なことがある（全身性エリテマトーデス，悪性関節リウマチ，血清病など）．
- 抗原特異的IgG抗体：過敏性肺炎やアレルギー性気管支肺真菌症など，異物の曝露・吸入により生じるⅢ型アレルギー疾患の診断には，抗原特異的IgG抗体の検出が診断確定のために重要である．
- アルサス型皮内反応：Ⅲ型アレルギーでは，抗原曝露により局所でIgG抗体と免疫複合体が形成され，炎症が誘発される（アルサス反応）．抗原抽出液を皮内注射し，3～6時間後に発赤，腫脹を観察する．
- 抗原誘発試験・環境曝露試験：抗原特異的IgG抗体や皮内反応で陽性となった抗原が原因抗原であることを確認するために行う．抗原曝露後3～6時間後に局所あるいは全身反応が誘発された場合，Ⅲ型アレルギーの関与を疑う．過敏性肺炎など環境因子による場合は，抗原が同定されていなくても環境曝露試験により当該環境に抗原が存在することが確認できる．

4）Ⅳ型アレルギーに関連する検査[1,2,6]

- パッチテスト（貼付試験）：アレルギー性接触性皮膚炎の診断・原因検索におい

て，最も有用な検査法である．原因物質を付着させたパッチを上背部，上腕外側の健常皮膚に貼付し，48 時間後に同部位の紅斑，浮腫，小水疱など皮膚炎症状の有無を観察する．

- リンパ球刺激（幼若化）試験：薬剤アレルギーの診断に使われる．血中にアレルゲン特異的な感作リンパ球が存在すると，アレルゲン添加刺激によりリンパ球の幼若化，増殖反応が起こるので，その反応を確認する検査法である．偽陽性，偽陰性が多く，検査実施のタイミングや併用薬の影響も受ける．採血で行える点が利点であるが，一般的には本試験の結果のみで確定診断は行わず，病歴や皮膚テストなどの結果と組み合わせて診断している．

2 アレルギーの治療

アレルギー疾患の治療の基本は，原因抗原（アレルゲン）への曝露の回避である．薬物療法の前に，原因あるいは増悪因子に対する環境整備を行うべきである．また，薬物療法に際しては，薬物療法の意義の理解を深めるとともに服薬アドヒアランスを高め，環境整備と併せた自己管理に関して患者および家族への教育が重要である．

A 原因抗原および増悪因子の回避・除去 [7)]

環境中の抗原量の多寡が危険因子として重要である．したがって，原因抗原を同定し，除去・回避することが必要である．それぞれの抗原の特徴を理解し，効果的に対応することが基本となる．

増悪因子はアレルギー疾患の病態の進展にさまざまな影響を与え，重症化・難治化の要因となり，患者の QOL の低下につながるため，その回避・除去は重要である．増悪因子は患者ごとに異なるため，詳細な問診によって増悪因子を特定し，きめの細かい生活指導や薬物の予防的投与などを行うことが大切である．

B 薬物療法 [8, 9)]（表V-3）

アレルギー疾患の基礎病態を標的とした治療薬の適切な使用が重要である．主な治療薬として，以下の薬剤がある．

1）副腎皮質ステロイド

I型アレルギー疾患治療において，好酸球性炎症を最も効果的に抑制する薬剤は，副腎皮質ステロイドである．経口薬，注射用製剤，吸入薬，点鼻薬，点眼薬，外用薬など，種々の剤形がある．基本的には病態を考慮した局所用剤を，長期的な維持治療薬（長期管理薬）として用いる．吸入ステロイドが気管支喘息の長期管理薬として第一選択であることが，代表的である．局所投与は長期的な全身投与時にみられる副作用を軽減できる．全身投与は原則として間欠投与とし，維持投与するときは必要最小量とする．

表V-3 各アレルギー疾患の主な治療薬

	気管支喘息	アレルギー性鼻炎	アレルギー性結膜炎	アトピー性皮膚炎	食物アレルギー
副腎皮質ステロイド					
外用	○	○	△	○	
内服	△	△	△	△	△
抗アレルギー薬					
外用・吸入	○	○	○	○	
内服	○	○	○	○	○
抗ロイコトリエン薬	○	○			
その他	β_2 刺激薬 テオフィリン 抗 IgE 抗体 抗 IL-5 抗体	α 交感神経刺激薬 アレルゲン免疫療法	免疫抑制薬（タクロリムス点眼）(シクロスポリン点眼)	保湿薬 免疫抑制薬（タクロリムス外用）(シクロスポリン内服)	アドレナリン

抗アレルギー薬は抗ヒスタミン薬，ケミカルメディエーター遊離抑制薬を含む.
［大田　健（監），一般社団法人日本アレルギー学会（作成）：アレルギー疾患総論．アレルギー総合ガイドライン 2016，p.11，協和企画，2016 より許諾を得て改変し転載］

I 型アレルギー疾患以外では，多くの病態において十分な免疫抑制を必要とし，リンパ球の抑制効果を目的として副腎皮質ステロイドの全身投与を行う．投与量は病態に応じるが，緊急性がある場合はパルス療法（メチルプレドニゾロン 0.5～1 g/日を 3 日間）が施行される．副腎皮質ステロイドで治療効果が不十分な場合は，免疫抑制薬（シクロホスファミド，アザチオプリン，ミコフェノール酸モフェチル，メトトレキサート，シクロスポリン，タクロリムスなど）が併用される．病状の改善に応じて，副腎皮質ステロイドは慎重に減量し，併用薬とともに維持量を継続投与する．また，副作用対策を十分に行う．

2）抗ヒスタミン薬

抗ヒスタミン薬は，肥満細胞や好塩基球から放出されるヒスタミンがヒスタミン H_1 受容体に結合することを阻害することで，ヒスタミンによる鼻汁やくしゃみ，皮膚や粘膜の掻痒感，充血や浮腫などを改善する．アレルギー性鼻炎，蕁麻疹，アトピー性皮膚炎で頻用される．抗ヒスタミン薬には第一世代と第二世代がある．第一世代は速効性はあるものの，中枢神経抑制作用（眠気）や抗コリン作用（口渇，眼圧上昇，尿閉，便秘など）が強い．第二世代は中枢神経抑制作用や抗コリン作用は軽減されている．第二世代は速効性は第一世代より劣るが，持続時間が長く，連続服用により有効性が高まる．

3）抗ロイコトリエン薬

ロイコトリエンはヒスタミンと同様に肥満細胞や好塩基球から放出され，強力な気管支平滑筋収縮作用を有する．また，鼻炎，鼻粘膜腫脹にも大きく関わる．気管支喘息の長期管理薬のひとつであり，とくにアスピリン喘息，運動誘発喘息で有用である．アレルギー性鼻炎では，とくに鼻閉に対する改善効果が優れている．

4）抗アレルギー薬（抗ヒスタミン薬，抗ロイコトリエン薬以外）

ケミカルメディエーター遊離抑制薬は，肥満細胞や好塩基球からのケミカルメディエーターの放出を抑制するもので，抗ヒスタミン作用のないものである．経口薬と種々の局所用剤がある．

抗トロンボキサン A_2 薬は，気管支喘息の基本病態である気道過敏性亢進に強く関わるトロンボキサン A_2 の作用を抑えることから気管支喘息に適応となっている．抗プロスタグランジン D_2・トロンボキサン A_2 薬は，アレルギー性鼻炎の鼻閉症状に効果を示す．Th2 サイトカイン阻害薬は，Th2 細胞からの IL-4，IL-5 の産生を抑制し，IgE 産生や好酸球活性を抑えることでアレルギー性炎症を改善させる．気管支喘息，アレルギー性鼻炎，アトピー性皮膚炎で適応がある．

5）分子標的治療薬

抗 IgE 抗体，抗 IL-5 抗体，抗 IL-4/13 抗体がある．抗 IgE 抗体であるオマリズマブは IgE に結合し，IgE が肥満細胞や好塩基球に結合することを阻害することによって，I 型アレルギー反応の発症を抑える．抗 IL-5 抗体であるメポリズマブは，好酸球増殖・活性化因子である IL-5 に結合し，IL-5 と好酸球表面の IL-5 受容体の結合を阻害することによって，抗 IL-5 受容体抗体であるベンラリズマブは，IL-5 受容体に結合し，抗体依存性細胞障害（antibody-dependent cellular cytotoxicity：ADCC）を誘導し，好酸球を除去することによって，血中好酸球数を減少させ，好酸球性炎症を抑制する．抗 IL-4/13 受容体抗体であるデュピリマブは，アレルギー疾患の病態形成において重要な役割を果たす IL-4，IL-13 のシグナル伝達を阻害することでアレルギー性疾患を改善する．

いずれも従来の治療でコントロールできない難治性の気管支喘息に適応となっている．オマリズマブは従来の治療（抗ヒスタミン薬など）で効果不十分な特発性慢性蕁麻疹に対して，メポリズマブは副腎皮質ステロイドによる治療を行っても抵抗性の好酸球性多発血管炎性肉芽腫症に対して適応がある．また，デュピリマブは既存治療で効果不十分なアトピー性皮膚炎に対して適応がある．

C アレルゲン免疫療法（減感作療法）[10]

原因抗原（アレルゲン）を徐々に増量しながら体内に皮下注射または舌下投与により摂取させ，抗原に対する過敏性を減少させ（免疫寛容），症状や QOL を改善する治療法である．最大の利点は長期寛解が期待できることである．日本では主に花粉症を含むアレルギー性鼻炎に対して行われている．古くから皮下免疫療法が行われてきたが，近年，舌下免疫療法が導入された．日本ではスギとダニに対する舌下免疫療法が実施されている．

皮下免疫療法ではアナフィラキシーが起こる可能性があるが，舌下免疫療法は安全性が高く，全身性の副作用はきわめて少なく，局所の副作用が主である．皮下免疫療法は医療機関での注射による実施だが，舌下免疫療法は主に自宅で行われる．治療の意義などを十分に理解できていないと治療の継続が難しくなるため，事前の十分な説明が重要である．くわしくは「アレルギー性鼻炎」（p.198 参照）の項目を参照.

●引用文献

1）福田　健：アレルギー疾患患者の診かた．総合アレルギー学，改訂 2 版，福田　健（編），p.193-198，南山堂，2010
2）土肥　眞：アレルギー性疾患患者のみかた．内科学，第 11 版，矢﨑義雄（編），p.1308-1311，朝倉書店，2017
3）中川武正：Ⅰ型アレルギーの検査法．総合アレルギー学，改訂 2 版，福田　健（編），p.199-206，南山堂，2010
4）倉沢和宏：Ⅱ型アレルギーの検査法．総合アレルギー学，改訂 2 版，福田　健（編），p.206-209，南山堂，2010
5）倉沢和宏：Ⅲ型アレルギーの検査法．総合アレルギー学，改訂 2 版，福田　健（編），p.209-212，南山堂，2010
6）池澤善郎：Ⅳ型アレルギーの検査法．総合アレルギー学，改訂 2 版，福田　健（編），p.212-219，南山堂，2010
7）秋山一男：アレルギー疾患総論．病態と治療戦略がみえる免疫・アレルギー疾患イラストレイテッド，田中良哉（編），p.286-292，羊土社，2013
8）松本久子：アレルギー疾患の治療総論　薬物療法．日医師会誌 145（特別 1）：S108-S109, 2016
9）一般社団法人日本アレルギー学会：アレルギー疾患総論．アレルギー総合ガイドライン 2016（大田健監修），p.1-12，協和企画，2016
10）大久保公裕：アレルギー性鼻炎に対する免疫療法．内科学，第 11 版，矢﨑義雄（編），p.1313-1315，朝倉書店，2017

第2部 アレルギー

第Ⅵ章 アレルギー各論

1 アレルギー性鼻炎

A 病態

アレルギー性鼻炎とは

アレルギー性鼻炎（allergic rhinitis）は鼻粘膜のⅠ型アレルギー疾患で，原則的には発作性反復性のくしゃみ，水様性鼻漏，鼻閉を3主徴とする．

鼻炎の分類

鼻炎は広く鼻粘膜の炎症を示す．鼻粘膜の炎症は病理組織学的には滲出性炎で，その中でも化膿性炎，アレルギー性炎が多い．いずれも血管からの液性成分の滲出，浮腫，細胞浸潤，分泌亢進を特徴としている．具体的には**表Ⅵ-1**に示した．

花粉症（pollen allergy）とは，花粉がアレルゲンとなって引き起こされるアレルギー疾患の総称である．主に季節性アレルギー性鼻炎が多いが，アレルギー性結膜炎を高率に併発したり，ときに気管支喘息を引き起こしたりする場合もある．

アレルギー性鼻炎の有病率は，通年性アレルギー性鼻炎が18％程度，スギ花粉症が13～16％，スギ花粉症以外の花粉症が10％程度と考えられている．現在，通年性アレルギー性鼻炎と花粉症の有病率は近づきつつあるが，両者の合併患者も増加傾向にある．

発症機序・症状

感作陽性者の鼻粘膜上に抗原が吸入されると，鼻粘膜上皮細胞間隙を通過した抗原は鼻粘膜表層に分布する肥満細胞の表面でIgE抗体と結合し，抗原抗体反応の結果，肥満細胞からヒスタミン，ロイコトリエンを主とする多くの化学伝達物質が放

表Ⅵ-1 鼻炎の分類

①感染性
a）急性鼻炎 b）慢性鼻炎
②過敏性非感染性
a）複合型（鼻過敏性） 　i）アレルギー性：通年性アレルギー性鼻炎，季節性アレルギー性鼻炎 　ii）非アレルギー性：血管運動性（本態性）鼻炎，好酸球増多性鼻炎 b）鼻漏型：味覚性鼻炎，冷気吸入性鼻炎，老人性鼻炎 c）うっ血型：薬物性鼻炎，心因性鼻炎，妊娠性鼻炎，内分泌性鼻炎，寒冷性鼻炎 d）乾燥型：乾燥性鼻炎
③刺激性
a）物理性鼻炎 b）化学性鼻炎 c）放射線性鼻炎
④その他
a）萎縮性鼻炎 b）特異性肉芽腫性鼻炎

［鼻アレルギー診療ガイドライン作成委員会（編）：鼻アレルギー診療ガイドライン―通年性鼻炎と花粉症―2016年版，p.3，ライフ・サイエンス，2015より許諾を得て転載］

出される．これらの化学伝達物質に対する鼻粘膜の知覚神経終末，血管の反応として，くしゃみ，水様性鼻汁，鼻粘膜腫脹（鼻閉）がみられる．これが即時相反応である．

抗原曝露後，鼻粘膜内ではサイトカイン，ケミカルメディエーター，ケモカインによって活性型好酸球を中心とするさまざまな炎症細胞が浸潤する．鼻粘膜におけるアレルギー性炎症の進行と同時に，さまざまな刺激に対する鼻粘膜の反応性が亢進する．また，二次的に浸潤した炎症細胞，とくに好酸球で産生されるロイコトリエンによって鼻粘膜腫脹が起こる．これが遅発相反応であり，抗原曝露の6〜10時間後にみられる．

B 診断

診断の進め方

アレルギー性鼻炎および原因アレルゲンの診断は，くしゃみ，水様性鼻漏，鼻閉の3主徴が存在し，鼻汁好酸球検査で陽性，原因アレルゲンが皮膚テストや血清アレルゲン特異的IgE抗体定量で判明すれば確定する．

花粉症の診断は，アレルギー性鼻炎に伴うくしゃみ，水様性鼻漏，鼻閉の症状や，アレルギー性結膜炎に伴う眼のかゆみ，結膜の充血，涙の症状の季節性の出現から行う．とくに春，2月から5月にかけては，スギ花粉に続いてヒノキ花粉が原因の花粉症が代表的である．夏・秋にも花粉が原因で症状が伴うことがある．ほかに臨床症状が季節性に出現しているとき，皮膚反応やアレルゲン特異的IgE抗体定量で原因アレルゲンが同定されれば確定する．

鑑別診断としては，アレルギー性の証明ができない非感染性疾患や血管運動性鼻炎と好酸球増多性鼻炎がある．非アレルギー性鼻炎では，皮膚テスト，血清特異的IgE抗体は陰性である．

C 治療

主な治療法

治療（**表Ⅵ-2**）の目標は，症状がないか，あってもごく軽度で日常生活に支障のない状態にまで改善させることである．

1）抗原の除去・回避

花粉症を含め，アレルギー性鼻炎においては，抗原の除去と回避がまず第一の治療である．アレルゲンの代表的なものの対策をあげる．

室内ダニの除去は掃除およびベッドのマットやふとん・枕に対して防ダニカバーの使用，除湿器による湿度管理が重要である．

スギ花粉の回避は，花粉情報に注意し，飛散の多いときは外出を控える．外出時にマスク・メガネを着用する．帰宅時，衣服や髪をよく払い入室する．掃除を励行する．

ペット（とくにネコ：海外ではネコアレルギーが多い）抗原量の減量は，できれば飼育をやめる．屋外で飼い，寝室には入れない．ペットとペットの飼育環境を清潔に保つ．床のカーペットをやめ，フローリングにする．通気をよくし，掃除を励

表VI-2 アレルギー性鼻炎の治療法

① 患者とのコミュニケーション
② 抗原の除去と回避
- ダニ：清掃，除湿，防ダニ布団カバーなど
- 花粉：マスク，メガネなど

③ 薬物療法
- ケミカルメディエーター受容体拮抗薬（抗ヒスタミン薬，抗ロイコトリエン薬，抗プロスタグランジン D_2 薬・トロンボキサン A_2 薬）（鼻噴霧用，経口）
- ケミカルメディエーター遊離抑制薬（鼻噴霧用，経口）
- Th_2 サイトカイン阻害薬（経口）
- 副腎皮質ステロイド（鼻噴霧用，経口）
- 点鼻用血管収縮薬（α交感神経刺激薬）

④アレルゲン免疫療法（皮下：通常法，急速法，舌下）
⑤手術療法
- 凝固壊死法（高周波電気凝固法，レーザー法，トリクロール酢酸法など）
- 切除（鼻腔整復術，下鼻甲介粘膜広範切除術，鼻茸切除術など）
- ビディアン神経切断術，後鼻神経切断術

［鼻アレルギー診療ガイドライン作成委員会（編）：鼻アレルギー診療ガイドライン―通年性鼻炎と花粉症―2016年版，p.37，ライフ・サイエンス，2015より許諾を得て転載］

行する．

2）薬物療法

薬物療法には抗ヒスタミン薬，ケミカルメディエーター遊離抑制薬，抗ロイコトリエン薬，抗プロスタグランジン D_2 薬・トロンボキサン A_2 薬，鼻噴霧用ステロイドなどがある．

i）軽症：抗ヒスタミン薬またはケミカルメディエーター遊離抑制薬を使用する．

ii）中等症くしゃみ・鼻漏型：抗ヒスタミン薬，ケミカルメディエーター遊離抑制薬，鼻噴霧用ステロイドのいずれかひとつを使用し，効果が十分でなければ他剤を併用する．

iii）中等症鼻閉型：抗ロイコトリエン薬，抗プロスタグランジン D_2 薬・トロンボキサン A_2 薬，鼻噴霧用ステロイドのいずれかひとつを使用し，効果が十分でなければ他剤を併用する．

iv）重症型：鼻噴霧用ステロイド，くしゃみ・鼻漏型ではさらに抗ヒスタミン薬を併用する．

v）重症鼻閉型：抗ロイコトリエン薬または抗プロスタグランジン D_2 薬・トロンボキサン A_2 薬の併用を行い，必要に応じて点鼻用血管収縮薬を治療開始時の5～7日間に限って用いる．

花粉症の薬物治療は，季節性アレルギー性鼻炎，アレルギー性結膜炎など，症状に応じて治療を行う．季節性アレルギー性鼻炎の治療は前述のとおりである．アレルギー性結膜炎の治療は，軽度では，抗アレルギー点眼薬，中等症ではステロイド点眼薬を追加する．重症ではステロイド点眼薬，ステロイド内服薬，眼瞼結膜下注射を行う．

3）アレルゲン免疫療法

ⅰ）皮下免疫療法：本法は約90年の歴史をもち，長期寛解を期待できる唯一の治療法である．注射抗原エキスに対する抑制性T細胞誘導，局所浸潤リンパ球分画の変化，遮断抗体産生亢進などの機序が考えられている．抗原を注射してから，効果発現まで6ヵ月かかり，3年間以上の定期注射を必要とする．さらにまれではあるが，全身性アナフィラキシー反応を起こす危険がある．

ⅱ）舌下免疫療法：前記ⅰ）の方法では，副作用と定期的注射を行うことが煩雑になることから，舌下免疫療法が開発された．現在，スギ，ダニに対する舌下免疫療法が行われている．アレルゲンを舌下に毎日内服し，1～2週間で維持量に増量した後，2～3年続けることで寛解に持ち込むことができる．注射による特異的免疫療法と比べると副作用が少なく，患者が自宅でできることから普及している．

4）手術療法

保存的治療後に鼻閉が残ることがあるが，しばしば，鼻中隔彎曲症，肥厚性鼻炎，鼻茸などの鼻腔形態異常が鼻閉の原因となっている．鼻腔形態異常を伴う症例では鼻腔整復術を行う．また，スギ花粉症に対して季節前レーザー手術が行われているが，次年度への効果の持続性はない．頑固な鼻漏に対してビディアン（Vidian）神経切断術があるが，涙液分泌障害などの合併症を避けるために後鼻神経切断術が考案されている．

D 治療経過・予後

舌下免疫療法のできるダニでは80～90%，スギ花粉でも70%前後の有効性があり，3年以上治療を続けられた有効例の患者では，治療終了後4～5年経過した時点で80～90%の効果が持続する．また，舌下免疫療法にないアレルギー性鼻炎では，上述のような治療を行うが，根治的治療はないので，日常生活に支障のない程度に薬物療法を行う．

2 食物アレルギー

A 病 態

食物アレルギーとは

食物アレルギー（food allergy）とは，食物により引き起こされる抗原特異的な免疫学的機序を介して，生体に不利益な症状が惹起される現象をいう．

疫学

日本での大規模調査から，乳児で約5～10%，幼児で約5%，学童期が1.5～3%と考えられる．有病率は乳幼児期に最も多く，加齢とともに減少する．成人では1%程度と推定される．

原因食品は鶏卵，牛乳，小麦の順であり，これらで全体の約60%を占める．以下，甲殻類，果物類，ソバ，魚類，ピーナッツと続く．原因食品は年齢ごとに特徴がある．0歳は鶏卵，牛乳，小麦がとくに多く，90%以上を占める．1歳以降，鶏

表Ⅵ-3 年齢別原因食品（厚生労働科学研究 平成13～14年即時型食物アレルギー全国調査）

<table>
<tr><th>年齢群</th><th>0歳</th><th>1歳</th><th>2，3歳</th><th>4～6歳</th><th>7～19歳</th><th>20歳以上</th><th>合計</th></tr>
<tr><th>症例数</th><th>1,270</th><th>699</th><th>594</th><th>454</th><th>499</th><th>366</th><th>3,882</th></tr>
<tr><td>第1位</td><td>鶏卵
62.1%</td><td>鶏卵
44.6%</td><td>鶏卵
30.1%</td><td>鶏卵
23.3%</td><td>甲殻類
16.0%</td><td>甲殻類
18.0%</td><td>鶏卵
38.3%</td></tr>
<tr><td>第2位</td><td>牛乳
20.1%</td><td>牛乳
15.9%</td><td>牛乳
19.7%</td><td>牛乳
18.5%</td><td>鶏卵
15.2%</td><td>小麦
14.8%</td><td>牛乳
15.9%</td></tr>
<tr><td>第3位</td><td>小麦
7.1%</td><td>小麦
7.0%</td><td>小麦
7.7%</td><td>甲殻類
9.0%</td><td>ソバ
10.8%</td><td>果物類
12.8%</td><td>小麦
8.0%</td></tr>
<tr><td>第4位</td><td>—</td><td>魚卵
6.7%</td><td>ピーナッツ
5.2%</td><td>果物類
8.8%</td><td>小麦
9.6%</td><td>魚類
11.2%</td><td>甲殻類
6.2%</td></tr>
<tr><td>第5位</td><td>—</td><td>—</td><td rowspan="2">甲殻類
果物類
5.1%</td><td>ピーナッツ
6.2%</td><td>果物類
9.0%</td><td>ソバ
7.1%</td><td>果物類
6.0%</td></tr>
<tr><td>第6位</td><td>—</td><td>—</td><td>ソバ
5.9%</td><td>牛乳
8.2%</td><td>鶏卵
6.6%</td><td>ソバ
4.6%</td></tr>
<tr><td>第7位</td><td>—</td><td>—</td><td>—</td><td>小麦
5.3%</td><td>魚類
7.4%</td><td>—</td><td>魚類
4.4%</td></tr>
</table>

卵と牛乳の頻度は減少する．学童期以降では甲殻類，果物類の割合が増える．小麦は年齢ごとの変化がない（**表Ⅵ-3**）．

発症機序

多くはIgEが関与するIgE依存性食物アレルギーであるが，一部でIgE以外の免疫学的機序によって発症する非IgE依存性食物アレルギーがある．

消化管は外界と接するため免疫組織が発達しており，異物に対して免疫応答が誘導される．しかし，食物抗原に対しては，消化酵素による低分子化や胃酸による変性（物理化学的バリア），さらに制御性T細胞により過剰な免疫応答を抑制する経口免疫寛容が作用し，アレルギー反応が生じないようになっている．この免疫寛容の不成立，破綻が食物アレルギーの発症機序のひとつとされる．本疾患が主に乳幼児期に発症するのは，物理化学的バリアや免疫機構が未発達な時期であることと関係すると考えられる．

症状・臨床病型

症状は多臓器に及ぶ（**表Ⅵ-4**）．蕁麻疹や瘙痒，紅斑など皮膚症状が最も多く，呼吸器，粘膜，消化器，ショックの各症状が続く．

食物アレルギーは4つの臨床病型に分類される（**表Ⅵ-5**）．

1）新生児・乳児消化管アレルギー

主に非IgE依存性の機序により新生児・乳児に嘔吐や血便，下痢などを起こす．原因は牛乳タンパクが大半を占める．

2）食物アレルギーの関与する乳児アトピー性皮膚炎

小児期の食物アレルギーとして最も高頻度である．乳児期のアトピー性皮膚炎に伴って発症し，しばしばアレルゲン食品の除去により湿疹は軽快する．年齢ととも

表Ⅵ-4 食物アレルギーの症状

臓 器	症 状
皮膚	紅斑，蕁麻疹，血管性浮腫，瘙痒，灼熱感，湿疹
粘膜	眼症状：結膜充血・浮腫，瘙痒感，流涙，眼瞼浮腫 鼻症状：鼻汁，鼻閉，くしゃみ 口腔症状：口腔・口唇・舌の違和感・腫脹
呼吸器	咽喉頭違和感・瘙痒感・絞扼感，嗄声，燕下困難， 咳嗽，喘鳴，陥没呼吸，胸部圧迫感，呼吸困難，チアノーゼ
消化器	悪心，嘔吐，腹痛，下痢，血便
神経	頭痛，活気の低下，不穏，意識障害
循環器	血圧低下，頻脈，徐脈，不整脈，四肢冷感，蒼白（末梢循環不全）
全身性	アナフィラキシーおよびアナフィラキシーショック

［大田　健（監），一般社団法人日本アレルギー学会（作成）：アレルギー総合ガイドライン 2016，p.401，協和企画，2016 より許諾を得て転載］

に改善することが多い．原因食品は，卵・牛乳・小麦・大豆が多い．

3）即時型症状

原因食物の摂取後，即時（通常 2 時間以内）に発症する．乳児期は鶏卵，牛乳などが頻度が高く，多くは寛解する．幼児期以降ではソバ・ピーナッツ，魚類，果物，甲殻類などが多く，耐性を獲得しにくい．

4）特殊型

food-dependent exercise-induced anaphylaxis（FEIAn or FDEIA）

ⅰ）食事依存性運動誘発アナフィラキシー（FEIAn or FDEIA）：特定の食物を摂取後 2 時間以内の運動負荷で誘発される．食物摂取単独，運動負荷単独では起こらない．学童期～青年期に発症し，原因食物は小麦製品と甲殻類が大部分である．非ステロイド抗炎症薬，飲酒，入浴で症状が増強する．

oral allergy syndrome（OAS）

ⅱ）口腔アレルギー症候群（OAS）：果物，野菜などによる口唇・口腔粘膜に限局した接触蕁麻疹で，摂取後 5 分以内の症状発現が多い．花粉症に合併することが多く，花粉アレルゲンに感作された後，これと交差反応性（p.187 参照）がある分子をもつ野菜・果物を経口摂取することで生じるとされる．ハンノキとシラカンバはバラ科果物（リンゴ，モモ，サクランボなど），イネ科とブタクサはウリ科果物（メロン，スイカなど），ヨモギはセリ科野菜（セロリ，ニンジンなど）と交差反応しやすい．

latex-fruit syndrome（LFS）

ⅲ）ラテックス - フルーツ症候群（LFS）：ラテックスアレルギー患者の 3～5 割はクリ，バナナ，アボカド，キウイフルーツやその加工品を摂取した際に蕁麻疹，喘息，アナフィラキシー，口腔アレルギー症候群などの即時型アレルギー反応を生じる．ラテックスアレルゲンと果物や野菜に含まれる抗原との交差反応に起因する．

表Ⅵ-5 食物アレルギーの臨床型分類

臨床型		発症年齢	頻度の高い食物	耐性獲得（寛解）*	アナフィラキシーショックの可能性	食物アレルギーの機序
新生児・乳児消化管アレルギー		新生児期 乳児期	牛乳（乳児用調整粉乳）	多くは寛解	（±）	主に非 IgE 依存性
食物アレルギーの関与する乳児アトピー性皮膚炎		乳児期	鶏卵，牛乳，小麦，大豆など	多くは寛解	（＋）	主に IgE 依存性
即時型症状（蕁麻疹，アナフィラキシーなど）		乳児期～成人期	乳児～幼児： 鶏卵，牛乳，小麦，そば，魚類，ピーナッツなど 学童～成人： 甲殻類，魚類，小麦，果物類，そば，ピーナッツなど	鶏卵，牛乳，小麦，大豆などは寛解しやすい その他は寛解しにくい	（＋＋）	IgE 依存性
特殊型	食物依存性運動誘発アナフィラキシー（FDEIA）	学童期～成人期	小麦，エビ，カニなど	寛解しにくい	（＋＋＋）	IgE 依存性
特殊型	口腔アレルギー症候群（OAS）	幼児期～成人期	果物・野菜など	寛解しにくい	（±）	IgE 依存性

耐性獲得（寛解）：成長に伴う消化管機能と免疫学的機能の成熟により食物アレルギー症状を呈さなくなること．
［大田　健（監），一般社団法人日本アレルギー学会（作成）：アレルギー総合ガイドライン 2016，p.403，協和企画，2016 より許諾を得て転載］

B 診断

どのような症状から疑われるか

食物を摂取した後，**表Ⅵ-4** のような症状が出現すれば本疾患が疑われる．

診断の進め方・確定診断の方法

問診が最も重要であり，症状を起こす食品の種類，摂取量，摂取後の症状発現までの時間，再現性*，症状を起こす条件（運動，薬剤）の有無，最終の症状出現時期の確認を行う．食物日誌の活用も有用である．

診断のための検査には，以下のものがある．

1）皮膚テスト

プリックテストが推奨される．皮内テストは偽陽性が多く，アナフィラキシー反応の危険性が高く，通常は行わない．口腔アレルギー症候群ではプリック・トゥー・プリックテスト（p.190 参照）が有用である．検査結果に影響するので，抗ヒスタミン薬，抗アレルギー薬，副腎皮質ステロイドなどは事前に中止する．

2）血中抗原特異的 IgE 抗体検査

抗原特異的 IgE 陽性は，その抗原による感作が成立していることを示すが，症状出現とは必ずしも一致しない．アレルゲンコンポーネント検査（p.189 参照）と組み

*再現性：疑わしい食物を食べて症状が出ることが複数回あること．

合わせることで診断精度は高くなる．

3）好塩基球ヒスタミン遊離試験

卵，牛乳，小麦で診断的有用性があり，強い症状を誘発するリスクが高いと思われる症例で，負荷試験を行わずに診断を行う補助検査として有用である．

4）食物除去試験

原因と推定された食物を食事内容から約 2 週間完全に除去し，症状が改善するかを観察する．

5）食物経口負荷試験

食物アレルギーの診断において最も信頼性の高い検査であり，原因抗原の診断，耐性獲得の判断（除去の解除時期の決定），症状誘発リスクの評価（安全摂取可能量の決定）が主目的である．アナフィラキシーの危険性を伴うため専門施設で行う．リスクの高い例では微量の負荷試験を行い，陰性なら負荷量を徐々に増やす．

注意点として，体調がわるいときに行わないこと，事前に気管支喘息などのアレルギー症状を十分にコントロールし，誘発症状の判断が可能な状態で行うこと，抗ヒスタミン薬，ロイコトリエン拮抗薬，副腎皮質ステロイドなどは検査結果に影響するので中止しておくこと，などがあげられる．

C 治療

主な治療法

1）食事療法：原因食品の除去

原因食物を摂取しないことが基本となるが，その原則は**「正しい診断に基づいた“必要最小限”の原因食品の除去」**である．食品除去の必要性とメリット・デメリットを患者・家族に十分説明し，代替食品を有効に利用することを具体的に指示し，食品の除去により患者が栄養学的な不利益を被らないよう，十分配慮する．**小児は，成長とともに軽快・治癒する可能性が高く，早期の食品除去の解除を目指す**．

2）薬物療法

食物アレルギー発症を確実に予防する薬剤はない．限定的な効果であるが，蕁麻疹や瘙痒感には抗ヒスタミン薬を内服する．そのほか，副腎皮質ステロイド，交感神経刺激薬などの投与を必要に応じて使用する．

アナフィラキシー出現時の対応は，「アナフィラキシー」の項目を参照 (p.214)．

患者教育・社会的対応

1）栄養・食事指導

継続的に管理栄養士が関与することが望ましい．除去すべき食品，食べられる食品など正しい情報の提供，除去食物の摂取可能な範囲とそれに応じた食べられる食品の提示，過剰な除去にならないための指導，悩みの軽減・解消，が目的となる．

2）医療機関への情報提供

食物アレルギーがあると使用できない薬剤があるため，医療機関受診時には必ず食物アレルギーについて伝えるように指導する（牛乳アレルギーでは乳酸菌製剤が，鶏卵アレルギーではインフルエンザワクチンが禁忌など）．

3）加工食品のアレルギー表示

平成 14（2002）年より発症頻度が多いか，重篤な症状を誘発しやすい食物に対して，微量でも含有している場合は原材料表示されるようになった．卵，乳，小麦，ソバ，落花生，エビ，カニは表示義務とされている．除去食を実践するうえで，重要な情報である．

4）学校など教育施設への情報提供

幼稚園・保育所，学校への情報提供も重要である．食物依存性運動誘発アナフィラキシーでは，原因食物摂取から 2 時間（可能なら 4 時間）までは運動を控える必要性を伝える．必要に応じて，アドレナリン自己注射薬（エピペン®）の指導も行う．

3 薬物アレルギー

A 病 態

薬物アレルギーとは

薬物アレルギー（drug allergy）とは，薬物による有害反応のうち，薬物またはその体内代謝物を抗原とし，それに対応する抗体あるいは感作リンパ球との間で発現した免疫反応をいう．広義の薬物過敏症には，免疫反応を介さずに生じるものも含まれる．ある特定の薬物に対して薬理作用の異常な増強が起こる薬剤不耐症，遺伝的な代謝異常により薬理作用と異なる反応が生じる特異体質反応がある．

疫学

薬物アレルギーは，入院患者に起こる薬物有害反応の 6～10% を占め，致死的な薬物有害反応はアレルギー性であることが多い．日本の一般成人を対象とした調査では，4～7% で薬物アレルギーが疑われる既往歴を有するとされる[1]．

発症機序

高分子化合物（タンパク質など）はそれ自体が抗原となりうるが，薬剤の多くは低分子であり，それ自体は抗原とならないが，血清タンパクなどの高分子物質と結合してハプテン*として抗原性を獲得し，生体の免疫機構を刺激して抗体産生を促し，または細胞性免疫を誘導する．薬物アレルギーの発症機序は，Ⅰ～Ⅳ型アレルギーで考えられるが，多彩な症状をⅠ～Ⅳ型に分類することは，アナフィラキシーのような典型例を除くとむずかしい．アナフィラキシーは，薬物に対する特異的 IgE を介するⅠ型アレルギー反応であるが，特異的 IgE 抗体を介さずにアナフィラキシーと同様の症状を示すことがあり，以前はアナフィラキシー様反応と呼んだが，最近は IgE 依存性反応と同様にアナフィラキシーとよぶ．代表例は，ヨード系造影剤による肥満細胞への直接作用，非ステロイド抗炎症薬（NSIADs）によるアラキドン酸代謝の阻害などによる病態である．この反応の大きな特徴は感作相がないことであり，初回投与から起こるので注意を要する．

症状・病変

比較的特定の臓器に限局したものから，全身に及ぶものまで多彩である．薬物ア

***ハプテン**：単独では免疫応答を起こす能力のない低分子の物質．タンパク質と結合して抗原性を示す．

表VI-6 薬物アレルギーの症状と特徴

	症状	重症度と特徴
全身性	アナフィラキシー	重症
	血清病	
	血管炎	
自己免疫	全身性エリテマトーデス様	ヒドララジン，プロカインアミド
皮膚症状	固定薬疹	
	播種状紅斑型薬疹	
	多形紅斑型薬疹	
	スティーブンス・ジョンソン症候群	重症
	紅皮症型薬疹	重症化しやすい
	中毒性表皮壊死融解症型薬疹	重症
	薬剤性過敏症	重症，薬剤が限定
呼吸器	過敏性肺臓炎．急性間質性肺炎	
消化器	胆汁うっ滞型肝障害	
血液	溶血性貧血，顆粒球減少症，血小板減少症	α-メチルドパ
神経	重症筋無力症．多発筋炎様	ペニシラミン
泌尿器	膜性腎症	

［松井 聖：薬物アレルギー．NiCE 疾病と治療II，p.303，南江堂，2010 より引用］

レルギーの 80% 以上で皮膚症状を認める．しかし，薬物によりその症状は一様ではない（**表VI-6**）．

1）単一の臓器に限局した症状・病変

固定薬疹は同一薬物摂取のたびに同一部位に紅斑，ときに水疱を繰り返す．播種状紅斑丘疹型薬疹は最も頻度が高い薬疹であり，紅斑と丘疹が融合した発疹が多発し，やがて全身に拡大する．多形紅斑型薬疹は，四肢伸側に紅斑が多発する．重症型がスティーブンス・ジョンソン症候群（Stevens-Johnson syndrome：SJS）である．

皮膚症状以外では，過敏性肺炎，急性間質性肺炎，膜性腎症，胆汁うっ滞型肝障害，過敏性血管炎および汎血球減少症，顆粒球減少症，溶血性貧血，血小板減少症などがあげられる．自己免疫疾患に似た症状が出現することもあり，ヒドララジン，プロカインアミドなどによる全身性エリテマトーデス様症状，α-メチルドパによる自己免疫性溶血，ペニシラミン投与症例に発生する重症筋無力症，グッドパスチャー症候群（抗糸球体基底膜病），多発性筋炎様症状などが報告されている．

2）全身症状・病変

アナフィラキシーについては，「アナフィラキシー」の項目を参照（p.214）．

スティーブンス・ジョンソン症候群（SJS）は多形紅斑型薬疹の重症型であり，発病は急激で，病変が眼，口，外陰部などの皮膚粘膜移行部に好発するのが特徴的で，しばしば高熱が持続する．紅皮症型薬疹は，薬剤投与の 2～3 週間後に麻疹様の紅斑で発症し，全身に広がり，高熱，リンパ節腫脹を伴う．

中毒性表皮壊死症型（TEN）は，重篤な経過をとる薬疹である．発症は急激で，皮膚の疼痛，広範な紅斑が出現し，その後早い経過で水疱からびらんとなる．水疱のない紅斑面も擦過すると容易に表皮剥離が起こる（ニコルスキー現象）．高熱が続き，内臓病変を呈し，死亡することもまれではない．

TENとSJSは連続した疾患概念とされ，全体表面積に占める表皮剥離の面積が10％以下であればSJS，30％以上のものはTENとされる．

薬剤性過敏症症候群（drug-induced hypersensitivity syndrome：DIHS）も重症化しやすい薬疹である．原因薬剤摂取の2〜6週間後に紅斑丘疹型または紅皮症の皮疹が全身に出現し，発熱，肝障害，血液異常を伴う．薬剤が限定されており，抗けいれん薬が多く，サルファ剤，アロプリノール，メキシレチンなどが続く．ヒトヘルペスウイルス6（HHV-6）の再活性化が関与している．

そのほか，化学療法薬などによる血清病様症状として発熱，関節痛などがある．薬物により誘発された主症状が発熱の場合，薬物熱とよぶ．ほとんどすべての抗菌薬，サルファ剤，パラアミノ酸サリチル酸などが薬物熱を誘発しうる．

B 診断

どのような症状から疑われるか

薬物摂取後，上記のような症状が出現すれば本疾患が疑われる．

診断の進め方・確定診断の方法

個々の症例について視診・問診により症状と病型を把握するとともに，疑わしい原因薬を推定し，確認していく（**表Ⅵ-7**）．

原因薬剤の検索のための検査としては，皮膚テスト（パッチテスト，皮内テスト），薬剤誘発性リンパ球刺激試験（drug-induced lymphocyte stimulation test：DLST），再投与試験（誘発試験）がある．

1）皮膚テスト

皮内テストとパッチテストが行われる．

皮内テストは，IgEを介した即時型反応の診断に用いる．テスト自体でアナフィラキシーが誘発される可能性があり，重症薬疹では，通常よりも低い濃度からテストを開始する方が安全である．Ⅳ型アレルギー反応の診断に用いられるパッチテストは，接触性皮膚炎でとくに有用な検査である．陽性率は低いが，陽性の場合診断的価値が高い．

2）薬剤誘発性リンパ球刺激試験（DLST）

比較的よく実施されるが，感度，特異度は高くなく，陰性であっても当該薬剤の関与を否定することはできない．

3）再投与試験（誘発試験）

最も確実な診断方法であるが，その危険性から通常は施行されない．SJSやTENのような重症薬疹では禁忌である．

表VI-7 薬物アレルギーの診断

	検査法	特徴
in vivo 検査法	皮膚テスト（プリックテスト，皮内テスト，粘膜負荷テスト）	皮内（粘膜）局所のⅠ型アレルギー反応
	パッチテスト，光パッチテスト	皮膚におけるⅣ型アレルギー反応 接触皮膚炎の診断に有用
	少量経口負荷テスト	経口薬物による誘発試験 確実だが危険性を伴う
in vitro 検査法	RAST＊	IgE抗体の検出
	DLST	感作リンパ球の検出，DIHSに有用 Ⅳ型アレルギー反応に用いられる
	クームステスト 補体結合反応 血球凝集反応	Ⅱ・Ⅲ型アレルギー反応に有用 免疫性血球減少症の診断に有用

RAST：放射性アレルゲン吸着試験（radio allergosorbent test）.
DLST：薬剤誘発性リンパ球刺激試験（drug-induced lymphocyte stimulation test）.
［松井　聖：薬物アレルギー．NiCE疾病と治療Ⅱ，p.303，南江堂，2010より引用］

C 治療

主な治療法

主な薬物アレルギーの治療の原則を，以下の①～④に示す．

① 疑わしい薬物の投与はすべて中止する．
② アレルギー症状の状態，重症度を把握して，至急にその対症療法を実施する．
③ 予想される合併症，後遺症への対策を行う．
④ 原因薬を明らかにし，回復後に用いる安全な薬物の範囲を決める．

多くは原因と推定される薬物の中止のみで，早期に症状は改善する．この経過自体が，薬物アレルギーの診断の根拠にもなる．

薬疹の多くも抗ヒスタミン薬，抗アレルギー薬で対応でき，ときにステロイド内服が短期間用いられる．重症薬疹では専門施設への紹介が必要で，ステロイド大量投与や全身管理がなされる．アナフィラキシーショックに対する治療は，「アナフィラキシー」の項目を参照（p.214）．重症化，遷延化したり，治療反応性が不良の場合は後遺症を残すこともある．

代替薬がなく，当該薬剤の使用が不可欠な場合は，少量投与から開始して徐々に増量する脱感作療法が行われる（例：抗結核薬リファンピシン）．

治療経過・予後

大多数の症例では休薬のみで改善する．全身症状を伴う重症薬疹では死亡することもあり，SJSの死亡率は5%以下，TENは30～40%にのぼる．

患者教育・診療上の注意

原因薬物の回避を徹底することが管理上重要であり，原因薬物および類似構造をもつ薬物の回避を患者に指導する．医療機関や薬局で提示できるように，その薬剤名を記したカードを常備させるのもよい．また，医療機関側はカルテなどの目立つところに原因薬物を明記し，誤った処方・投与を防ぐよう努める．

●引用文献

1）山口正雄：薬物アレルギー．内科学 11 版，矢崎義雄（総編集），p.1324-1327，朝倉書店，2017

4 職業性アレルギー

職業性アレルギーは，職業従事に関連して特定の物質に曝露され，これが抗原となって免疫アレルギー的機序により惹起される気道，皮膚，消化器などに出現する各種のアレルギー反応である．近年，産業構造の変化などに伴い原因抗原が増加かつ多彩化し，病態や診断が複雑になっている．日本では 2013 年に職業性アレルギー疾患診療ガイドラインがはじめて刊行され，2016 年に改訂版が発表されている．

4-1 職業性喘息

A 病態

職業性喘息とは

特定の職場で，その職業特有の物質に曝露され，一定期間後に発症する気管支喘息である．アレルギー的機序により発症する感作物質誘発職業性喘息と，アレルギー的機序を介さず刺激物質を一度に多量に吸入することで発症する刺激物質誘発職業性喘息に分けられる．後者は 9.11 米国同時多発テロの際，世界貿易センタービルの崩壊後に作業した消防士に多数発症した．

一方，職業と関連なく喘息を発症した患者が，職場の環境因子が誘因となって喘息が増悪する場合を作業増悪性喘息とよび，厳密には職業性喘息に含めない．近年では職業性喘息，作業増悪性喘息の両者を合わせて作業関連喘息として広くとらえる方向にある．

疫学

米国の報告では職業性喘息は成人喘息の約 15% とされ，日本では正確な調査はないが成人喘息の 2〜16% が職業性と想定されている[1,2]．ただ，喘息診断時に見過ごされている可能性がある．職業別では，塗装業，パン製造業，麺製造業，看護師，化学物質に関わる労働者，動物取扱業，溶接業，食品加工業，木材加工業などで有病率が高い．

発症機序

一般の喘息と同様にⅠ型アレルギーが主体である．原因物質は多種多様で（**表Ⅵ-8**）[3]，産業の発展により植物・動物由来の高分子量物質に代わり，化学物質や薬剤など低分子量物質による職業性喘息が増加している．低分子量物質では非即時型アレルギー（ⅢまたはⅣ型アレルギー）が発症に関与したり，刺激物質としても働くため病態が複雑になる．

B 診断

どのような症状から疑われるか

喘息症状が作業日に強く，週末や休暇中に軽快することが特徴である．

表VI-8 職業性喘息における職種と原因物質

職業性喘息の有病率が高い職種	感作物質
A. 高分子量物質：植物性物質，動物性物質，その他	
看護師，医師，ゴム手袋使用者	ラテックス
こんにゃく製粉，製パン，製麺業者，精米，コーヒー豆取扱者	こんにゃく舞粉，小麦粉，そば粉，米，コーヒー豆
ビニールハウス内作業者，生花業者	キノコ胞子，花粉
実験動物取扱者，獣医，調教師	動物の毛，ふけ，尿タンパク
化粧品会社の美容担当者 理容師	人のふけ
かきのむき身業者，干しエビ製造，いりこ製造業者	ホヤの体成分，干しエビ粉塵，いわし粉塵
柔道整復師	トリコフィトン
クリーニング業，薬剤師，清酒醸造業者	酵素洗剤，酵素
シリアル食品製造業者，チーズ製造業者	蜂蜜，凝乳酵素
B. 低分子量物質：化学物質，薬品，その他	
薬剤師，製薬会社従業員	薬剤粉塵（高分子量物質の薬剤の場合もあり）
製茶業者	精製緑茶成分（エピガロカテキンガレート）
美容師，理容師，毛皮染色業者	過硫酸塩，パラフェニレンジアミン
染料工場従業員	ローダミン，シカゴ塩
金属メッキ取扱者，セメント製造，白金酸素センサー製造業者	クロム，ニッケル，プラチナ
塗装業者，ポリウレタン製造業者	イソシアネート（TDI，MDI，HDI）
超硬合金製造業者	タングステン，コバルト
補聴器製造業者，製版業者	シアノアクリレート
エポキシ樹脂，耐熱性樹脂製造業者	無水フタル酸，酸無水物
製材業者，大工，家具製造業者	木材粉塵（米スギ，ラワンなど）
はんだ付け作業従事者	松脂（フラックス）

[一般社団法人日本アレルギー学会喘息ガイドライン専門部会（監）：喘息予防・管理ガイドライン 2018，p.205，協和企画，2018 より許諾を得て転載]

診断の進め方・確定診断の方法

最も重要なことは職業性喘息を疑うことであり，詳細な病歴，職歴の問診が必須である．さらに，ピークフロー*の連日測定が有効な方法である．特定の原因物質を疑えば，皮膚反応や抗原特異的 IgE 測定を行う．問診，ピークフロー測定，免疫学的検査などで総合的に診断する．吸入誘発試験は確定診断に有用であるが，危険を伴うため必須ではなく，実施も専門施設に限定される．原因物質が特定できない場合は，環境誘発試験を行う場合もある．

* **ピークフロー**：最大の吸気から，力いっぱい息を吐き出したときの息の速さの最大値（最大呼気速度）のことである．ピークフローメーターという器具を用いて測定する．ピークフロー値を測定することで，呼吸困難感や発作の有無にかかわらず，喘息の重症度を客観的に知ることができ，医師にとっては治療効果の判定や治療方針の確認，患者にとっては日常の自己管理の指針になる．

C 治療

最も重要なことは，原因物質の回避である．回避が不可能なら，曝露濃度を可能な限り少なくする．そのため職場では作業環境の整備が必要である．そのうえで，喘息に対する薬物治療をガイドラインに準じて十分に行う．早期発見のため，就業者のサーベイランスが必要である．

4-2 職業性過敏性肺炎

病態

過敏性肺炎は，主に有機性塵埃の経気道的感作によりびまん性肉芽腫性間質性肺炎を呈する疾患であり，Ⅲ・Ⅳ型アレルギーによって発症する．日本における職業性過敏性肺炎は農夫肺，塗装工肺，キノコ栽培者肺などがある．真菌類，キノコの胞子，動物の体成分など高分子量有機物による発症が多いが，産業の発展に伴い無機物による発症が増えている．

症状

症状は咳，呼吸困難，発熱など非特異的だが，入院などにより抗原から隔離されれば軽快し，帰宅し仕事を再開すると再発するという経過が診断の参考になる．

診断・治療

診断，治療の詳細は別巻『NiCE 病態・治療論［2］呼吸器疾患』の「過敏性肺炎」を参照されたい．

4-3 職業性鼻炎

病態

基本的に一般の鼻炎と同様であるが，鼻炎症状が職場環境下で起こり，職場以外では起こらないことが重要である．大多数がⅠ型アレルギーによるが，刺激物質による職業性鼻炎もある．原因物質は，植物性・動物性粉塵，薬剤，化学物質，花粉胞子など多岐にわたる．原因物質の曝露下で就業を続けることによって，喘息に発展することが大きな問題である．

診断・治療

診断，治療の詳細は，「アレルギー性鼻炎」の項目を参照（p.198）．

4-4 職業性皮膚アレルギー

病態

原因抗原は非常に多彩で，各職業における発症頻度も物質の性状や曝露条件により大きく異なる．多くの場合はアレルギー性接触皮膚炎であるが，ラテックスアレルギーに代表される接触蕁麻疹もある．職業性では抗原物質との接触が頻回かつ長期にわたることが多いため，慢性化し，慢性湿疹に移行することも多い．

診断・治療

診断，治療の詳細は別巻『NiCE 病態・治療論［11］皮膚／耳鼻咽喉／眼／歯・口腔疾患』の「接触皮膚炎」，「蕁麻疹」を参照されたい．

4-5 職業性アナフィラキシー

病態

職業性曝露の関与が大きいアナフィラキシーは，ハチアレルギーとラテックスアレルギーである．

診断・治療

診断，治療の詳細は，「アナフィラキシー」の項目を参照 (p.214)．

●引用文献

1）土橋邦生：職業性アレルギー．総合アレルギー学，改訂2版，福田　健（編），p.631-635，南山堂，2010
2）石塚　全，森川美羽：職業アレルギー．アレルギー65 (8)：963-973，2016
3）職業性喘息．喘息予防・管理ガイドライン 2015，一般社団法人日本アレルギー学会喘息ガイドライン専門部会（監修），p.261-264，協和企画，2015

5 血清病

A 病態

血清病とは

異種血清投与により形成された免疫複合体の組織への沈着により，発熱，皮疹，関節痛，リンパ節腫脹などが生じる病態である．類似の病態は，ハチ毒，細菌やウイルス感染，薬剤などでも生じ，血清病様反応といわれる．

古典的な血清病は破傷風，ジフテリア，ボツリヌス，狂犬病，ガス壊疽，ヘビ毒などに対する血清療法の減少に伴いまれとなったが，抗胸腺細胞グロブリンや抗体製剤による血清病は増加している．薬剤による血清病様反応は，ペニシリン系やセファロスポリン系，ST合剤などの抗菌薬，非ステロイド抗炎症薬，サイアザイド系利尿薬などさまざまな薬剤で報告されている．

発症機序

異種血清のタンパクに対して産生された抗体と異種タンパクで形成された免疫複合体が，血管壁や腎糸球体などに沈着して臓器障害を引き起こすⅢ型アレルギー反応である．異種血清の投与量に比例して，発症頻度は増加する．

症状・病変

異種血清投与の1～2週間後に発熱，倦怠感，皮疹，関節痛，リンパ節腫脹などが出現する．

皮膚症状の頻度が高く（90％以上），蕁麻疹が最も多いが，紅斑，麻疹様皮疹，紫斑など多彩である．注射部位に発赤，腫脹を認めることもある．関節症状は手，膝，足関節などの大関節を中心に多関節痛を認める．そのほか，糸球体腎炎，悪心・腹痛などの消化器症状，筋肉痛，末梢神経障害，ぶどう膜炎などが生じることもある．

B 診断

どのような症状から疑われるか

異種血清投与後3週以内に発熱，皮疹，関節痛，リンパ節腫脹を認めたら血清病を疑う．

診断の進め方・確定診断の方法

特徴的な検査所見はない．白血球数は増加することが多い．CRPは上昇し，赤沈は亢進する．免疫複合体を介した補体の消費のため血清補体価は低下し，免疫複合体は上昇する．軽度のタンパク尿や血尿を認めることもある．皮疹部の生検で，免疫グロブリンと補体の沈着を認める．

異種血清の投与歴があり，典型的な病状経過であれば診断は容易であるため，問診による病歴聴取が重要である．伝染性単核球症，リウマチ熱，成人スチル病，血管炎，全身性エリテマトーデスなどの膠原病，悪性リンパ腫，小児では川崎病などとの鑑別を行う．

C 治療

異種血清や被疑薬の投与を中止する．投与中止により数日で自然に改善し，一般的に予後は良好である．重症例では数週間持続することもある．蕁麻疹には抗ヒスタミン薬，発熱や関節痛には非ステロイド抗炎症薬を投与する．重症例では副腎皮質ステロイドの全身投与を行う．なお，異種血清や原因と考えられる薬剤は再投与しないことが原則である．

6 アナフィラキシー

A 病態

アナフィラキシーとは

アナフィラキシーとは「アレルゲンなどの侵入により，複数臓器に全身性アレルギー症状が惹起され，生命に危機を与えうる過敏反応」をいう．アナフィラキシーショックは，ケミカルメディエーターの作用による血管拡張と血漿漏出による循環血液量減少性ショックであり，アナフィラキシーの中でも重篤かつ致死的である．

疫学

日本で，アナフィラキシー既往がある児童の割合は，小学生 0.6%，中学生 0.4%，高校生 0.3% であり [1]，近年は増加傾向にある．食物アレルギーが原因のアナフィラキシーによる死亡率は，患者 10 万人あたり 1.35～2.71 人，10～19 歳では 3.25 人である [2]．

発症機序（表Ⅵ-9）

アナフィラキシー（広義）は，次の 2 つに分けられる．

① 主にⅠ型アレルギー反応を介する反応（IgE 抗体が関与）（狭義）：最も多くみられる誘因は食物，昆虫（ハチ，アリ）の毒，薬剤である．

② IgE 抗体を介さず，直接ケミカルメディエーターを遊離・活性化することによって惹起されるアナフィラキシー様反応：造影剤，非ステロイド抗炎症薬（NSAIDs）などが代表的な原因である．アナフィラキシー様反応は感作相がなく，初回から起こることに留意すべきである．

症状・病変

アナフィラキシーが発症する臓器は多種である．通常，皮膚・粘膜，上・下気道，消化器，心血管系，中枢神経系の 2 つ以上に生じる．皮膚・粘膜症状が最も多く（80～90%），次いで気道，さらに消化器，心血管系の各症状と続く．

アナフィラキシー症状の出現時間は個々の感作状態，原因物質の量，投与経路な

表VI-9 アナフィラキシーの発症機序と誘因

機序	誘因		
IgE が関与する免疫学的機序	食物	小児	鶏卵，牛乳，小麦，甲殻類，ソバ，ピーナッツ，ナッツ類，ゴマ，大豆，魚，果物など
		成人	小麦，甲殻類，果物，大豆（豆乳），ピーナッツ，ナッツ類，アニサキス，スパイス，ソバ，魚など
	昆虫	刺咬昆虫（ハチ，アリ）など	
	医薬品	β-ラクタム系抗菌薬[*1]，NSAIDs[*1,2]，生物学的製剤[*1]，造影剤[*1]，ニューキノロン系抗菌薬など	
	その他	天然ゴムラテックス，職業性アレルゲン，環境アレルゲン，食物＋運動，精液など	
IgE が関与しない免疫学的機序	医薬品	NSAIDs[*1,2]，造影剤[*1]，デキストラン，生物学的製剤[*1] など	
非免疫学的機序（例：マスト細胞を直接活性化する場合）	身体的要因	運動，低温，高温，日光など	
	アルコール		
	薬剤[*1]	オピオイドなど	
特発性アナフィラキシー（明らかな誘因が存在しない）	これまで認識されていないアレルゲンの可能性		
	肥満（マスト）細胞症	クローン性肥満細胞異常の可能性	

＊1 複数の機序によりアナフィラキシーの誘因となる．
＊2 NSAIDs：非ステロイド抗炎症薬（nonsteroidal anti-inflammatory drugs）．
(Simons FE et al：WAO Journal. 2011, 4：13-37 より)
［大田 健（監），一般社団法人日本アレルギー学会（作成）：アレルギー総合ガイドライン 2016，p.489，協和企画，2016 より許諾を得て転載］

どによって異なるが，典型的なアナフィラキシーの場合，アレルゲンなどに曝露されてから数分以内である．致死的な場合，呼吸または心停止までの中央値は薬物 5 分，ハチ 15 分，食物 30 分ともいわれる．

1）初期症状あるいは自覚症状

前駆症状は，ほとんどが自覚症状である．口唇のしびれ，喉頭部狭窄感，嚥下困難感，四肢末梢のしびれ，悪心，耳鳴，めまい，胸部不快感，眼前暗黒感，虚脱感，四肢の冷感，腹痛，尿意，便意である．

2）他覚症状，身体所見

くしゃみ，反応性咳発作，皮膚紅潮，蕁麻疹，血管性浮腫が認められる．さらに血圧低下，循環不全に伴う意識障害，あるいは気道狭窄による呼吸困難，チアノーゼが出現する．

B 診断

どのような症状から疑われるか

特定の原因物質（食事摂取，薬剤の服用・注射，ハチの刺傷など）の曝露後，数分（～数時間）程度で，皮膚粘膜や鼻咽頭症状をはじめ上記のような症状が出現し，急速に進行する場合に疑う．

診断の進め方・確定診断の方法

1）診断基準

表Ⅵ-10 に示す3項目のうち，いずれかに該当すればアナフィラキシーと診断する．

2）アナフィラキシーの鑑別診断

鑑別診断は多岐にわたるが，アナフィラキシーショックの診断は基本的には容易であることが多い．アナフィラキシーに類似した症状を呈する病態は多数あり，それぞれ治療法が異なるため，鑑別診断が肝要である．

C 治療

初期対応

① バイタルサインの確認，以降も頻回に評価を繰り返す．
② 応援をよび，投与中の薬剤があればただちに中止する．
③ **アドレナリン 0.01 mg/kg（最大量：成人 0.5 mg，小児 0.3 mg）を大腿筋外側に筋肉注射する**．
④ 仰臥位かつ下肢挙上，酸素投与（6～8L/分），静脈ルートを確保する．
⑤ ヒドロコルチゾンを 300～500 mg 静注し，以後，10～20 mg/kg/24 時間点滴を維持する．
⑥ 必要に応じて胸部圧迫法で心肺蘇生を行う．

薬物およびその他の治療

アナフィラキシーに対する第一選択薬はアドレナリンであり，最優先されるべきである．加えて副腎皮質ステロイドの全身投与や，瘙痒感，紅潮，蕁麻疹，血管浮腫などに対しては気管支拡張薬，血圧低下に対しては昇圧薬を適宜併用する．重症

表Ⅵ-10 アナフィラキシーの診断基準

下記の3項目のうち，いずれかに該当すればアナフィラキシーと診断する．

1. 皮膚症状（全身の発疹，瘙痒または紅斑），または粘膜症状（口唇・舌・口蓋垂の腫脹など）のいずれかが存在し，急速に（数分～数時間以内）発現する症状で，かつ以下の症状のうち，少なくとも1つを伴う
   a. 呼吸器症状（呼吸困難，気道狭窄，喘鳴，低酸素血症）
   b. 循環器症状（血圧低下，意識障害）
2. 一般的にアレルゲンとなりうるものへの曝露の後，急速に（数分～数時間以内）発現する以下の症状のうち，2つ以上を伴う
   a. 皮膚・粘膜症状 （全身の発疹，瘙痒，紅潮，浮腫）
   b. 呼吸器症状（呼吸困難，気道狭窄，喘鳴，低酸素血症）
   c. 循環器症状（血圧低下，意識障害）
   d. 持続する消化器症状（腹部疝痛，嘔吐）
3. 当該患者におけるアレルゲンへの曝露後の急速な（数分～数時間以内）血圧低下．
   収縮期血圧低下の定義：平常時血圧の 70% 未満，または以下
   生後1ヵ月～11ヵ月 <70 mmHg
   1～10 歳 <70 mmHg ＋（2 × 年齢）
   11 歳～成人 <90 mmHg

［大田 健（監），一般社団法人日本アレルギー学会（作成）：アレルギー総合ガイドライン 2016，p.402，協和企画，2016 より許諾を得て改変し転載］

例では，必要に応じて気管挿管のうえ人工呼吸管理を行う．

注意したいこと・患者支援および教育

① アナフィラキシー発症時には体位変換をきっかけに急変する可能性があるので，急に座ったり立ち上がったりする動作を行わせない．

② アナフィラキシーはいつ，どこで発症するか予測ができないため重度のアナフィラキシーを発症した患者にはアドレナリン自己注射薬（エピペン®）が処方される．アドレナリン自己注射薬は常に携帯しなければならない．

③ アナフィラキシーの再発を防ぐためには患者・家族（患者が児童であれば教職員）がアナフィラキシーに関する基礎知識，対処法を習熟しておく必要がある．また，エピペンを適切に使用することが，アナフィラキシーの重症化を防ぐことをよく理解してもらう．

●引用文献

1）平成 25 年度文部科学省：学校生活における健康管理に関する調査
2）Umasunthar T et al：Incidence of fatal food anaphylaxis in people with food allergy：a systematic review and meta-analysis. Clin Exp Allergy 43：1333, 2013

第3部 膠原病

第Ⅶ章 膠原病総論

1 膠原病の病態

A 膠原病とは [1)]

膠原病とは「自己免疫異常を基礎として皮膚，関節をはじめとした多臓器に炎症が生じ，臓器障害にいたる疾患群である」と考えられている．

1942年に米国の病理学者であるポール・クレンペラー（Klemperer P，1887〜1964年）は全身性エリテマトーデス（SLE）や全身性強皮症（SSc）などの病理組織学的検索により，膠原線維のフィブリノイド変性とよばれる病変を共通して認め，多臓器を障害する疾患群を“**膠原病**（collagen disease）”と名付けた．膠原病とは単一の疾患を示す臨床診断名ではなく，病因を意味する用語でもない．結合組織に含まれる膠原線維に病変の中心があるので，“**結合組織病**（connective tissue disease）”ということもある*．

B 膠原病と類縁疾患の分類

systemic lupus erythematosus（SLE）
systemic sclerosis（SSc）
polymyositis/dermatomyositis（PM/DM）
rheumatoid arthritis（RA）
periarteritis nodosa（PN）

当初，膠原病に属する疾患は，クレンペラーが提唱した下記の6疾患（古典的膠原病）であった．

① 全身性エリテマトーデス（SLE）．
② 全身性強皮症（SSc）．
③ 多発性筋炎・皮膚筋炎（PM/DM）．
④ 関節リウマチ（RA）．
⑤ 結節性多発動脈炎（PN）．
⑥ リウマチ熱．

しかし，その後リウマチ熱はA群β溶血性レンサ球菌（溶連菌）感染が病因であることがわかり，現在では膠原病という疾患群から外されている．

mixed connective tissue disease（MCTD）
Sjögren's syndrome（SS）
anti-neutrophil cytoplasmic antibody（ANCA：抗好中球細胞質抗体）
eosinophilic granulomatosis with polyangiitis（EGPA）
granulomatosis with polyangiitis（GPA）
microscopic polyangiitis（MPA）

現在では，**膠原病および類縁疾患**（collagen-related disease）として，上記のSLE，SSc，PM/DM，RA，PN，リウマチ熱のほかに，以下に示すように多くの疾患が含まれている．

① 混合性結合組織病（MCTD）．
② シェーグレン症候群（SS）．
③ PN以外の血管炎症候群．
- ANCA関連血管炎：好酸球性多発血管炎性肉芽腫症（EGPA，旧名アレルギー性肉芽腫性血管炎，チャーグ・ストラウス症候群），多発血管炎性肉芽腫症（GPA，旧名ウェゲナー肉芽腫症），顕微鏡的多発血管炎（MPA）．
- 高安動脈炎（大動脈炎症候群）．
- 巨細胞性動脈炎（側頭動脈炎）．
- 川崎病　など．

*欧米では，結合組織病やリウマチ性疾患という呼称が頻用されている．

Behçet disease (BD)
adult Still's disease (ASD)

④ ベーチェット病（BD）.
⑤ 成人スチル病（ASD）.
⑥ リウマチ性多発筋痛症.
⑦ 脊椎炎に伴う関節炎（強直性脊椎炎，乾癬性関節炎，反応性関節炎（ライター〔Reiter〕症候群など）.

膠原病は，臨床所見として関節痛を認めることが多いため**リウマチ性疾患**（**表Ⅶ-1**）にも含まれる．リウマチ性疾患とは関節，筋肉，骨，靱帯，腱などの運動器の疼痛とこわばりを有する疾患群のことであり，変形性関節症，痛風などの膠原病以外の疾患も多く含まれる（**表Ⅶ-1** の **2〜6**）．また，病態から考えると膠原病ではさまざまな自己に対する抗体（自己抗体）がみられることから，自己免疫疾患にも含まれる．このように，膠原病は結合組織病，リウマチ性疾患，自己免疫疾患の合わさったものと考えられている（**図Ⅶ-1**）.

C 自己免疫疾患の分類

自己免疫疾患は大きく 2 種類に分けられる．

ひとつは，病気の起こる場所が特定の臓器に限られるもので，“臓器特異的”自己免疫疾患である．自己免疫性溶血性貧血，特発性血小板減少性紫斑病，慢性甲状腺炎，バセドウ（Basedow）病，悪性貧血，重症筋無力症，自己免疫性肝炎，1 型糖尿病などがこれにあたる．これらの疾患ではそれぞれの細胞や臓器特有のタンパクに対する自己抗体ができ，直接血球や臓器を障害すると考えられている．

anti-nuclear antibody（ANA）
rheumatoid factor（RF）

一方，障害される臓器がひとつだけでなく全身の臓器に及ぶものを“全身性”自己免疫疾患という．膠原病はその代表的なものである．膠原病やその類縁疾患には，多種類の自己細胞成分と反応する抗体が発見されている．**抗核抗体**（ANA）や**リウマトイド因子**（RF）は代表的な自己抗体である．自己抗体は直接臓器障害に関与しているわけではなく，むしろ抗体が抗原と結合して形成された免疫複合体が全身の組織に沈着するために臓器障害が起こると考えられている．

D 膠原病の病因

human leukocyte antigen（HLA）

膠原病の病因はいまだ完全には明らかにはなっていないが，自己抗体や自己反応性 T 細胞に関する研究結果から，その本態は免疫異常であると考えられている．発症には遺伝的な素因と環境要因が重要である．遺伝的素因のひとつに**主要組織適合抗原**（ヒトでは**HLA：ヒト白血球抗原**）がある．ベーチェット病では***HLA-B51*** 遺伝子，強直性脊椎炎では***HLA-B27*** 遺伝子との密接な関係が知られている*．環境要因としては，ウイルスや細菌など感染症が考えられているが，特定の病原体が確認された膠原病はない．さらに，紫外線，薬物，女性ホルモン，妊娠・分娩，ストレス，喫煙，歯周病などが発症を誘発したり，症状を悪化させたりすることも知られている．

* 最近，ゲノムワイド関連解析（genome wide association study：GWAS）が複数の人種で行われ，多く膠原病の疾患関連遺伝子が同定されている．

表Ⅶ-1　リウマチ性疾患の分類

1. 膠原病および類縁疾患

- 関節リウマチ（rheumatoid arthritis：RA）
- 悪性関節リウマチ（リウマトイド血管炎）
- フェルティ（Felty）症候群
- 若年性特発性関節炎
- 全身性エリテマトーデス（systemic lupus erythematosus：SLE）
- 抗リン脂質抗体症候群
- 全身性強皮症（systemic sclerosis：SSc）
- 多発性筋炎・皮膚筋炎（polymyositis/dermatomyositis：PM/DM）
- 混合性結合組織病（mixed connective tissue disease MCTD）
- シェーグレン症候群（Sjögren's syndrome：SS）
- 結節性多発動脈炎（polyarteritis nodosa：PN）
- 好酸球性多発血管炎性肉芽腫症（eosinophilic granulomatosis with polyangitis：EGPA，旧名アレルギー性肉芽腫性血管炎，チャーグ・ストラウス〔Churg-Strauss〕症候群）
- 多発血管炎性肉芽腫症（granulomatosis with polyangitis：GPA，旧名ウェゲナー〔Wegener〕肉芽腫症）
- 顕微鏡的多発血管炎（microscopic polyangitis：MPA）
- 高安動脈炎（大動脈炎症候群）
- 巨細胞性動脈炎（側頭動脈炎）
- 川崎病
- ベーチェット病（Behçet disease：BD）
- 成人スチル病（adult Still's disease：ASD）
- リウマチ性多発筋痛症（polymyalgia rheumatica：PMR）
- RS3PE 症候群
- 再発性多発軟骨炎
- 強直性脊椎炎
- 乾癬性関節炎
- 反応性関節炎（ライター〔Reiter〕症候群）
- SAPHO 症候群
- 掌蹠膿疱症性骨関節炎
- 線維筋痛症
- 慢性疲労症候群

2. 変形性関節症

- 一次性
- 二次性

3. 結晶誘発性関節症

- 痛風
- 偽痛風（ピロリン酸カルシウム結晶沈着症）
- ハイドロキシアパタイト

4. 感染に伴う関節炎

- 各種感染：細菌，ウイルス，結核・非結核性抗酸菌，真菌，スピロヘータ
- 反応性：リウマチ熱，赤痢菌，サルモネラ菌，エルシニア菌，カンピロバクター感染後

5. 全身性疾患に伴う関節症

- 循環器：細菌性心内膜炎
- 内分泌・代謝：糖尿病，甲状腺機能異常症，末端肥大症，副甲状腺機能亢進症，ヘモクロマトーシス，脂質異常症，ウィルソン（Wilson）病，ゴーシェ（Gaucher）病，ファブリ（Fabry）病
- 消化器：炎症性腸疾患（クローン〔Crohn〕病，潰瘍性大腸炎），ウィップル（Whipple）病
- 血液：血友病，悪性リンパ腫，多発性骨髄腫，POEMS 症候群，白血病
- 遺伝性結合織病：マルファン（Marfan）症候群，過剰運動性症候群
- 免疫不全：無ガンマグロブリン血症，補体欠損症，アデノシンデアミナーゼ欠損症
- 骨：骨粗鬆症，骨軟化症
- 神経：シャルコー（Charcot）関節炎，脊髄疾患
- 腎臓：慢性腎不全，透析
- 呼吸器：肥大性肺性骨関節症
- その他：各種悪性腫瘍，サルコイドーシス，アミロイドーシス

6. 関節外リウマチおよび局所疼痛

- 腱鞘炎，滑液包炎
- 付着部炎：テニス肘
- 神経絞扼：手根管症候群
- 反射性交感神経性ジストロフィー
- 局部痛：肩痛，足部痛

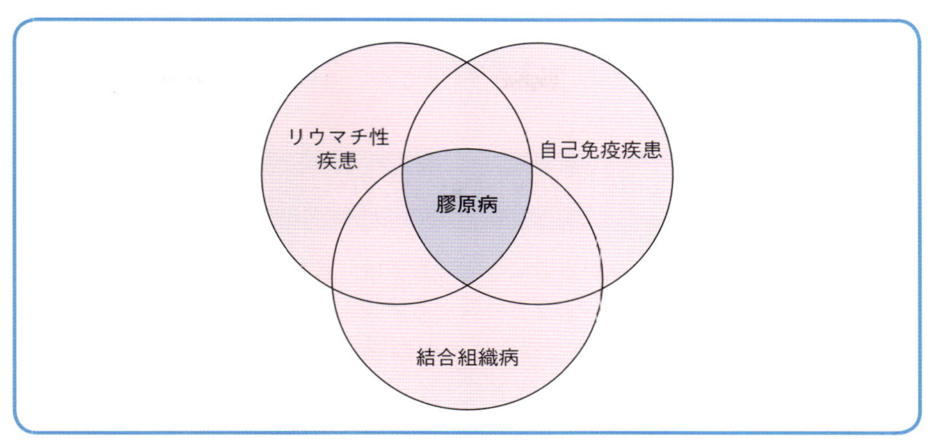

図Ⅶ-1 膠原病とリウマチ性疾患，自己免疫疾患，結合組織病との関係

E 膠原病の症状

障害される臓器によっていろいろな症状が起こる．発熱，全身倦怠感，体重減少，関節痛，レイノー（Raynaud）症状，貧血などは多くの膠原病に共通してみられる．疾患特異的な症状として，皮疹，眼症状，筋症状，呼吸器症状，消化管症状，腎障害，神経症状などがあり，診断に有用である．症状は寛解，再発を繰り返す慢性の経過をとることが多い．

2 膠原病の診断・治療の概要

A 診断のすすめ方[2)]

まず問診，身体所見を正確に取ることが重要である．さらに，血液・尿検査，画像診断（単純X線，造影X線，CT，MRI，超音波検査，核医学検査など），生理学的検査（心電図，呼吸機能検査，サーモグラフィ，神経伝導速度検査，筋電図，脳波など），穿刺液検査（髄液，胸水，腹水，心嚢液，関節液），病理組織学的検査（皮膚，筋，肺，腎，口唇小唾液腺，リンパ節など）が行われる．疾患ごとに診断のための基準や手引きが作られており，広く利用されている[3)]．しかし，発症早期では診断基準を満たさないこともよくある．

B 主な治療法[1〜3)]

各疾患で異なる．診断された疾患，病態や臓器障害の程度などに応じて，非ステロイド抗炎症薬，副腎皮質ステロイド，免疫抑制薬，生物学的製剤，低分子標的薬などが使用される．治療に反応して寛解にいたれば，維持療法を行う．難治症例には副腎皮質ステロイドやシクロホスファミドのパルス療法を行う．アフェレーシスや免疫グロブリン大量静注療法も，場合により併用される．

診断・治療の詳細については「膠原病の診断・治療」（p.227）および「膠原病各論」（p.239）を参照されたい．

3 膠原病が患者の生活に与える影響

膠原病が患者に与える影響は，疾患そのものによる身体への影響だけではない．以下の①～⑤などに対する認識も必要である．

activity of daily living（ADL）

① 疾患による身体への影響に起因する機能障害と，それによる日常生活動作（ADL）の低下．
② 治療薬の副作用による身体への影響．
③ 精神的苦痛．
④ ①～③に伴う社会生活への影響．
⑤ 経済的負担の増大．

RA 患者であれば多関節炎の持続により骨関節破壊・変形が生じ，関節を中心とした機能障害が生じる．日常生活動作に影響し，ADL が低下することで抑うつ傾向や不安などの精神的苦痛を抱くようになる．また，社会生活，つまり就学，就労，家事労働，家族・友人との交流などにも影響が生じる．機能障害によって就学，就労，家事労働が困難になることは理解されやすいだろうが，膠原病によっては「一見病気にみえない」ことがある．その場合は家族・友人をはじめとした周囲の理解を得ることができず，「なまけ病」といわれるようなこともある．また，膠原病に関して十分な理解がなされず，誤った知識に基づく患者へのかかわりも少なくない．これらにより患者は強い精神的苦痛を受けるとともに，社会生活が困難になる．

経済的負担も深刻な問題である．治療費や通院・入院に関する費用などの医療費に加え，患者や介護者の労働生産性の低下による間接的負担も問題となる．RA 患者では就労障害が経年的に増加し，疾患活動性および機能障害の進行とともに労働生産性が低下する．生物学的製剤による積極的治療により欠勤日数・家事労働不能日数の低下，離職率の低下，職の維持率の上昇，年収増加率が改善すると報告されているが，生物学的製剤による治療は高額であり，受けることができない患者も少なくなく，継続できたとしても高額な治療を続ける経済的負担や家族へのひけ目といった精神的苦痛にもつながる．

治療薬による副作用としては副腎皮質ステロイドによるものが最も代表的である．さまざまな副作用があるが，膠原病は若年～中年の女性に好発するため，ムーンフェイス（満月様顔貌）のような美容上の変化に対する精神的苦痛があり，それに伴う副腎皮質ステロイドの自己判断での減量・中断による再発もしばしばある．それによる新規の身体的ダメージや精神的苦痛，経済的負担が生じる．

医療者は，これらの膠原病が患者の生活に与える影響を広く理解し，そのうえで「どうすればよいか」を提案することで，患者の生活を支えていくべきである．

●引用文献

1）日本リウマチ財団教育研修委員会，日本リウマチ学会生涯教育委員会（編）：リウマチ病学テキスト，改訂第2版，診断と治療社，2013
2）岸本暢将（編）：リウマチ・膠原病診療マニュアル，改訂版，羊土社，2015
3）廣畑俊成（編）：リウマチ・膠原病診療ガイドライン：病態・病理から診療のTipsまで，文光堂，2016

第3部 膠原病

第Ⅷ章 膠原病の診断・治療

1 膠原病の症候と診断のプロセス

膠原病および類縁疾患（以下，膠原病と略す）は病変が多臓器に及ぶ性質上，総合的判断に基づく診療が要求される度合いがとくに大きい．膠原病の診断に際しては主訴，現病歴と診察による身体所見がとくに重要である．膠原病では疾患ごとに特徴的な身体所見が存在し，有用な情報となる．これらの情報から，診断をある程度絞り込むことが可能である．次に血液検査，画像検査，病理組織学的検査や生理機能検査を必要に応じて行い，総合的に判断することで診断の確定と重症度，さらに合併症の評価を行う．

膠原病は全身の臓器に異常をきたす疾患であり，そのため多種多様な臨床症状を呈する．発熱，関節症状，筋症状，皮膚・粘膜症状，乾燥症状などの代表的な症状や，種々の臓器障害を反映した症状が出現する．主要な症候と診断のプロセスについて概説する．

A 発熱

発熱を主訴とする場合は，随伴症状や経過が重要である．発熱の原因として最も多いものは，感染症である．しかし，熱源となる明らかな感染巣がないときは，膠原病が疑われる．実際，膠原病では原因不明の発熱（不明熱）*として受診されることも多い．

不明熱をきたす三大原因は感染症，悪性腫瘍と膠原病である．ゆえに，膠原病の診断では感染症と悪性腫瘍の除外を常に念頭に置く必要がある．ただし，膠原病は免疫疾患としての側面を有し，感染症や悪性腫瘍の罹患を契機に異常な免疫応答が生じ，そのために膠原病が発症してくることもあり，注意が必要である．

B 関節症状

関節痛は自覚症状のほか，身体所見として関節部に限局した圧痛や他動的に動かした際の痛みとして認められる．関節痛が単なる痛みだけなのか，腫脹，熱感や発赤を伴った関節炎であるかを評価することが重要である．関節炎は関節痛を必ず伴うが，関節痛に関節炎は必発ではない．膠原病で重要なのは関節炎である．関節炎が存在する場合は，その局在（単関節または多関節）とその経過（急性，慢性）を確認する．主症状が関節痛で，関節炎が多関節に存在する場合は，関節リウマチ（RA）をはじめとした膠原病の可能性が高い．関節炎の分類による鑑別診断を，**図Ⅷ-1** に示す．

* **不明熱**：不明熱は「38.3℃以上の発熱が経過中に数回以上認められ，有熱期間が 3 週間以上続き，1 週間の入院精査でも発熱の原因が不明な状態」と定義される．不明熱の三大原因は感染症，悪性腫瘍と膠原病で，これらが全体の 2/3 を占める．

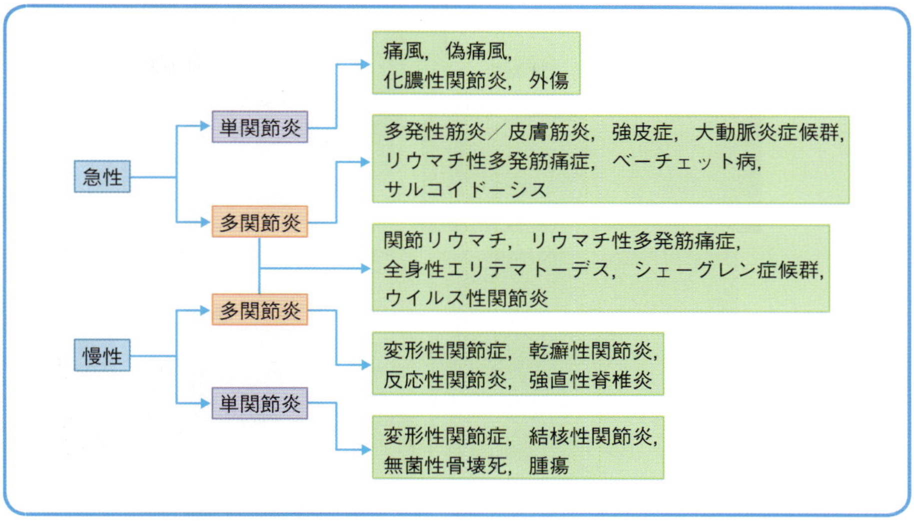

- 急性
  - 単関節炎 → 痛風，偽痛風，化膿性関節炎，外傷
  - 多関節炎 → 多発性筋炎／皮膚筋炎，強皮症，大動脈炎症候群，リウマチ性多発筋痛症，ベーチェット病，サルコイドーシス
- 多関節炎（急性・慢性） → 関節リウマチ，リウマチ性多発筋痛症，全身性エリテマトーデス，シェーグレン症候群，ウイルス性関節炎
- 慢性
  - 多関節炎 → 変形性関節症，乾癬性関節炎，反応性関節炎，強直性脊椎炎
  - 単関節炎 → 変形性関節症，結核性関節炎，無菌性骨壊死，腫瘍

図Ⅷ-1　関節炎の分類による鑑別診断
［古賀智裕，川上　純：関節・関節周囲組織症状．膠原病・リウマチ・アレルギー研修ノート，p.185，診断と治療社，2016 を参考に作成］

C 筋症状

易疲労感や倦怠感があるときに，筋症状を疑うきっかけとなる．筋症状には筋痛や筋力低下が含まれる．病態としては，筋の炎症（筋炎），横紋筋融解，筋萎縮性疾患，神経疾患などさまざまである．膠原病では筋炎がとくに重要であり，多発性筋炎／皮膚筋炎（PM/DM）は筋炎を呈する代表疾患である．四肢近位筋の障害を特徴とし筋力の低下を認める．下肢を初発とすることが多く，階段の昇降や椅子から立ち上がることの困難を訴えることがある．混合性結合組織病（MCTD）や全身性強皮症（SSc）においても筋炎を認めることがある．また，筋炎は存在しないが高齢者に発症し，肩や腰周囲の多発性筋痛を呈する疾患としてリウマチ性多発筋痛症（PMR）が存在する．

D 皮膚症状・粘膜症状

膠原病では各疾患に特徴的な皮膚症状が生じることがあり，診断に有用である．皮疹は紅斑や紫斑を呈することが多い．皮疹部にガラス板をあて圧迫することにより消失するものが紅斑（毛細血管の拡張を意味する），消失しないものが紫斑（毛細血管からの出血を意味する）である．

顔面の紅斑では，全身性エリテマトーデス（SLE）の頬部の蝶形紅斑（p.252，**図Ⅸ-5** 参照）や，DM でのヘリオトロープ疹（上眼瞼の浮腫性紅斑）（**図Ⅷ-2a**）がある．また DM では，四肢伸側や手指背側のゴットロン（Gottron）徴候（角化性紅斑）（p.270，**図Ⅸ-11** 参照）や，手指側面の手荒れ様皮膚変化であるメカニクスハンド（機械工の手）も特徴的な皮疹である．成人スチル病（ASD）では，発熱時

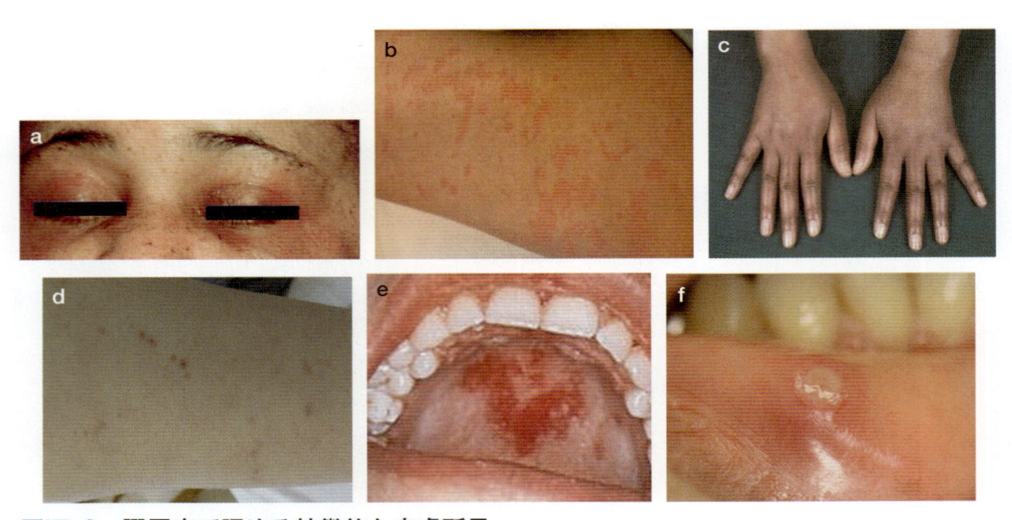

図Ⅷ-2 膠原病で認める特徴的な皮膚所見
a：ヘリオトロープ疹．b：サーモンピンク疹．c：手指のソーセージ様腫脹．d：紫斑．e：口腔の無痛性潰瘍．
f：慢性再発性アフタ性潰瘍．

に四肢体幹に淡紅色の皮疹（サーモンピンク疹）（**図Ⅷ-2b**）を認める．この皮疹は，解熱時には消失しているので注意が必要である．SSc では皮膚の硬化，混合性結合組織病（MCTD）では手指のソーセージ様腫脹（**図Ⅷ-2c**）を認める．ベーチェット病（BD）では，下腿に有痛性の硬いしこりのある紅斑（結節性紅斑）を認めることがある．紫斑（**図Ⅷ-2d**）は，血管炎症候群に特徴的な皮疹である．このように一部の膠原病では疾患に特徴的な皮疹が存在し，診断の一助となる．

皮膚症状としてはレイノー（Raynaud）症状*も重要である．非特異的な症候であるが，SSc や MCTD では出現率がきわめて高い．

粘膜症状としては SLE での口腔の無痛性潰瘍（**図Ⅷ-2e**），BD での有痛性の口腔粘膜の再発性アフタ性潰瘍（**図Ⅷ-2f**）が重要である．視診によるこれらの特徴的な皮膚病変は非常に重要である．

E 乾燥症状（眼の乾燥：ドライアイ，口の乾燥：ドライマウス）

ドライアイとは「さまざまな要因により涙液層の安定性が低下する疾患であり，眼不快感や視機能異常を生じ，眼表面の障害を伴うことがある」と定義されている（ドライアイ研究会，2016 年）．また，ドライマウスは口腔乾燥症であり，その症状は口腔内不快感，味覚変化や嚥下困難感など多様である．これらの症状は，涙腺や唾液腺での慢性炎症を主病態とするシェーグレン症候群（SS）に特徴的である．

*** レイノー症状（レイノー現象）**：寒冷刺激や精神的ストレスにより誘発される一過性の血管の攣縮であり，①白色（血管攣縮による組織の虚血）→②紫色（還元型ヘモグロビンの局所での増加）→③紅色（血管拡張による血流増加）の三相性に皮膚色の変化を認める．

F 呼吸器症状・病変

間質性肺炎は，膠原病の重要な肺病変のひとつである．一般的な細菌性肺炎は肺胞の炎症を主病態とするのに対し，間質性肺炎は肺の間質組織での炎症と線維化を特徴とする．間質性肺炎はSScで高率にみられ，次いでPM/DM，RAの順にみられる．痰を伴わない咳や労作時の呼吸困難感が，主な自覚症状である．一部のDMでは急速に進行する間質性肺炎が特徴的であり，注意が必要である．血管炎症候群では顕微鏡的多発血管炎（MPA）での肺胞出血，好酸球性多発血管炎性肉芽腫症（EGPA）での気管支喘息，また多発血管炎性肉芽腫症（GPA）では肺の結節性病変や空洞性病変が特徴的である．これに対しRAやSLEでは，胸膜の炎症（胸膜炎）を認めることがある．

G 循環器症状・病変

心外膜炎はSLEで認め，心嚢液貯留をきたすことがある．心筋炎はSLEやPM/DMなどでみられる．

H 消化器症状・病変

SScで最も高率にみられる．胸やけやげっぷ，腹部膨満感を訴えることがある．消化管平滑筋の線維化による消化管運動の低下が原因であり，この結果，逆流性食道炎や偽性腸閉塞をきたす．血管炎症候群では，腸管の虚血による急性腹症を起こすことがある．BDでは，回盲部潰瘍が特徴的である．

I 腎臓系の症状・病変

腎の糸球体での炎症（糸球体腎炎）と，間質での炎症（間質性腎炎）に大別される．糸球体腎炎では尿検査でタンパクや潜血を認め，その存在を疑うきっかけとなる．糸球体腎炎はSLEや血管炎症候群などでみられる．高度のタンパク尿からネフローゼ症候群*をきたした場合は，胸水貯留や四肢末梢の浮腫を呈する．SSでは間質性腎炎を起こす．また，SScでは腎血管性高血圧から急速に腎不全となることがあり，強皮症腎とよばれる．

---

* **ネフローゼ症候群**：多量のタンパクが尿中へ失われる結果，低タンパク血症と浮腫が出現する病態．血管内のタンパクが減少すると血管内に水を保持する作用が低下し，このために血管外（間質）へ水が移動する．この結果，浮腫が生じる．

2 膠原病の検査

A 一般検査

末梢血検査により白血球，赤血球，血小板数を確認する，さらに血液生化学検査と尿検査により臓器障害の有無を評価する．一般的に，膠原病では慢性炎症を反映し貧血を認めることが多い．全身性エリテマトーデス（SLE）では血球に対する自己抗体の産生により白血球，赤血球，血小板数の低下を認めることが多い．尿検査でのタンパク，潜血の出現は腎障害の検出に有用である．

B 急性期反応物質

急性期反応物質は組織障害や感染などの炎症に伴って急速に血中で増加するタンパク成分であり，C反応性タンパク(CRP)がその代表である．関節リウマチ(RA)，リウマチ性多発筋痛症（PMR），成人スチル病（ASD），血管炎症候群などで増加し，活動性の指標となる．

C 免疫学的検査

1）免疫グロブリン

本来，免疫グロブリンは感染症に対する防御反応のひとつとして存在する．免疫グロブリンはIgG，IgA，IgM，IgD，IgEの5つのクラスに分類される．膠原病では自己抗体の出現や慢性炎症を反映して正常範囲より増加することが多い．免疫グロブリンが増加する代表的な膠原病はSLE，混合性結合組織病（MCTD），シェーグレン症候群（SS）である．特徴的な免疫グロブリンが増加する疾患として，IgG4関連疾患ではIgGのサブクラスであるIgG4の増加が高率にみられ，IgA血管炎ではIgAが選択的に増加する．好酸球性多発血管炎性肉芽腫症（EGPA）では，IgEの増加が特徴的である．

2）免疫複合体

抗原と抗体(免疫グロブリン)が結合して形成された免疫複合体は，血中を流れ，組織に沈着することにより，組織障害を引き起こす．SLEや悪性関節リウマチ(MRA）では，血中の免疫複合体が増加する．

3）補体

CRPと同様に急性期反応物質であり，慢性炎症で増加するが，免疫複合体を形成する病態では消費により低下する．したがってSLEで疾患活動性が高いと，補体価は低下する*.

4）リウマトイド因子（RF）

変性したヒトIgGの一部を対応抗原とする自己抗体である．RFはRA患者の80%

---

*膠原病では，炎症が主病態となる病状（補体産生増加）と，免疫複合体による組織障害が主病態になる病状（消費による補体低下）が存在する．

表Ⅷ-1 抗核抗体の染色パターンから推測される特異自己抗体

染色パターン	特異自己抗体
均質型	抗ヒストン抗体，抗 DNA 抗体
辺縁型	抗 DNA 抗体
斑紋型	抗 Sm 抗体，抗 U1-RNP 抗体，抗 SS-A 抗体，抗 SS-B 抗体，抗 RNA ポリメラーゼⅢ抗体
散在斑紋型,	抗セントロメア抗体
斑紋型＋核小体型	抗トポイソメラーゼⅠ抗体
核小体型	抗 U3-RNP 抗体，抗 RNA ポリメラーゼⅢ抗体
細胞質型	抗 ARS 抗体，抗 MDA-5 抗体，抗 SS-A 抗体

［桑名正隆：検体検査．リウマチ病学テキスト，改訂第２版，p.16，診断と治療社，2013 を参考に作成］

で陽性となり，RA の診断に用いるが，他の膠原病や肺結核，B 型肝炎でも陽性となるので疾患特異性は低い．健常者でも数％で陽性となり，高齢者ほど陽性率が上昇する．

5）抗核抗体（ANA）

ANA は血清中に存在する細胞核成分（DNA，RNA，核タンパク）に対する自己抗体の総称であり，膠原病の自己免疫異常を検出するスクリーニング検査である．ANA は蛍光抗体法で測定され，その染色パターンにより６種類（均質型，辺縁型，斑紋型，核小体型，散在斑紋型，細胞質型）に分類される．この結果，核・細胞質のどの成分に対する抗体であるかを推定できる（**表Ⅷ-1**）．これらの種々の自己抗体は，特定の膠原病の臨床像と深く関連することから特異自己抗体とよばれ，補助診断，病型分類，治療方針の決定，予後の推定など臨床的に有用なものが多い（**表Ⅷ-2**）．

6）抗細胞質抗体

細胞質に存在する物質に対する自己抗体である．ANA 検査では細胞質型に分類される．多発性筋炎（PM）や皮膚筋炎（DM）では，細胞質に存在するアミノアシル tRNA 合成酵素（ARS）に対する自己抗体である抗 ARS 抗体が陽性となることがある．抗 ARS 抗体のなかで最も陽性頻度の高いものは，抗 Jo-1 抗体である．また抗好中球細胞質抗体（ANCA）は，血管炎症候群の診断に重要である．

D 画像検査

1）X 線検査，CT 検査

単純 X 線検査では関節破壊，肺病変や胸水の有無，心嚢液貯留による心拡大の有無，腸管ガスの異常（腸閉塞など）の検索が可能である．さらに，高分解能 CT（HRCT）検査では詳細な臓器の解析が可能であり，造影剤を用いて血管病変やリンパ節病変，また悪性腫瘍の検索を必要に応じて行う．

表Ⅷ-2 特異自己抗体が認識する自己抗原と関連する疾患

自己抗原	関連する疾患
二本鎖 DNA	SLE
Sm	SLE
U1-RNP	SLE，SSc，PM，DM，MCTD，SS
SS-A	SS，SLE，SSc，PM，DM
SS-B	SS
トポイソメラーゼⅠ（Scl-70）	SSc
RNA ポリメラーゼⅢ	SSc
セントロメア	SSc
U3-RNP	SSc
ARS	PM，DM，CADM
MDA5	CADM

CADM：臨床的無筋症性皮膚筋炎．DM：皮膚筋炎．MCTD：混合性結合組織病．PM：多発性筋炎．
SLE：全身性エリテマトーデス．SS：シェーグレン症候群．SSc：全身性強皮症．
［桑名正隆：検体検査．リウマチ病学テキスト，改訂第 2 版，p.17，診断と治療社，2013 を参考に作成］

2）磁気共鳴画像法（MRI）

magnetic resonance imaging（MRI）

MRI 検査は骨の破壊，滑膜などの関節軟部組織や筋肉の炎症を評価することが可能であり，増殖滑膜による骨関節破壊を特徴とする RA や，筋肉の炎症を主病態とする PM/DM の診断に利用される．血管壁の炎症を評価することも可能であり，血管炎症候群の診断においても有用である．

3）関節エコー検査

RA に代表される関節炎をきたす疾患において，滑膜炎の程度を評価することができる．さらに，微小な骨の破壊（骨びらん）も検出可能である．

4）唾液腺シンチグラフィ

唾液腺機能を評価するための検査であり，SS による腺病変の診断と重症度の評価に有用である．

E 生理機能検査

機能障害の程度を評価する．心電図，呼吸機能検査，サーモグラフィ（レイノー症状に対して行う），筋電図，神経伝導速度，脳波などがある．

F 病理組織学的検査

病変局所における炎症を組織学的に明らかにすることは，診断において非常に重要である．SLE の腎病変であるループス腎炎に対する腎生検，PM/DM に対する筋生検，血管炎症候群や IgG4 関連疾患における病変部の生検，SS での口唇小唾液腺生検などである．

3 膠原病の治療

A 治療の考え方

原疾患に対する直接的な治療と，臓器障害に対する対症療法に大別される．また原疾患に対する直接的な治療は，原疾患を完全にリセットする“寛解導入療法”と，それを維持する“寛解維持療法”に分けられる．膠原病は病変が多臓器に及ぶため，いま何が最大の問題点であるかを正確に見極めることが重要である．たとえば，全身性エリテマトーデス（SLE）と診断されても，その病状は患者ごとにきわめて多様である．軽症な皮膚病変や関節炎が主病状である場合と，重症の内臓臓器障害（腎障害など）が主病状である場合では，治療方針が大きく異なる．

B 使用される治療薬

副腎皮質ステロイドが中心となる．膠原病治療で使用される薬剤は疾患の性質上，炎症を抑える薬剤（非ステロイド抗炎症薬），および自己に対する免疫を是正する薬剤（免疫抑制薬）と考えると理解しやすい．副腎皮質ステロイドは両者の作用（抗炎症作用＋免疫抑制作用）を併せ持つ薬剤であり，これが膠原病治療の第一選択薬として使用される理由である．ただし関節リウマチ（RA）では，抗リウマチ薬（合成抗リウマチ薬や生物学的抗リウマチ薬）で治療を行うのが一般的である．

以下に，膠原病治療で用いられる主要な薬剤について概説する．

non-steroidal anti-inflammatory drugs（NSAIDs）
cyclooxygenase（COX）
prostaglandin（PG）

1）非ステロイド抗炎症薬（NSAIDs（エヌセイズ））

生体内では，シクロオキシゲナーゼ（COX）を介したプロスタグランジン（PG）の産生が，局所での炎症に深く関与している．NSAIDs は，COX の酵素活性を阻害することで PG の産生を抑制する．COX には，多くの細胞に恒常的に発現し，PG を誘導して胃や腎などの血流維持に関与している COX-1 と，炎症性サイトカインとよばれる炎症を惹起するタンパクにより誘導される COX-2 が存在する．つまり COX-2 が炎症に深く関与する．

NSAIDs は，COX-1 と COX-2 の発現をともに阻害するが，各薬剤により COX-1，COX-2 に対する選択性が異なる．膠原病においては抗炎症作用を期待し使用することからも，COX-2 選択性の高い薬剤が選択される．実臨床では，発熱や関節炎に対し使用されることが多い．

2）副腎皮質ステロイド

生体内の副腎で合成されるステロイドホルモンには，糖質コルチコイド（GC），鉱質コルチコイド（MC），副腎アンドロゲンがあるが，このうち糖質コルチコイドには強力な抗炎症作用と免疫抑制作用（弱い鉱質コルチコイド作用*もあり）があ

*鉱質コルチコイド作用：腎臓の尿細管に作用しナトリウムと水の再吸収，カリウムの排泄を促進する作用である．この結果，過剰な鉱質コルチコイド作用は，体内水分貯留と低カリウム血症を引き起こす．

表Ⅷ-3 合成糖質コルチコイドの種類とその作用

一般名	糖質コルチコイド作用*	鉱質コルチコイド作用*	半減期(時間)
<短時間作用型>			
ヒドロコルチゾン	1	1	8～12
コルチゾン	0.8	0.8	8～12
<中間型>			
プレドニゾロン	4	0.25	12～36
メチルプレドニゾロン	5	0	12～36
<長時間作用型>			
ベタメタゾン	25	0	36～54
デキサメタゾン	30	0	36～54

＊ ヒドロコルチゾンを1としたときの相対値.

り，膠原病に対する治療薬として有用である．臨床の現場で使用される種々の合成糖質コルチコイドの種類とその作用を示す（**表Ⅷ-3**）．ただし，副作用として感染症誘発，糖尿病，中心性肥満，脂質異常症，高血圧，白内障，緑内障，骨粗鬆症，無菌性骨壊死，精神症状などが存在し注意が必要である．これらの副作用は一般的に投与量と投与期間に関連してその頻度が増える．副腎皮質ステロイドによる治療で重要なことは，開始時には原疾患をコントロールできる必要量をしっかりと投与し，病状が安定した際には再燃に十分注意しつつ，できるだけ早期に投与量を減らすことである．

3）免疫抑制薬

免疫の過剰応答を抑制するために膠原病の治療に用いられる．膠原病治療の原則は一般的に副腎皮質ステロイドであるが，免疫抑制薬の使用については，副腎皮質ステロイドの単独治療では寛解導入と寛解維持が見込めない病態，また副作用や合併症のために副腎皮質ステロイドの使用量を減らしたい場合で併用することが多い．免疫抑制薬の主な作用機序は免疫応答において中心的な役割を担っているリンパ球（B細胞やT細胞）の機能抑制である．作用機序の違いより種々の免疫抑制薬が存在し，使用される免疫抑制薬については各疾患や病態に応じてさまざまである．日本で使用可能な免疫抑制薬とその副作用を示す（**表Ⅷ-4**）．

4）抗リウマチ薬

RAに用いる免疫調節薬や免疫抑制薬を，抗リウマチ薬とよぶ．抗リウマチ薬は疾患修飾抗リウマチ薬（DMARDs（ディーマーズ））ともよばれ，合成抗リウマチ薬（sDMARDs）と生物学的抗リウマチ薬（bDMARDs）に分類される．

さらに近年，sDMARDsは従来型合成抗リウマチ薬（csDMARDs）と分子標的合成抗リウマチ薬（tsDMARDs）に分けて考えられるようになっている．RA治療において抗リウマチ薬で最も重要な薬剤は，csDMARDsのひとつであるメトトレキサートである．

disease-modifying antirheumatic drugs（DMARDs）
synthetic DMARDs（sDMARDs）
biologic DMARDs（bDMARDs）
conventional sDMARDs（csDMARDs）
targeted sDMARDs（tsDMARDs）

表Ⅷ-4 日本で使用可能な免疫抑制薬とその副作用

分類	一般名	代表的な副作用
アルキル化薬	シクロホスファミド	骨髄障害，出血性膀胱炎，性腺機能抑制
代謝拮抗薬	メトトレキサート	間質性肺炎，骨髄障害，肝機能障害
	ミコフェノール酸モフェチル	消化器症状，白血球減少，肝機能障害
	ミゾリビン	高尿酸血症，骨髄障害，食欲不振
	アザチオプリン	肝機能障害，骨髄障害
情報伝達阻害薬	シクロスポリン	腎障害，耐糖能異常，高カリウム血症
	タクロリムス	

bDMARDs には，TNF-α やインターロイキン（IL）-6 といった炎症性サイトカインの伝達を抑制する薬剤や，T 細胞の活性化を抑制する薬剤が存在する．詳細については，関節リウマチの各論を参照されたい．

第3部 膠原病

第Ⅸ章 膠原病各論

1 関節リウマチ

A 病態

関節リウマチとは

関節リウマチ（rheumatoid arthritis：RA）は，自己免疫異常を基盤に関節滑膜の持続的な炎症により，骨や軟骨が破壊され（破壊性関節炎），関節の機能的障害をきたす炎症性疾患である．また，関節のみならず，肺，眼，血管炎などの臓器病変（関節外病変）も合併する全身性疾患でもある．

疫学

RA の有病率は 0.3〜1.0% とされる．発症年齢は 40 歳代をピークに広範に分布しており，男女比は 1：3〜4，約 70 万余の患者が存在すると推測されている[1)]．

発症機序

遺伝的素因と環境的素因が絡み合い，関節滑膜に自己免疫応答が惹起されると考えられている．遺伝的要因は ***HLA-DR*** 遺伝子や ***PADI4*** 遺伝子など多種の遺伝子多型が，また環境的要因としては喫煙，性ホルモン，歯周病などの関与が指摘されている．異常な免疫反応により活性化されたマクロファージやリンパ球などが炎症性サイトカインや細胞増殖因子，血管新生因子などを産生し，その結果，関節内で滑膜細胞の増殖，血管新生，そしてパンヌスとよばれる異常な肉芽組織が形成される．パンヌスは関節軟骨を分解し，さらに骨の内部へ侵入し骨びらんを形成，最終的に関節が破壊される（**図Ⅸ-1**）．この病態に深く関与する炎症性サイトカインとしては，腫瘍壊死因子（tumor necrosis factor：TNF）-α，インターロイキン（interleukin：IL）-1，IL-6 が考えられている．

症状・病変

RA は関節症状のみならず，発熱や全身倦怠感などの全身症状，また関節以外の関節外症状を伴うこともある．

1）初発症状

関節炎による関節の疼痛，腫脹が多いが，朝のこわばりや下記の全身症状を初発

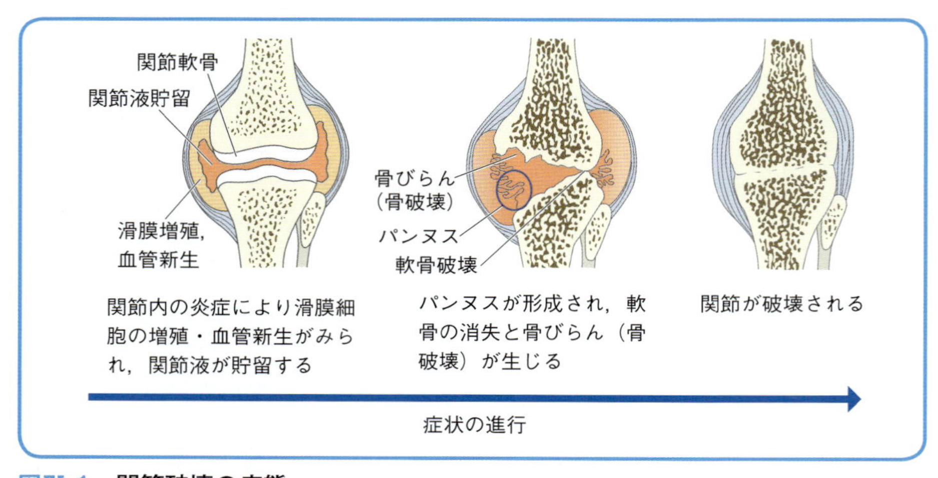

図Ⅸ-1 関節破壊の病態

症状とすることもある.

2）全身症状

発熱（主に微熱）がみられることがあるが，血管炎を伴う悪性関節リウマチでは高熱がみられることもある．全身倦怠感や体重減少をきたすこともある．

3）関節症状

i）朝のこわばり：起床時に関節を動かした際に自覚する，抵抗感・違和感のことをいう．短時間（数分間）であれば健常者でもみられるが，RA では一般的に 30 分間以上持続する．

ii）関節炎：関節の疼痛・圧痛・腫脹がみられるが，発赤や局所熱感を伴うことは少ない．関節炎は多発性，対称性，移動性にみられることが多いが，単発，非対称性のこともある．好発部位は，上肢では，手関節，近位指節間（proximal interphalangeal：PIP）関節，中手指節間（metacarpophalangeal：MCP）関節，また下肢では，中足趾（metatarsophalangeal：MTP）関節など，小関節が罹患しやすいが，肘や肩，膝関節などの中～大関節が侵されることもある．遠位指節間（distal interphalangeal：DIP）関節が障害されることはまれであり，脊椎は頸椎を除き，基本的には障害されにくい．初期の関節炎は疼痛，腫脹などの炎症所見が主体であるが，進行すると，軟骨・関節破壊，腱などの関節支持組織のゆるみなどにより，関節可動域の低下，拘縮，脱臼，強直などが生じ，ADL は著しく低下する．RA の特徴的な関節変形として，手指のスワンネック（白鳥の首）変形，ボタンホール変形，Z 字変形，尺側偏位，ムチランス変形などがみられる（**図Ⅸ-2**）．

4）関節外症状

i）リウマトイド結節：肘や膝関節の伸側，仙骨部など，圧迫されやすい部位の皮下に出現する結節である．肺や胸膜などにみられることもある．

ii）肺病変：RA で最も多い関節外病変である．間質性肺炎の頻度が最も高く，ときに急性増悪をきたし生命にかかわる．気道病変として気管支拡張症や細気管支炎を認めることもある．また胸膜炎による胸水貯留は，病状が安定しているときに出現することもあり注意を要する．

iii）眼症状：強膜炎，上強膜炎などが起こる．シェーグレン症候群を合併していると乾燥性角結膜炎を伴う．

iv）アミロイドーシス：活動期が遷延すると，異常なタンパクであるアミロイドタンパクが産生され臓器に沈着する．腎臓や消化管，心筋に沈着することが多く，ネフローゼ症候群（p.231 参照）や下痢，腸閉塞，不整脈などを生じる．

v）悪性関節リウマチ：血管炎症状を含む，多彩な関節外病変を伴う RA を悪性関節リウマチという．胸膜炎，間質性肺炎，多発単神経炎，皮膚潰瘍，強膜炎などの症状を伴い，難治性である．厚生労働省の指定難病にも指定されている．

5）臨床分類

臨床経過から単周期型，多周期型，急速進行型に分類される．単周期型は一過性の関節炎で自然治癒が期待できるタイプ（約 15%），多周期型は症状の増悪と改善

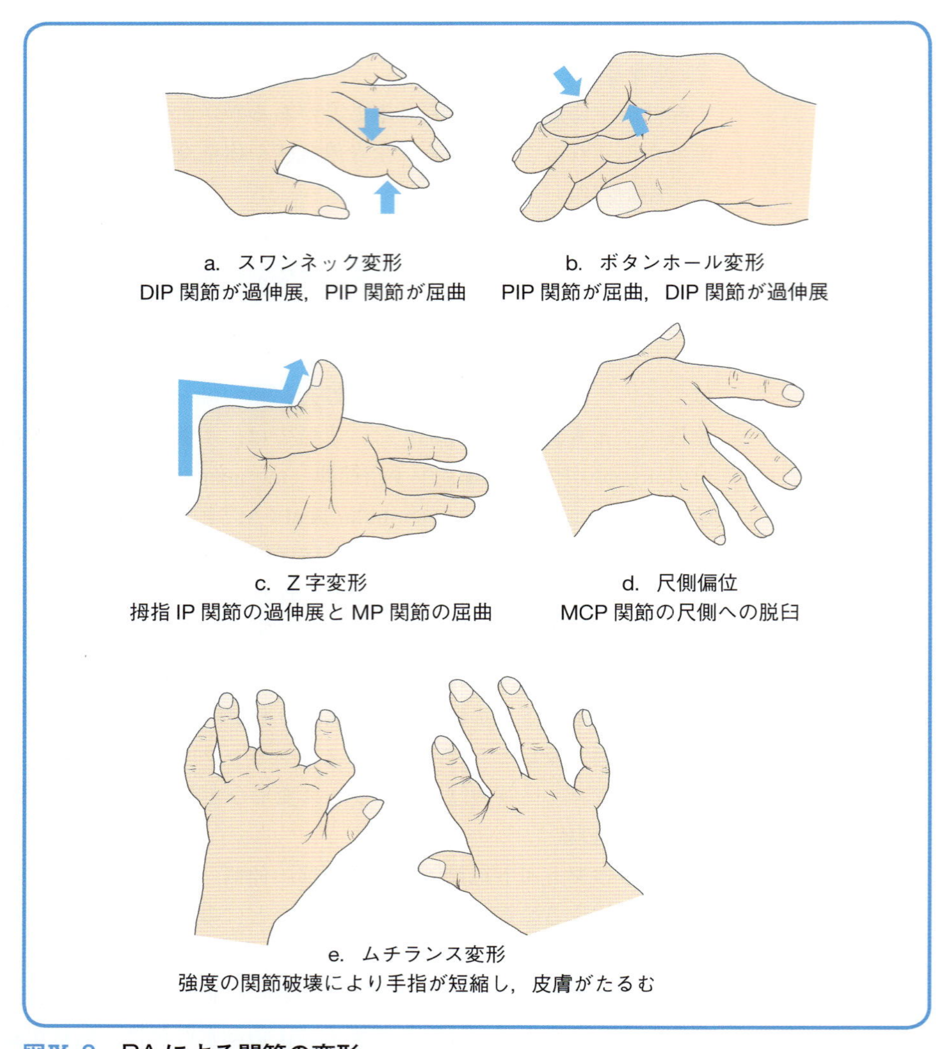

図Ⅸ-2 RA による関節の変形
DIP ：遠位指節間（distal interphalangeal）.
IP ：指節間（interphalangeal）.
MCP：中手指節（metacarpophalangeal）.
PIP ：近位指節間（proximal interphalangeal）.

を繰り返し徐々に進行していくタイプ（約 50%），急速進行型は症状が進行性に悪化していくタイプで約 15% を占める[2)].

B 診 断

どのような症状から疑われるか

上記のような，朝のこわばりや数週間持続する手関節，PIP，MCP 関節などの末梢関節の疼痛，腫脹があれば本疾患が疑われる.

表Ⅸ-1 RA の検査所見

検査項目		所見・特徴
炎症反応マーカー		活動期には赤沈，C 反応性タンパク（CRP）が亢進する
血液一般検査		活動期に白血球増加，貧血，血小板増加がみられる
自己抗体	リウマトイド因子（RF）	RA の約 80% で陽性となるが，その他の膠原病でも 20～30% で陽性となる．健常者でも約 5% は陽性であり（高齢になるほど陽性率は上昇），特異性は高くない
	抗シトルリン化ペプチド抗体（抗 CCP 抗体）	RA の約 80% で陽性となる．他の疾患でみられることが少ないため，特異度が高く診断に有用な検査である．RA が発症する数年前から陽性化する．本抗体陽性の患者は関節破壊の進行が早く，予後不良といわれている
	抗ガラクトース欠損 IgG 抗体（CARF）	RA の早期診断に役立つ．RA における陽性率は RF よりも高いが，他の疾患，健常者でも陽性になることがある
免疫血清検査	マトリックスメタロプロテアーゼ-3（MMP-3）	関節滑膜細胞から産生されるタンパク分解酵素であり，関節軟骨，骨破壊に関与する．RA 関節局所の滑膜炎を反映し，血中濃度とその後の関節破壊が相関するといわれている
画像検査	X 線検査	初期には関節周囲の骨粗鬆症がみられ，その後，関節裂隙の狭小や骨びらんが出現する 進行すると亜脱臼や骨融合（強直）など骨関節破壊所見がみられる X 線では滑膜炎は観察できず，早期の診断には不適である
	関節エコー検査	リアルタイムに活動性滑膜炎が観察でき，早期の診断に適している
	MRI	滑膜増殖，骨髄浮腫，骨びらんの検出が可能であり，早期の診断に有用である

診断の進め方・確定診断の方法

1）診断の進め方

早期からの治療開始がその後の RA の予後に影響するため，より早い診断が重要である．理学所見より RA が疑われた場合，**表Ⅸ-1** に示すような各種検査を行う．

血液検査ではリウマトイド因子（rheumatoid factor：RF），抗シトルリン化ペプチド抗体（anti-cyclic citrullinated peptide antibody：CCP 抗体）が診断に有用であり，とくに抗 CCP 抗体は非常に特異性が高い．

画像検査は単純 X 線像が基本であるが，発症初期には異常がみられないことが多い．単純 X 線像では確認できない炎症性滑膜炎や早期の骨変化は，関節エコー検査や関節 MRI でとらえることができるため，積極的に活用する．

コラム

window of opportunity

RA の骨破壊（骨びらん）は，発症 2 年以内の早期から出現する．一方，この期間は薬物治療の反応性が良好であり，適切な治療でその後の骨破壊を阻止できる可能性が高い．この期間のことを window of opportunity（治療機会の窓）とよぶ．したがって早期の診断と早期の治療介入が重要である．

表Ⅸ-2 1987年ACR改訂分類基準

1）少なくとも1時間以上持続する朝のこわばり
2）3領域以上の関節の腫脹
3）手関節，中手指節間（MCP）関節，近位指節間（PIP）関節の少なくとも1ヵ所の腫脹
4）対称性関節腫脹
5）皮下結節（リウマトイド結節）
6）血清リウマトイド因子の存在
7）手指または手関節のX線異常
以上の7項目中4項目以上を満たすものを関節リウマチと診断する 項目2）の3領域とは，左右PIP，MCP，手，肘，膝，足，中足趾（MTP）関節 ただし，1）～4）の項目については少なくとも6週間以上は持続していること

［Arnett FC et al：The American Rheumatism Association 1987 revised criteria for the classification of rheumatoid arthritis. Arthritis Rheum 31：315, 1988 より引用］

2）診断基準

RAの診断は1987年米国リウマチ学会（American College of Rheumatology：ACR）改訂分類基準（**表Ⅸ-2**），もしくは2010年ACR/欧州リウマチ学会（European League Against Rheumatism：EULAR）新分類基準（**表Ⅸ-3**）が用いられる．前者の基準では診断特異度は高いものの，早期のRAの診断には適さない．一方，後者の基準は，早期のRAの診断に適している．1関節以上の腫脹があれば，関節炎の広がりや炎症反応の程度，関節炎の持続期間などでスコア化し，10点満点中6点以上でRAと診断する．

RAの活動性

RAの活動性評価は自覚症状，関節所見，血清学所見，画像所見などから総合的に行う．主に疾患活動性評価，画像評価，身体機能評価などがあげられる．

1）疾患活動性評価

関節所見（圧痛，腫脹）とCRPや赤沈などの炎症反応，これに患者および医師による視覚的評価スケール（visual analogue scale：VAS）を併せた疾患活動性指標（DAS28，SDAI，CDAI）で定量的に病気の活動性を評価する（**図Ⅸ-3**）．疾患活動性は，各指標のスコアにより4段階（高疾患活動性，中疾患活動性，低疾患活動性，寛解）で判定される．

2）画像評価

単純X線像，関節エコー検査，関節MRIを用いて関節の状態を評価する．骨萎縮，関節裂隙狭小，骨びらん，亜脱臼，強直などの単純X線像による骨関節変化の進展は，Steinbrockerの Stage分類（**表Ⅸ-4**）を用いて半定量化で評価する．関節エコー検査やMRIは関節炎（滑膜炎）を質的・量的にとらえることができ，治療効果の判定にも用いられる．

3）身体機能評価

RAでは関節痛や関節破壊のために日常生活に支障をきたしADLが低下する．機

表IX-3　2010 年 ACR/EULAR 新分類基準

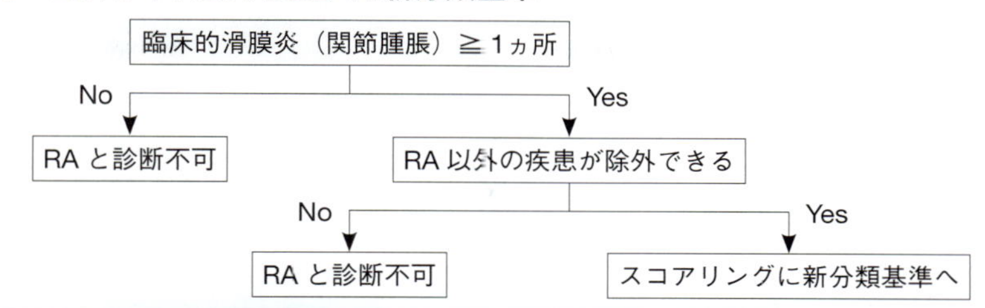

1）関節病変（0～5 点）	点数
1ヵ所の大関節*1	0
2～10ヵ所の大関節	1
1～3ヵ所の小関節*2	2
4～10ヵ所の小関節	3
＞10ヵ所の関節（少なくとも 1ヵ所は小関節を含む）	5
2）血清学的所見（0～3 点）	**点数**
RF と抗 CCP 抗体の両方が陰性	0
RF と抗 CCP 抗体のいずれかが低値陽性*3	2
RF と抗 CCP 抗体のいずれかが高値陽性*4	3
3）急性期反応物質	**点数**
CRP，赤沈いずれも異常なし	0
CRP，赤沈のいずれかが異常	1
4）滑膜炎の持続期間	**点数**
6 週間未満	0
6 週間以上	1

＊1 大関節　：肩関節，肘関節，股関節，膝関節，足関節.
＊2 小関節　：中手指節間（MCP）関節，近位指節間（PIP）関節，第 2～第 5 中足趾（MTP）関節，第 1 指節間（IP）関節，手関節.
＊3 低値陽性：基準値上限の 3 倍以内.
＊4 高値陽性：基準値上限の 3 倍より高値.
［Aletaha D et al：2010 rheumatoid arthritis classification criteria：an American College of Rheumatology/European League Against Rheumatism collaborative initiative. Ann Rheum Dis 69：1580, 2010 より引用］

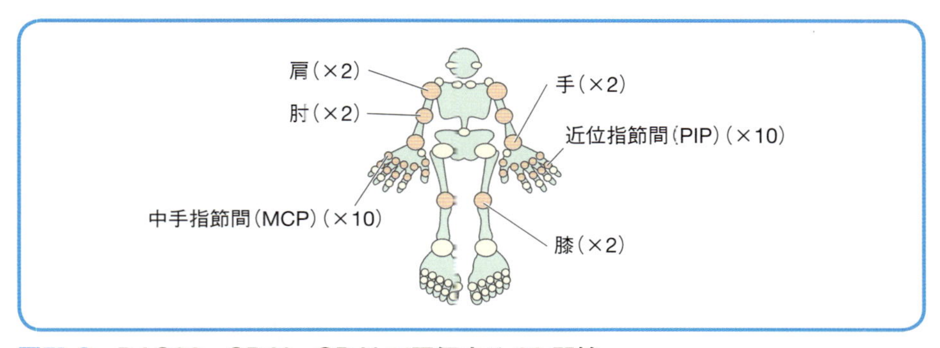

図IX-3　DAS28，SDAI，CDAI で評価する 28 関節

表Ⅸ-4 Steinbrocker の Stage 分類

	単純 X 線所見
Stage Ⅰ（初期）	1）骨破壊像はない 2）骨萎縮（骨粗鬆症）はあってもよい
Stage Ⅱ（中等度進行期）	1）軽度の軟骨の破壊（びらん）を認めるが関節の変形はない 2）関節近傍の筋萎縮やリウマチ結節などがみられる場合もある
Stage Ⅲ（高度進行期）	1）軟骨および骨破壊像がみられる 2）関節変形（亜脱臼，尺側偏位，過伸展など）がみられる 3）広範な筋萎縮がみられる
Stage Ⅳ（末期）	1）線維性強直，または骨性強直がみられる

［Steinbrocker O et al：J Am Med Assoc 140：659, 1949 より引用］

表Ⅸ-5 Steinbrocker の Class 分類

	機能障害の程度
Class Ⅰ	不自由なく，日常生活，仕事がこなせる
Class Ⅱ	多少の運動制限，苦痛はあるが日常生活，仕事がこなせる
Class Ⅲ	日常生活において高度に制限される
Class Ⅳ	身の回りのことがほとんどできない（寝たきり，車椅子生活）

［Steinbrocker O et al：J Am Med Assoc 140：659, 1949 より引用］

能障害の程度を評価する方法として，Steinbrocker の Class 分類（**表Ⅸ-5**）と健康評価質問表（health assessment questionnaire：HAQ）がある．前者は半定量的に，後者は点数化により定量的に判定する．

C 治療

主な治療法

RA の治療は薬物治療を基本に，必要に応じ，手術療法，理学療法が行われる．RA の最終的な治療目標は関節炎を抑えると同時に，日常生活を支障なく過ごせるための機能を保つことである．

薬物治療

1）薬物の種類

RA で使用される薬物には，① 副腎皮質ステロイド，② 非ステロイド抗炎症薬（NSAIDs（エヌセイズ）），③ 疾患修飾抗リウマチ薬（DMARDs（ディーマーズ）），の 3 種類がある．DMARDs は，RA の免疫異常を修飾することにより RA の病態をコントロールし，予後を改善させる薬剤である．DMARDs は従来型合成抗リウマチ薬（csDMARDs），生物学的製剤（bDMARDs），分子標的合成抗リウマチ薬（tsDMARDs）の 3 つに大別される．薬剤については p.235 も参照のこと．

ⅰ）**副腎皮質ステロイド**：強力な抗炎症効果と免疫抑制作用によりすみやかに関節症状を軽減させるが，根本的治療薬ではなく，また，感染症のリスクを高め，骨粗鬆症や糖尿病，高血圧など多彩な副作用を惹起するため，DMARDs の効果が得

表IX-6 従来型合成抗リウマチ薬（csDMARDs）

一般名（製剤名）		効果	注意すべき副作用
免疫抑制薬	メトトレキサート：MTX（リウマトレックス®）	強	肝障害，間質性肺炎，骨髄抑制，リンパ増殖性疾患
	レフルノミド（アラバ®）	強	間質性肺炎
	タクロリムス（プログラフ®）	強～中	腎障害，高血糖，高血圧
免疫調整薬	サラゾスルファピリジン（アザルフィジンEN®）	中	皮膚粘膜障害
	ブシラミン（リマチル®）	中	タンパク尿，爪色変化
	イグラチモド（ケアラム®，コルベット®）	中	肝障害
	金チオリンゴ酸ナトリウム（シオゾール®）	中	タンパク尿，間質性肺炎

関節リウマチ診療ガイドライン2014（一般社団法人日本リウマチ学会（編），メディカルレビュー社，2014）で推奨されている薬剤のみを記載した．

られるまでの間の少量かつ短期間の投与が望ましい．ただし進行性の間質性肺炎など，重篤な関節外症状の合併時や悪性関節リウマチに対しては，中等量以上の副腎皮質ステロイドを用いて治療する．

ii）非ステロイド抗炎症薬（NSAIDs）：関節症状の疼痛緩和を目的に使用され，COX-2選択的阻害薬が望ましい．副腎皮質ステロイドと同様，補助的薬剤である．副作用は消化器症状（胃・十二指腸潰瘍，小腸病変），腎障害，肝障害，心血管障害などがある．とくに副腎皮質ステロイドとの併用では，消化管潰瘍のリスクが高まる．DMARDsの効果により，関節症状の緩和が得られれば，すみやかに減量・中止する．

iii）従来型合成抗リウマチ薬（csDMARDs）：csDMARDsは，免疫抑制薬と免疫調整薬に大別される（**表IX-6**）．csDMARDsは一般的に遅効性で，効果発現までに1～3ヵ月を要する．また2～3年で効果が減弱することがある(エスケープ現象)．

主となる薬剤はメトトレキサート（MTX）で，RA治療の第一選択薬であり，アンカードラッグとよばれる．他のcsDMARDsに比べて優れた有効性と持続性を有し，骨びらんの進行を抑制する．ただし，MTX投与中は骨髄抑制や肝障害，間質性肺炎，リンパ増殖性疾患（リンパ腫）などの重篤な副作用に注意する．MTX最終投与の24～48時間後に葉酸（フォリアミン® 5 mg/週）を補充することにより，骨髄抑制や肝障害などの用量依存性の副作用は軽減できる．MTXは決められた曜日（週1～2日）のみに内服し，それ以外の曜日は休薬する．

他のcsDMARDsの有効性は，MTXと比較するとやや劣る．レフルノミドは高い抗リウマチ作用を有するが，日本人では間質性肺炎の副作用が出やすく，使用される頻度は低い．サラゾスルファピリジンは比較的安全性が高く，MTXが使用不可の症例ではよく使用される．

表Ⅸ-7 生物学的製剤（bDMARDs）と分子標的合成抗リウマチ薬（tsDMARDs）

【bDMARDs】一般名（製剤名）	標的因子	構造	投与経路	MTX 併用
インフリキシマブ（レミケード®）	TNF-α	キメラ型抗 TNF 抗体	点滴静注	必須
エタネルセプト（エンブレル®）	TNF-α，-β	可溶性 TNF 受容体	皮下注射	どちらでもよい
アダリムマブ（ヒュミラ®）	TNF-α	ヒト型抗 TNF 抗体	皮下注射	どちらでもよい
ゴリムマブ（シンポニー®）	TNF-α	ヒト型抗 TNF 抗体	皮下注射	どちらでもよい
セルトリズマブペゴル（シムジア®）	TNF-α	ヒト型抗 TNF 抗体（Fab 断片）	皮下注射	どちらでもよい
トシリズマブ（アクテムラ®）	IL-6	ヒト化抗 IL-6 受容体抗体	点滴静注 / 皮下注射	どちらでもよい
サリムマブ（ケブザラ®）	IL-6	ヒト型抗 IL-6 受容体抗体	皮下注射	どちらでもよい
アバタセプト（オレンシア®）	T 細胞	CTLA-4-IgG 融合タンパク	点滴静注 / 皮下注射	どちらでもよい

【tsDMARDs】一般名（製剤名）		効果	副作用
JAK 阻害薬	トファシチニブ（ゼルヤンツ®）	強	帯状疱疹，悪性腫瘍，好中球減少
	バリシチニブ（オルミエント®）	強	帯状疱疹，悪性腫瘍

MTX：メトトレキサート（methotrexate）.

MTX を含めた csDMARDs 単剤で効果不十分の場合，2 剤の csDMARDs 併用で有効性の向上が期待できる．

iv）生物学的製剤（bDMARDs）：bDMARDs は，TNF-α や IL-6 などの RA の病態に関与するサイトカインや自己反応性リンパ球を標的とした薬剤である．現在，日本で使用可能な bDMARDs を**表Ⅸ-7** に示す．bDMARDs は MTX と同等以上の抗炎症効果をもちつつ，骨関節破壊抑制効果をも有する点が大きな特徴である．bDMARDs は MTX との併用投与が推奨され，MTX 併用により有効性，治療継続性の向上が期待できる．bDMARDs の最も注意すべき副作用は種々の感染症であり，とくに結核や B 型肝炎ウイルスの再活性化，帯状疱疹などには注意を払う．潜在性結核の可能性が高い患者では，抗結核薬（イソニアジド）の予防内服を行う．また，点滴製剤によるインフュージョン・リアクション*や，皮下注射製剤による注射部位反応も留意すべき副作用である．その他の問題点としては高額であること，また投与中止がむずかしいことがあげられる．

* **インフュージョン・リアクション**：生物学的製剤などのタンパク製剤の投与中あるいは投与直後に現れる過敏症などの症状の総称．

もう少しくわしく

bDMARDsがMTXとの併用投与を推奨される理由

投与されたbDMARDsが異物（抗原）として認識され抗体（抗薬物抗体）が作られることがある（免疫原性）．抗薬物抗体はbDMARDsの作用を阻害し治療効果を減弱させる．免疫抑制薬でもあるMTXは，bDMARDsに対する免疫原性を弱め抗薬物抗体産生を抑制するのもMTX併用が推奨される理由のひとつである．

v）分子標的合成抗リウマチ薬（tsDMARDs）：tsDMARDsにはトファシチニブとバリシチニブがあり（**表Ⅸ-7**），いずれもヤヌスキナーゼ（JAK）阻害薬である．JAKは細胞内におけるサイトカインのシグナル伝達にかかわる酵素で，炎症病態に関与する．JAK阻害薬はこのシグナル伝達を遮断，免疫細胞からの種々のサイトカイン産生を抑制して抗炎症作用を発揮する．経口投与の薬剤であるが，bDMARDsと同等の抗リウマチ作用を有する．副作用としてリンパ球の減少，また悪性腫瘍発生の懸念や帯状疱疹などの感染症のリスクがあり注意を要する．

2）治療戦略

臨床的寛解（もしくは低疾患活動性）を目標として，治療を展開していく．1～3ヵ月ごとに疾患活動性指標を用いて評価し，治療開始3ヵ月以内の改善，あるいは6ヵ月以内の目標達成ができない場合は治療を見直す．治療目標に到達した後も，その状態を維持するよう努める．このような目標を定めた治療戦略を，目標に向けた治療（treat to target：T2T）とよぶ．

3）治療アルゴリズム

日本リウマチ学会から提唱されている，関節リウマチ治療ガイドラインを参考にする．このガイドラインでは3つのPhaseから構成されており，まずPhase Ⅰでは MTXを中心としたcsDMARDsによる治療を行い（単剤もしくは併用），治療が失敗（6ヵ月以内の治療目標未達成）すればPhase Ⅱへと移行する．Phase Ⅱでは，予後不良因子があれば，bDMARDsの導入を，なければcsDMARDsの変更を行う．csDMARDsを変更しても十分な治療効果が得られない場合はbDMARDsを導入する．Phase Ⅱの治療で目標に到達しなければ，さらにPhase Ⅲへと進み，bDMARDsの変更あるいはtsDMARDsの導入を考慮する．

メモ

RFや抗CCP抗体陽性，骨びらんの存在，高疾患活動性，HAQ-DI高値は，RAの予後不良因子である．これらの因子を有する患者では，持たない患者に比べ，骨関節破壊の進展が早いため，bDMARDsを含めたより積極的な治療が望ましい．

手術療法

薬物治療の進歩により，以前と比べ手術を要する症例は減少している．しかし，薬物治療でも滑膜炎が残存し関節破壊が進行する症例や，内科的にコントロールされていても，関節破壊が進行する症例も存在し，RAにおける手術治療は現在も必要不可欠である．手術療法には，滑膜炎に対して行う滑膜切除術，破壊された関節の機能を再建する関節再建術，そして関節再建術が困難な場合に行う関節固定術がある．

1）滑膜切除術

内科的治療にても滑膜炎が残存する症例に対して，直視下もしくは関節鏡視下で滑膜組織を切除する．軟骨，関節破壊が軽度で，炎症が単関節に限局している症例が望ましい．除痛，関節破壊の予防が期待できる．

2）関節形成術，人工関節置換術

関節破壊によりADLが障害されている場合の機能改善，除痛目的で行われる．腱のゆるみや断裂による脱臼では，腱再建術や腱移植術が行われる．股関節や膝関節などに行われる人工関節置換術は，術後長期成績が良好である．

3）関節固定術

関節機能の安定性が失われた場合に手指，足趾，手関節，足関節などに行われる．除痛と安定性は得られるが，可動性が失われる．またRAでときにみられる上位頸椎の亜脱臼（環軸椎亜脱臼）では，頸椎固定術が行われる．

理学療法

RAの理学療法の目的は，疼痛の緩和，関節可動域（range of motion：ROM）の維持と改善，筋力の維持・強化，関節変形の防止である．

1）運動療法

早期では主にROMの改善と筋力の維持，進行期においては身体機能の維持，廃用予防が運動療法の目的である．活動性の滑膜炎が存在するときは安静にし，炎症が鎮静化してから再開する．

2）物理療法

物理療法は疼痛緩和，消炎を目的に運動療法の前処置として利用されることが多く，主に温熱療法（パラフィン浴，ホットパック浴など）を行う．また水中での浮力や抵抗を利用し，関節への加重負荷を軽減しつつ筋力強化を図る水治療法も行われる．

3）装具療法

関節の保護，炎症，疼痛の軽減，変形防止，支持性の向上を目的に装具を使用する．

予後

これまではRA患者は健常者より死亡率が高く，平均寿命も約10年短いとされてきた．しかしMTXやbDMARDsなどの画期的薬剤の登場と早期からの治療介入，治療戦略の確立によりRAの疾患経過は大きく変化し，治療目標は“症状の緩和”から“寛解”へと大きく変貌した．また外科手術の技術進歩も相まって，RA患者のADL，QOLは以前に比べ明らかに改善している．

●引用文献

1）亀田秀人：関節リウマチ：病態，臨床所見，診断．リウマチ病学テキスト，改訂第2版，公益財団法人　日本リウマチ財団　教育研修委員会，一般社団法人　日本リウマチ学会　生涯教育委員会（編），p.88，診断と治療社，2016

2）Smyth CJ：Therapy of rheumatoid arthritis：a pyramidal plan. Postgrad Med 51（6）：31, 1972

2 全身性エリテマトーデス

A 病態

全身性エリテマトーデスとは

全身性エリテマトーデス（systemic lupus erythematosus：SLE）は若年女性に好発し，全身諸臓器に多彩な病変を呈する自己免疫疾患であり，厚生労働省の指定難病に指定されている．抗核抗体，抗 ds-DNA 抗体など多様な自己抗体が検出される．多くは寛解と増悪を繰り返しながら慢性の経過をたどるが，急性劇症型の症例も認める．約 10% に，抗リン脂質抗体症候群（後述）を合併する．

疫学

日本の平成 27（2015）年度の特定疾患医療受給者数は 62,988 人であり[1]，**増加傾向**である[2]．疑い例などを含めた患者総数はその約 2 倍と推定される．**男女比は 1：9** と圧倒的に女性が多く，妊娠可能年齢（20～40 歳代）に好発する．

発症機序

以下の機序が考えられている．

① **遺伝的素因**と**環境因子**（紫外線，感染症，薬剤，妊娠・出産など）の相互作用により免疫異常が出現．

② その結果，過剰に産生された**自己抗体**が，**免疫複合体**を形成し組織に沈着する．

③ 補体を介した炎症（Ⅲ型アレルギー）や，細胞表面抗体による直接的な炎症（Ⅱ型アレルギー）により**さまざまな臓器障害**が起こる．

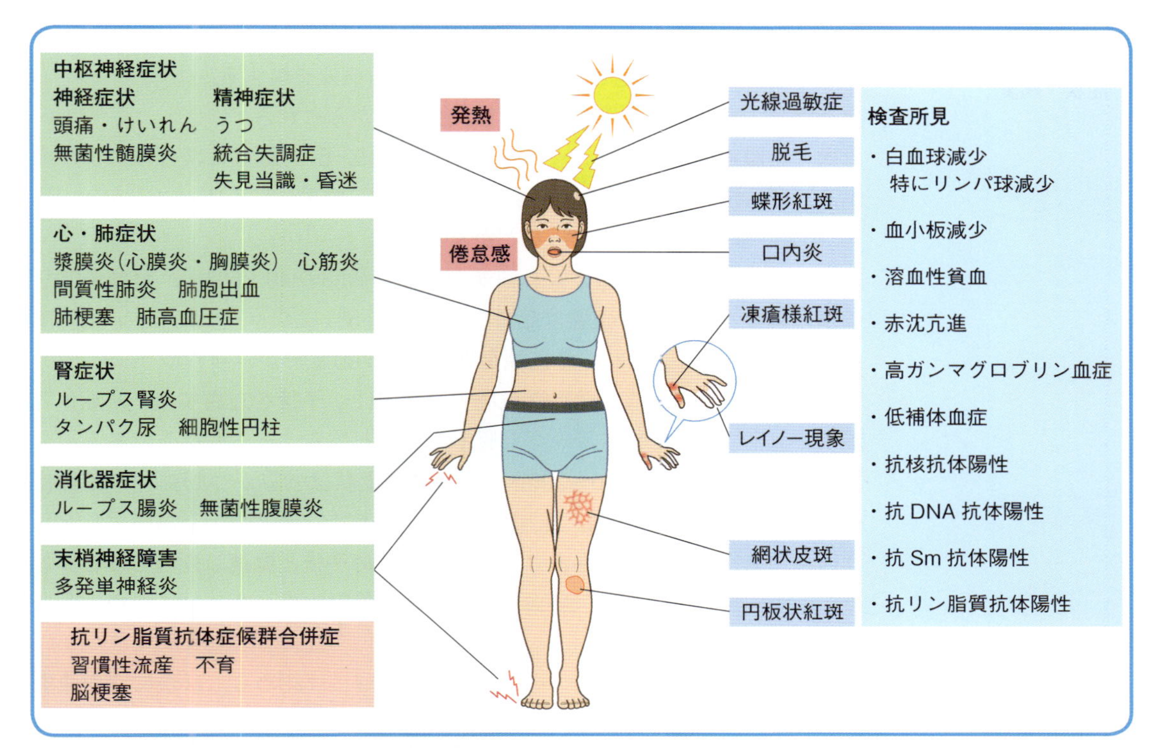

図Ⅸ-4 全身性エリテマトーデスの症状・所見

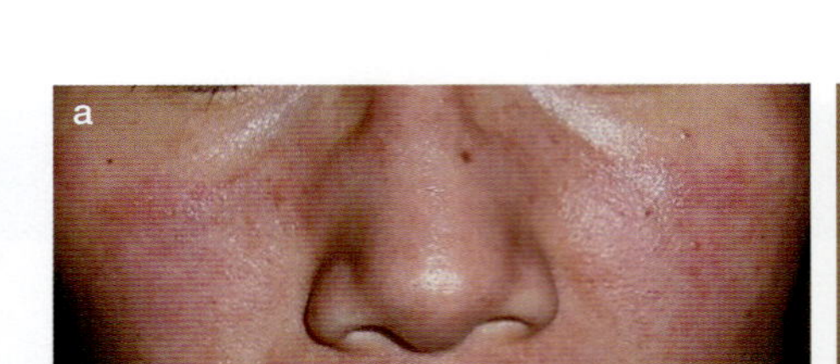

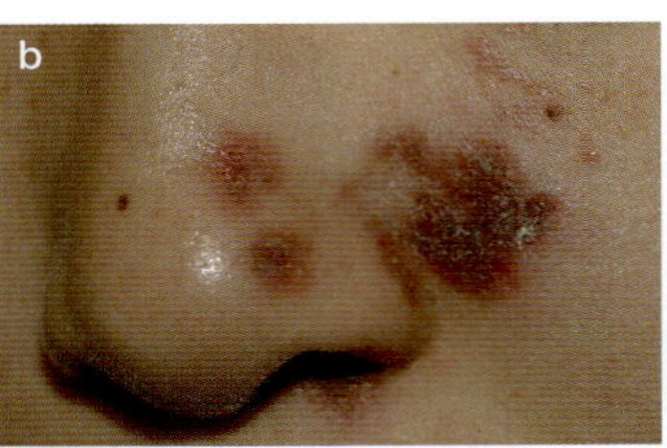

図Ⅸ-5 全身性エリテマトーデスの皮膚症状
a：蝶形紅斑．b：円板状紅斑．
［写真提供：兵庫医科大学皮膚科今井康友氏］

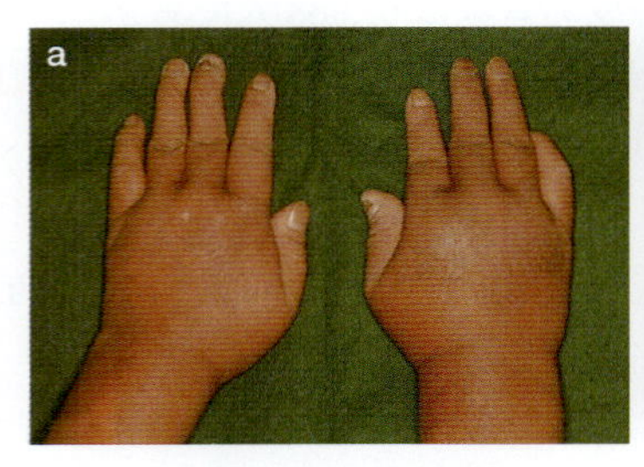

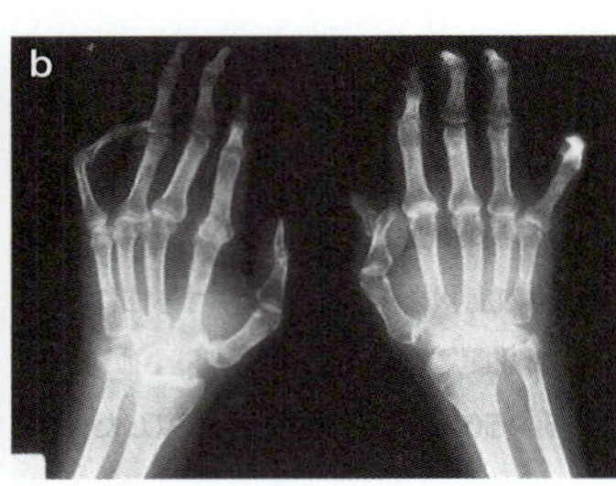

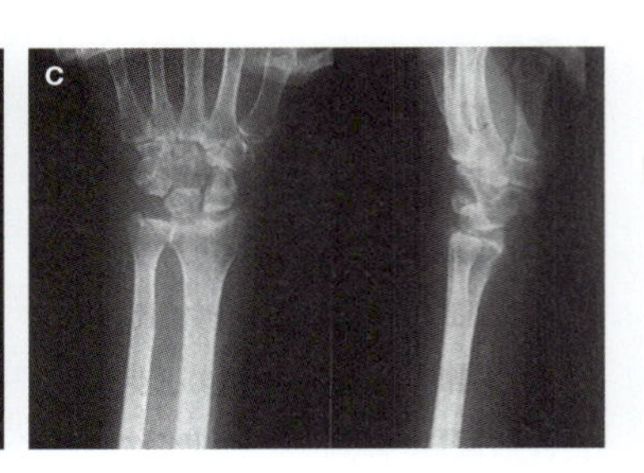

図Ⅸ-6 ジャクー関節症
外観（a）とそのＸ線画像（b）．手関節は圧壊しているようにみえるが，牽引すると整復される（c は牽引整復後のＸ線画像）．
［橋本博史：全身性エリテマトーデス臨床マニュアル，第3版，p.194，日本医事新報社，2017より許諾を得て転載］

症状・病変

図Ⅸ-4 に示すように，全身に非常に多彩な臓器病変を呈する．

① **全身症状**：発熱・全身倦怠感・体重減少などがみられる．

② **皮膚・粘膜症状**：**蝶形紅斑**や**円板状紅斑**（**図Ⅸ-5**）（紅斑は紫外線により悪化する），**光線過敏**，**口腔・鼻咽頭の無痛性潰瘍**，脱毛，レイノー（Raynaud）症状（p.230 参照），凍瘡様皮疹などがみられる．

③ **関節症状**：初発症状として最も頻度が高く初発時の 40～60%[3]，全経過で 90% にみられる[4]．通常**骨破壊**は起こさない．約 5% にジャクー（Jaccoud）関節症*（**図Ⅸ-6**）とよばれる骨破壊を伴わない関節変形がみられる[5]．

④ **腎病変**（**ループス腎炎**）：**約半数の症例で出現し，予後を左右する**．糸球体腎炎が多く，ネフローゼ症候群を呈し腎不全に進行することもしばしばある．

⑤ **精神神経症状・病変**（10～20%）：**中枢神経症状**は多彩かつ動揺性の精神症状（うつ，統合失調症様症状，見当識・認知・記憶などの異常，意識障害など）にけいれん発作を伴うこともあり，**難治性のため予後と関連し死因のひとつとなる**．ほかに無菌性髄膜炎，脳血管障害，横断性脊椎炎，ループス頭痛，多発性単神経炎などがある．

心肺病変

⑥ **心肺症状**：漿膜炎（**胸膜炎・心外膜炎**）をしばしば認める．ほかに心内膜炎，

*__ジャクー関節症__：炎症に伴う靱帯のゆるみなどの軟部組織の異常により起こる，骨破壊を伴わない関節の整復可能な亜脱臼による変形．

心筋炎，まれに間質性肺炎や急性肺胞出血，肺高血圧症などがある．

消化器病変

⑦ **消化器症状**：**ループス腸炎**やループス腹膜炎がみられる．

⑧ **その他**：リンパ節腫脹やループス膀胱炎などがある．

B 診断

どのような症状から疑われるか

典型例としては，若い女性の関節症状・皮疹・原因不明の発熱といった症状からSLEが疑われる．

診断の進め方

1）血液検査

正球性貧血を認める．しばしば溶血性貧血を合併する．白血球，とくにリンパ球減少や血小板減少を高率に認める．赤沈は亢進するが，通常CRPは基準値以下である．

2）尿検査

タンパク尿，血尿，円柱（細胞性円柱，脂肪性円柱，蝋様円柱など）を認める．

3）免疫学的検査

抗核抗体がほぼ全例で陽性，**抗ds-DNA抗体**・**抗Sm抗体**が陽性となる．抗ds-DNA抗体は**疾患活動性と相関**する．免疫複合体形成による補体の消費により**低補体血症**がみられ，C3，C4，CH50は疾患活動性と並行して低下する．また，**抗リン脂質抗体**（抗カルジオリピン抗体，ループスアンチコアグラントなど）が約30%で陽性となり，血栓症や流産・死産と関連する．

4）病理組織学的検査

腎炎合併例では，腎生検で特徴的な病理組織所見を認める．組織所見はループス腎炎分類（International Society of Nephrology/Renal Pathology Society：ISN/RPS）に基づき，Ⅰ～Ⅵに分類される．予後を反映し，治療選択の根拠となる．

また，皮膚病変を有する症例では皮膚生検で液状変（基底細胞の浮腫・破壊に基づく基底層の変性）や真皮のムチン沈着，炎症細胞浸潤といった炎症性疾患などでみられる非特異的病理変化とあわせ，ループスバンドテスト陽性（蛍光抗体直接法で認められる基底膜のIgG，IgM，C3などの沈着）といった特徴的な病理組織所見を認める．

5）その他

中枢神経病変には髄液検査やCT，MRI，脳波検査，漿膜炎ではX線，CT，穿刺検査，心病変には心エコー検査などが行われる．

分類基準

上記の臨床症状や検査所見をもとにSLEの診断がなされるが，診断には，米国リウマチ学会（American College of Rheumatology：ACR）改訂分類基準（1997年）（**表Ⅸ-8**）が用いられ，11項目中4項目以上を満たしたものをSLEと診断する．また，近年はSystemic Lupus International Collaborating Clinics（SLICC）の分類基準（2012年）（**表Ⅸ-9**）も用いられる．

SLEの疾患活動性の指標

SLEの疾患活動性の評価にはSystemic Lupus Erythematosus Disease Activity Index（**SLEDAI**）（**表Ⅸ-10**）が国際的に汎用されている．10日間以内にみられる

表Ⅸ-8 米国リウマチ学会（ACR）による改訂分類基準（1997 年）

ACR による 1997 年改訂分類基準
1）**顔面紅斑**
2）**円板状皮疹**
3）**光線過敏症**
4）**口腔内潰瘍**：無痛性で口腔あるいは鼻咽腔に出現
5）**関節炎**：2 関節以上で非破壊性
6）**漿膜炎**：胸膜炎あるいは心膜炎
7）**腎病変**：0.5 g/ 日以上の持続性タンパク尿か細胞性円柱の出現
8）**神経学的病変**：けいれん発作あるいは精神障害
9）**血液学的異常**：溶血性貧血，4,000/mm^3 以下の白血球減少，1,500/mm^3 以下のリンパ球減少または 10 万 /mm^3 以下の血小板減少
10）**免疫学的異常**：抗 ds-DNA 抗体陽性，抗 Sm 抗体陽性，または抗リン脂質抗体陽性（抗カルジオリピン抗体，ループスアンチコアグラント，梅毒反応偽陽性）
11）**抗核抗体陽性**

上記項目のうち 4 項目以上を満たす場合，SLE と診断する．
［Hochberg MC：Updating the American College of Rheumatology revised criteria for the classification of systemic lupus erythematosus. Arthritis Rheumatol 40 (9)：1725, 1997 をもとに作成］

所見をスコア化し，各所見の合計点で活動性を評価する．

C 治療

主な治療法

病状・病態が多彩であるため，画一化した治療はない．重症度や障害臓器を総合的に勘案し最適な治療を選択していく．国内外の学会から診療ガイドラインが示されている．

1）副腎皮質ステロイド

皮膚症状や関節症状などには低用量（プレドニゾロン〔PSL〕0.1〜0.2 mg/kg），漿膜炎や血球減少に関しては PSL 0.5 mg/kg 程度を内服で使用する．また，腎障害や中枢神経病変などの重症例では高用量ステロイド療法（PSL 換算 0.5〜1 mg/kg/日の内服やステロイドパルス療法*）が行われる．副腎皮質ステロイドは初期投与量を 2〜4 週間継続し，病状の改善を確認しながら少しずつ減量する．減量後も少量の副腎皮質ステロイドの維持投与を必要とすることが多い．

2）免疫抑制薬

腎障害や中枢神経障害のような重症の臓器病変を認める場合，ステロイド大量療法と免疫抑制薬を併用する．副腎皮質ステロイドが無効，もしくは重篤な副作用で使用困難な場合にも免疫抑制薬を併用する．**シクロホスファミド（CY）のパルス**

* **ステロイドパルス療法**：メチルプレドニゾロン 500〜1,000 mg/ 日の点滴静注を 3 日間継続し，その後は高用量ステロイド療法に引き継ぐ治療法

表IX-9 SLICCによる分類基準（2012年）

臨床的項目 11項目
1）**急性皮膚エリテマトーデス**（ループス頬部皮疹〔頬部円板状皮疹は含まない〕，水疱性ループス，SLEに伴う中毒性表皮壊死症，斑状丘疹状ループス皮疹，光線過敏ループス皮疹，あるいは，亜急性皮膚ループス，皮膚筋炎を除外する）
2）**慢性皮膚エリテマトーデス**（古典的円板状皮疹：限局型〔頸部より上〕あるいは汎発型〔頸部ならびに頸部以下〕，過形成〔疣贅状〕ループス，ループス脂肪織炎〔深在性ループス〕，粘膜ループス，慢性ループスエリテマトーデス，凍瘡状ループス，円盤状ループスと扁平苔癬の重複）
3）**口腔潰瘍**
4）**非瘢痕性脱毛**
5）**滑膜炎**
6）**漿膜炎**（胸膜炎または心膜炎）
7）**腎症**（尿タンパク/クレアチニン比〔または24時間蓄尿〕で0.5 g/日の尿タンパクまたは赤血球円柱）
8）**神経学的所見**（けいれん，精神病，多発単神経炎，脊髄炎，末梢および脳神経障害，急性錯乱状態）
9）**溶血性貧血**
10）**白血球減少**（<4,000/mm^3）もしくは**リンパ球減少**（<1,500/mm^3）
11）**血小板減少**（<100,000/mm^3）
免疫学的項目 6項目
1）**抗核抗体**
2）**抗ds-DNA抗体**
3）**抗Sm抗体**
4）**抗リン脂質抗体**
5）**低補体血症**
6）**直接クームス（Coombs）テスト陽性**（溶血性貧血のない場合）

①臨床的項目11項目と免疫的項目6項目とに分けられており，それぞれ1項目以上，合計4項目でSLEと分類する（項目が同時に出現する必要はない）．
②腎生検でSLEに合致した腎症があり，抗核抗体か抗dsDNA抗体が陽性であればSLEと分類する．
［Petri M et al：Derivation and validation of the Systemic Lupus International Collaborating Clinics classification criteria for systemic lupus erythematosus. Arthritis Rheumatol 64 (8)：2677, 2012をもとに作成］

療法の効果が高く標準的治療として多用される．副作用としては悪心・脱毛，骨髄抑制，易感染性，発がん，性腺障害がある．近年CYと同等の効果があり，CYと比べ副作用が比較的軽度である**ミコフェノール酸モフェチル（MMF）**[6]が好まれる傾向にある．MMFの副作用としては消化器症状，骨髄抑制，易感染性，妊娠時の催奇形性などがあげられる．

3）抗マラリア薬

ヒドロキシクロロキンがあり，海外では第一選択薬であるが，日本では2015年に皮膚症状と全身症状，筋・骨格症状に対し適応となった．副作用として下痢，頭痛，皮疹などがあるが，重要な副作用として**網膜障害**があり，使用前のリスク評価を含

表Ⅸ-10 SLEDAIスコア

スコア	項目	定義
8	けいれん	最近発症したもの 代謝性・感染性・薬剤性は除外
8	精神症状	現実認識の重度の障害による正常な機能の変化．幻覚，思考散乱，連合弛緩，貧困な思想内容，著明な非論理的思考，奇異な，混乱した，緊張病性の行動を含む 尿毒症，薬剤性は除外
8	器質的脳障害	見当識，記憶，その他の知能機能障害による認知機能の変化，変動する急性発症の臨床所見を伴う．注意力の低下を伴う意識混濁，周囲の環境に対する継続した注意の欠如を含み，かつ以下のうち少なくとも2つを認める：知覚障害，支離滅裂な発言，不眠症あるいは日中の眠気，精神運動興奮 代謝性，感染性，薬剤性は除外
8	視力障害	SLEによる網膜の変化．細胞様小体，網膜出血，脈絡膜における漿液性の滲出あるいは出血，視神経炎を含む 高血圧性，感染性，薬剤性は除外
8	脳神経障害	脳神経領域における間隔あるいは運動神経障害の新出
8	ループス頭痛	高度の持続性頭痛：片頭痛様だが，麻薬性鎮痛薬に反応しない
8	脳血管障害	脳血管障害の新出．動脈硬化性は除外
8	血管炎	潰瘍，壊疽，手指の圧痛を伴う結節，爪周囲の梗塞，線状出血，生検又は血管造影による血管炎の証明
4	関節炎	2関節以上の関節痛あるいは炎症所見（例：圧痛，腫脹，関節液貯留）
4	筋炎	CK・アルドラーゼの上昇を伴う近位筋の疼痛/筋力低下，あるいは筋電図変化，筋生検における筋炎所見
4	尿円柱	顆粒円柱あるいは赤血球円柱
4	血尿	＞5赤血球/HPF．結石，感染性，その他の原因は除外
4	タンパク尿	＞0.5 g/24時間．新規発症あるいは最近の0.5 g/24時間以上の増加
4	膿尿	＞5白血球/HPF．感染性は除外
2	新たな皮疹	炎症性皮疹の新規発症あるいは再発
2	脱毛	限局性あるいはびまん性の異常な脱毛の新規発症あるいは再発
2	粘膜潰瘍	口腔あるいは鼻腔潰瘍の新規発症あるいは再発
2	胸膜炎	胸膜摩擦あるいは胸水，胸膜肥厚による胸部痛
2	心膜炎	少なくとも以下の1つ以上を伴う心膜の疼痛：心膜摩擦，心嚢水，あるいは心電図・心エコーでの証明
2	低補体血症	CH50，C3，C4の正常下限以下の低下
2	抗DNA抗体上昇	Farr assayで＞25%の結合，あるいは正常上限以上
1	発熱	＞38℃，感染性は除外
1	血小板減少	＜100,000血小板/mm^3
1	白血球減少	＜3,000白血球/mm^3，薬剤性は除外

各臨床症状は10日以内に認められたものを評価し，合計のスコアをその患者の活動性とする（現在日本における指定難病の公式重症度は，4点以上で“重症”と評価している）．

［Bombardier C et al：Derivation of the SLEDAI. A disease activity index for lupus patients. The Committee on Prognosis Studies in SLE. Arthritis Rheumatol 35 (6)：630, 1992より筆者翻訳して引用］

めた定期的な眼科受診が必要となる．

4）生物学的製剤

B細胞の生存・分化・成熟に必要なサイトカインであるBリンパ球刺激因子（B lymphocyte stimulator：BLyS）に対するモノクローナル抗体である**ベリムマブ**が，2017年9月に承認された．血中BLySはSLE患者で高く，SLEの疾患活動性と関連する．ベリムマブはBLySと選択的に結合し，自己反応性B細胞の生存を阻害することで，SLEの疾患活動性を低下させる．

5）非ステロイド抗炎症薬（NSAIDs）

発熱や関節痛，頭痛，筋肉痛などに対して用いる．

6）ステロイド外用薬

各種紅斑や皮疹に対し用いる．

合併症

抗リン脂質抗体症候群（antiphospholipid syndrome：APS）は，SLEの重篤な合併症である．APSは自己免疫性血栓性疾患であり，血管内皮細胞のリン脂質に抗リン脂質抗体が結合することで，血栓が形成される．動・静脈血栓症や，習慣性流産の既往，血中の抗リン脂質抗体の検出により診断される．治療は，アスピリンやワルファリンが用いられるが，劇症型に対してはステロイド大量療法や免疫抑制薬が用いられる．

予後

診断・治療の進歩により予後は改善しており，5年生存率は約95%，10年生存率は90%である[7]．腎炎，中枢神経病変，抗リン脂質抗体症候群，間質性肺炎，肺高血圧症などが予後を左右する．以前は腎不全がSLEの主な死因であったが，近年は免疫抑制治療に伴う日和見感染症による感染死が最多死因である．

生活指導および妊娠

増悪因子である過労，感染症，長時間の日光曝露を避けるよう指導する．妊娠・出産を契機に増悪することが多いので病状が不安定な時期の妊娠は避けるように指導するが，活動性が低く，副腎皮質ステロイドが維持量に達していれば，妊娠・出産は可能である．副腎皮質ステロイドの児への影響は中等量以下であれば無視できるが，胎盤通過性の低いPSLを用いるべきである．PSLの母乳への移行については，15 mg/日以下であれば問題ない．

●引用文献

1）厚生労働省：平成27年度衛生行政報告例　2016年11月17日公表［http://www.e-stat.go.jp/SG1/estat/list.do?lid=000001162868］（最終確認2017年9月14日）
2）難病情報センター：特定疾患医療受給者証所持者数平成24年度～26年度までの推移［http://www.nanbyou.or.jp/entry/1356#p09］（最終確認2017年9月14日）
3）Wallace DJ, Hahn BH：Dubois' Lupus Erythematosus and Related Syndromes, 8th Ed
4）Grossman JM：Lupus arthritis. Best Pract Res Clin Rheumatol 23（4）：495, 2009
5）Santiago MB et al：Jaccoud arthropathy in systemic lupus erythematosus：analysis of clinical characteristics and review of the literature. Medicine（Baltimore）87（1）：37, 2008
6）Kamanamool N et al：Efficasy and adverse events of mycophenolate mofetil versus cyclophosphamide for induction therapy of lupus nephritis；systematic review and meta-analysis. Medicine（Baltimore）89：227, 2010
7）Pamuk ON et al：The incidence and prevalence of systemic lupus erythematosus in Thrace, 2003-2014：a 12-year epidemiological study. Lupus 25：102, 2016

3 全身性強皮症

A 病態

全身性強皮症とは

全身性強皮症（systemic sclerosis：SSc）は皮膚硬化を特徴とし，加えて消化管，肺，心臓など全身臓器に線維化を伴う自己免疫性疾患である．厚生労働省の指定難病に指定されている．皮膚硬化が四肢遠位部（肘または膝まで），顔面に限局する限局皮膚硬化型 SSc（limited cutaneous SSc：lcSSc）と，より近位に及ぶびまん皮膚硬化型 SSc（diffuse cutaneous SSc：dcSSc）に分類される．dcSSc は皮膚硬化が広範囲で，進展が速く，内臓病変を伴いやすい．lcSSc は皮膚硬化の範囲が軽度で，内臓病変合併の頻度や程度も軽度である．

疫学

日本の調査では，患者数は 2 万人以上と推定されている．男女比は 1：12 で，30～50 歳代の女性に多い．

発症機序

病因はまだ解明されていない．免疫異常，線維化，血管障害の関与が知られるが，相互関係や病因については不明である．

症状・病変

主にレイノー（Raynaud）症状（p.230 参照）と皮膚硬化，そして内臓病変による症状からなるが，その程度は個々で異なる．

1）レイノー症状

レイノー症状は初発症状として最も多く，95% 以上で認める（**図Ⅸ-7**）．ほかに循環障害を示す症状として，爪上皮の出血点や爪囲紅斑などがある．循環障害が強

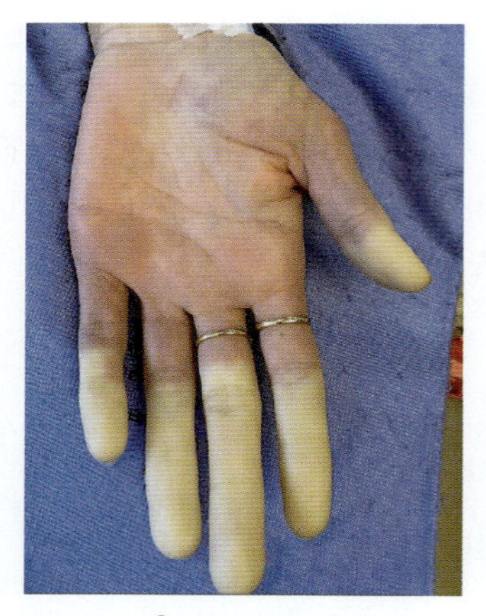

図Ⅸ-7 全身性強皮症の皮膚症状（レイノー症状）

［Wigley FM, Flavahan NA：Raynaud's phenomenon. N Engl J Med 375 (6)：556, 2016 より許諾を得て転載］

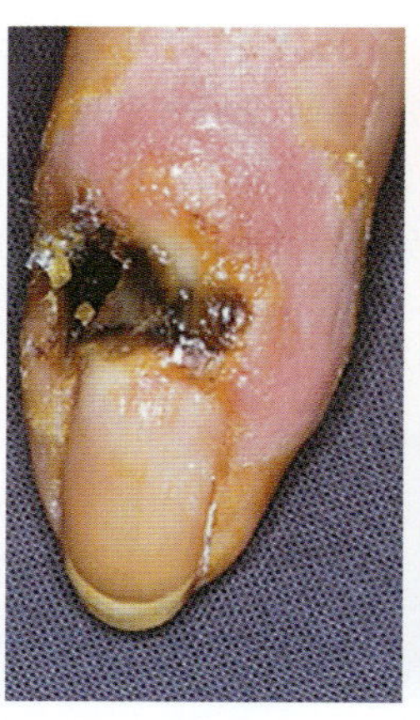

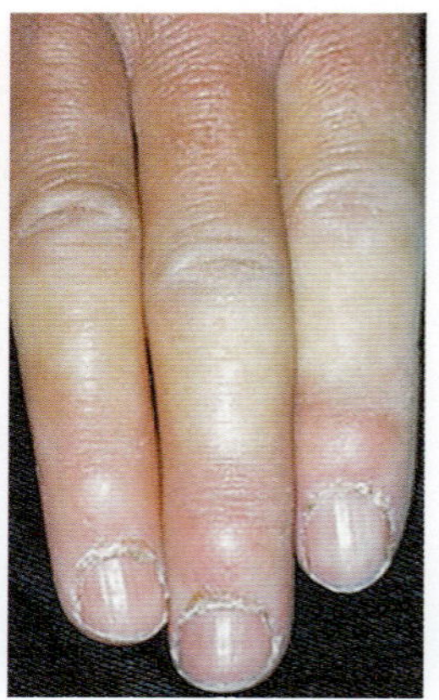

図Ⅸ-8 全身性強皮症の皮膚症状

左：手指潰瘍．右：手指皮膚硬化．

［Gabrielli A et al：Scleroderma. N Engl J Med 360 (19)：1989, 2009 より許諾を得て転載］

いと，指尖部の潰瘍（**図IX-8 左**）や壊疽，陥凹性瘢痕を呈する．

2）皮膚硬化

皮膚硬化（**図IX-8 右**）は，四肢末端にはじまり，中枢側へ拡大する．病初期は手指がむくんだ感じになるが，進行とともに引き締まり光沢を帯びてくる．皮膚硬化や腱の肥厚による手指の屈曲拘縮，末節骨の骨吸収による手指短縮を認めることもある．

舌小帯の短縮・肥厚やそれに伴う舌突出障害，口唇，その周囲の皮膚硬化のため口周囲の放射状のしわや開口障害が生じる．顔面の皮膚硬化が進行すると，表情の乏しい仮面用顔貌になる．

3）内臓病変

内臓病変で最も高頻度に認めるのが消化器病変であり，食道病変と小腸病変が多い．食道では，蠕動低下による胃食道逆流症状（胸焼け，嚥下困難など）を呈する．腸管では，線維化による蠕動低下と吸収不良，腸内細菌の過剰増殖をきたし，繰り返す便秘と下痢，腹部膨満感などを認める．ときに偽性腸閉塞を呈する．

消化器症状に次いで多いのが，肺病変である．間質性肺疾患では乾性咳嗽が主で，進行すると呼吸不全を呈する．肺高血圧症は，予後が非常にわるい．進行例では息切れ，呼吸困難感などを認めるが，早期例では自覚症状がない．心病変として，心筋の線維化による心室拡張障害や不整脈を認める．5% 以下の頻度であるが，腎クリーゼも重篤な合併症である．

もう少しくわしく

強皮症腎クリーゼ

輸入細動脈の狭窄による腎血流量低下によって，急激な高血圧と腎不全を認めることがあり，強皮症腎クリーゼという．

B 診断

どのような症状から疑われるか

上記の特徴的な皮膚硬化所見が，診断のポイントとなる．

診断の進め方・確定診断の方法

1）分類基準

2013 年に，米国リウマチ学会（ACR）と欧州リウマチ学会（EULAR）が共同で感度・特異度を高め，早期診断を目標とした新たな分類基準を提唱しており（**表IX-11**），皮膚症状や内臓病変，自己抗体から診断する．

2）免疫学的検査

抗核抗体は 50〜90% で検出される．抗トポイソメラーゼ I（Scl-70）抗体は dcSSc と関連し，その 20〜30% で検出される．本抗体陽性患者は，間質性肺疾患の合併が多い．抗セントロメア抗体は，lcSSc で高頻度に検出する．本抗体陽性患者は，心臓・肺・腎臓合併症が少なく，予後良好と考えらえるが，逆流性食道炎の合併が多い．抗 RNA ポリメラーゼIII抗体は，腎クリーゼと関連する．

表Ⅸ-11 2013ACR/EULARによる新SSc分類基準案

項目	副項目	重要性・スコア
両手指の中手指節関節より近位の皮膚硬化	—	9
手指の皮膚硬化（高得点の方のみカウント）	腫れぼったい指 強指症（遠位指節間関節から中手指節関節までの皮膚硬化	2 4
指尖部病変（高得点の方のみカウント）	指尖部潰瘍 指尖部陥凹瘢痕	2 3
毛細血管拡張症	—	2
爪郭部の毛細血管異常	—	2
肺動脈性PH，および/もしくは間質性肺疾患（最高2点まで）	肺動脈性PH 間質性肺疾患	2 2
レイノー現象	—	3
強皮症関連自己抗体（最高3点まで）	抗セントロメア抗体 抗トポイソメラーゼⅠ（Scl-70）抗体 抗RNAポリメラーゼⅢ抗体	3

ACR：米国リウマチ学会（American College of Rheumatology）.
EULAR：欧州リウマチ学会（European League Against Rheumatism）.
PH：肺高血圧症（pulmonary hypertension）.
手指硬化のない場合や，他により適当な疾患名がある強皮症類似疾患の場合（例：腎性全身性線維症，全身性斑状強皮症，好酸球性筋膜炎，糖尿病性浮腫性硬化症，硬化性粘液水腫，紅痛症，ポルフィリン症，硬化性苔癬，移植片対宿主病，糖尿病性手関節症）には適応しない.
それぞれの項目スコアの合計が9点以上で全身性硬化症と分類する.
［van den Hoogen F et al：2013 classification criteria for systemic sclerosis：an american College of Rheumatology/European League against Rheumatism collaborative initiative. Arthritis Rheum 65：2737, 2013を改変，引用した，沖山奈緒子：全身性強皮症．分子リウマチ治療 10 (1)：10，2017より引用］

3）皮膚生検

皮膚生検では，真皮下層を中心に線維化を認める．必須ではないが，診断や皮膚硬化の評価に有用である．

4）内臓病変に関する検査

内臓病変に関する検査は，間質性肺疾患ではX線，CT検査，呼吸機能検査，肺高血圧症では心エコー検査や右心カテーテル検査，食道病変ではX線造影や内視鏡検査，腸管病変ではX線やCT検査がある．

病型分類・重症度

病型は上記のとおり，皮膚硬化範囲によりdcSScとlcSScに分類される．

重症度評価には皮膚硬化の程度，範囲をスコア化したmodified Rodnan total skin thickness score（TSS）が頻用される．

C 治療

主な治療法

根本的治療はない．本症の自然経過を変化させる目的の疾患修飾療法と，レイノー症状や内臓病変に対する対症療法に大別される．

1）疾患修飾療法

間質性肺疾患では，免疫抑制薬であるシクロホスファミドの進行抑制効果が示されているが，効果は限定的であり，副作用も考慮すると慎重な判断が必要である．副腎皮質ステロイドは明らかなエビデンスはないが，皮膚硬化に対して使用されることがある．ただし，腎クリーゼを誘発するリスクがあり，投与量は少量とする．以前有効とされたD-ペニシラミンは，比較試験で皮膚硬化に対する効果が証明されなかった．

2）対症療法

1）レイノー症状，皮膚潰瘍：ビタミンE製剤，カルシウム拮抗薬（ニフェジピンなど），プロスタグランジン製剤，抗血小板薬など血管拡張作用，抗血小板作用のある薬剤を用いる．難治性皮膚潰瘍に対し，肺高血圧症治療薬であるボセンタンも用いられる．

2）消化器病変：胃食道逆流症にプロトンポンプ阻害薬，消化管運動促進薬が用いられる．腸管病変には消化管運動促進薬に加え，便通コントロールを行う．

3）肺高血圧症：肺動脈血管拡張薬であるプロスタサイクリン，エンドセリン受容体拮抗薬，ホスホジエステラーゼ阻害薬を，早期から導入，併用する．

4）腎クリーゼ：アンジオテンシン変換酵素（ACE）阻害薬が，第一選択薬である．

治療経過・予後

dcSScは，発症5〜6年以内に皮膚硬化の進行と内臓病変が出現し，症状が完成される．lcSScでは，皮膚硬化の進行はほとんどみられないが，10年以上経過してから肺高血圧症などが顕在化することがある．10年生存率はdcSSc70%，lcSSc90%程度である．間質性肺疾患と肺高血圧症が生命予後に関わる．間質性肺疾患が死因としては最多であり，5年生存率は85%である[1)]．肺高血圧症は約10%で合併し，5年生存率は30〜40%である[2),3)]．

患者教育

治療の一環として生活指導が重要である．循環障害には，寒冷曝露を避ける，保温（手袋や靴下，カイロなど），禁煙などがあり，胃食道逆流症には，胃液の逆流を防ぐため食後すぐに臥位にならない，1回の食事量を減らす，刺激物を控えるなどがある．腸管病変には，消化のよい，食物残渣の少ない食事がよく，1回の食事量を少なめにするなどを指導する．

●引用文献

1）Wells AU et al：Fibrosing alveolitis associated with systemic sclerosis has a better prognosis than lone cryptogenic fibrosing alveolitis. Am J Respir Crit Care Med 149（6）：1583, 1994

2）Denton CP et al：Long-term effects of bosentan on quality of life, survival, safety and tolerability in pulmonary arterial hypertension related to connective tissue diseases. Ann Rheum Dis 67（9）：1222, 2008

3）Morrisroe K et al：Survival and quality of life in incident systemic sclerosis-related pulmonary arterial hypertension. Arthritis Res Ther 19（1）：122, 2017

4 シェーグレン症候群

A 病態

シェーグレン症候群とは

シェーグレン症候群（Sjögren's syndrome：SS）は，涙腺や唾液腺などの外分泌腺が障害を受け，それにより眼の乾き（ドライアイ），口の渇き（ドライマウス）を呈し，また多彩な自己抗体の出現を特徴とする自己免疫疾患である．厚生労働省の指定難病に指定されている．

涙腺，唾液腺以外の外分泌腺も障害される．また，外分泌腺以外の臓器病変を呈することもある（腺外病変）．SS は他の膠原病の合併のない一次性 SS（58.5%）と，他の膠原病を合併する二次性 SS（39.2%）に分類される[1]．

疫学

厚生労働省研究班による 2011 年度調査では患者数は 68,483 人，有病率は 0.05% と推定された[1]が，診断されていない潜在患者が相当数存在すると考えられる．発症年齢は 40～60 歳，男女比は 1：17.4 で，圧倒的に女性に多い．

発症機序

病因は未解明である．遺伝的要因，内分泌異常，免疫異常，ウイルス感染といった環境要因などが複合的に絡み合って発症すると考えられている．涙腺や唾液腺に浸潤するリンパ球は CD4 陽性 T 細胞が優位であり，腺組織を破壊する．リンパ球浸潤が強くなると B 細胞の割合も増加し，それに伴い自己抗体が出現する．さらに，高ガンマグロブリン血症，悪性リンパ腫と関連する．

症状・病変

腺症状と腺外症状に大別される．

1）腺症状

主にドライアイとドライマウスである．ドライアイは自覚症状として，涙が出ない，眼がゴロつく（異物感），眼が痛い（灼熱感），目が疲れる（眼精疲労）などである．眼科的に，乾燥性角結膜炎が認められる．

ドライマウスは自覚症状として，口腔内乾燥感，唾液粘稠感，口腔内灼熱感，飲水切望感，口腔内疼痛，味覚異常，食物摂取困難，嚥下困難などである．他覚所見として，口腔内乾燥・発赤，舌乳頭萎縮，溝状舌，歯牙・口腔内汚染，う歯多発，歯肉炎，耳下腺・顎下腺腫脹などを認める．

2）腺外症状・病変

発熱や倦怠感，関節痛，環状紅斑や紫斑などの皮膚病変，間質性肺疾患等の肺病変，尿細管間質性腎炎や遠位尿細管性アシドーシスなどの腎病変等を認める．比較的軽症のものが多いが，重症度や予後に影響を及ぼすこともある．

合併症

悪性リンパ腫の発生率が，他の膠原病や健常者と比較して多い．また，慢性甲状腺炎（橋本病）などの自己免疫性甲状腺疾患の合併が多い．抗 SS-A 抗体陽性女性から出生する児の約 10% に皮疹や血球減少，肝機能障害等を伴う新生児ループスが，約 1% に先天性心ブロック*が発症する．

---

*先天性心ブロック：心伝導障害による致死的な不整脈をきたす．胎児水腫や心不全症状が出現し，無治療では突然死することもある．症候性徐脈，心室機能低下，低拍出がある場合には，ペースメーカー植込みの適応となる．

表Ⅸ-12 シェーグレン症候群の診断基準

1. 生検病理組織検査で次のいずれかの陽性所見を認める
 i）口唇腺組織で 4 mm^2 あたり 1 focus（導管周囲に 50 個以上のリンパ球浸潤）以上
 ii）涙腺組織で 4 mm^2 あたり 1 focus（導管周囲に 50 個以上のリンパ球浸潤）以上
2. 口腔検査で次のいずれかの陽性所見を認める
 i）唾液腺造影で stage 1（直径 1 mm 未満の小点状陰影）以上の異常所見
 ii）唾液分泌量低下（ガム試験で 10 分間に 10 mL 以下またはサクソンテストで 2 分間に 2 g 以下）があり，かつ唾液腺シンチグラフィにて機能低下の所見
3. 眼科検査で次のいずれかの陽性所見を認める
 i）シルマー試験で 5 分間に 5 mm 以下で，かつローズベンガル試験が 3 以上
 ii）シルマー試験で 5 分間に 5 mm 以下で，かつ蛍光色素試験で陽性
4. 血清検査で次のいずれかの陽性所見を認める
 i）抗 Ro/SS-A 抗体陽性
 ii）抗 La/SS-B 抗体陽性

以上の 4 項目のうち，2 項目以上を満たせばシェーグレン症候群と診断する

［藤林孝司ほか：シェーグレン症候群改定診断基準．厚生省特定疾患自己免疫疾患調査研究班 平成10年度研究報告書，p.135，1999 より引用］

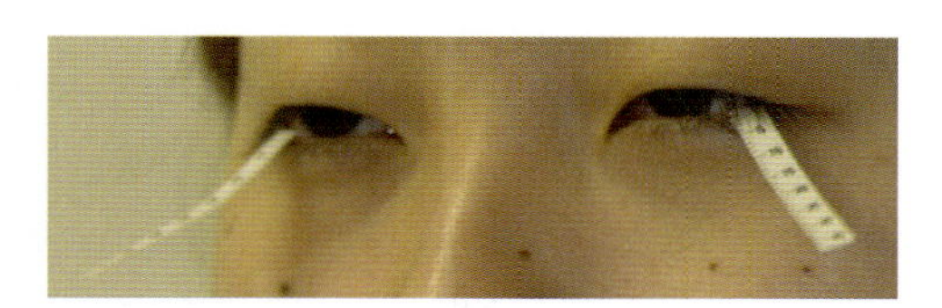

図Ⅸ-9 シルマー試験

B 診断

どのような症状から疑われるか

ドライマウスやドライアイで受診することが多い．乾燥症状に加えて，耳下腺・顎下腺腫脹，さらに発熱や倦怠感，関節痛や皮膚症状など腺外症状を伴うときに本疾患を疑う．

診断の進め方・確定診断の方法

1999 年の厚生労働省改訂診断基準（**表Ⅸ-12**）により診断する．

検査所見

① 血液検査では白血球減少や貧血，血小板減少，赤沈亢進を認める．高ガンマグロブリン血症やクリオグロブリン血症も認める．

② 自己抗体としては抗 SS-A/Ro 抗体（陽性率 50〜70%），抗 SS-B/La 抗体（同 20〜30%），抗核抗体（80〜90%），リウマトイド因子（同約 70%）などを認める．

③ そのほかに涙液分泌量を測定するシルマー試験，乾燥性角結膜炎の存在を調べるローズベンガル試験もしくは蛍光色素試験，唾液分泌量を測定するガムテストとサクソンテスト，唾液腺造影検査，唾液腺シンチグラフィ検査などがある．

・シルマー（Schirmer）試験（**図Ⅸ-9**）：ろ紙を下眼瞼耳側に 5 分間かけて涙液量を測定し，5 mm 以下であれば涙液量低下と判断する．

・フルオレセイン染色，ローズベンガル染色，リサミングリーン染色：各染色液

を点眼し，細隙灯顕微鏡で染色の有無により角結膜上皮障害の程度を評価する．

・唾液分泌量測定検査

ガムテスト：ガムを噛んで 10 mL/10 分以下の唾液量で陽性と判断する．

サクソンテスト：口腔内にガーゼを含み，2 分間噛み，2 g 以下で陽性と判断する．

・唾液腺シンチグラフィ：$^{99m}TcO_4^-$を用いたアイソトープ検査であり，SS では耳下腺や顎下腺への集積と唾液腺からの排泄が低下する．

・口唇小唾液腺生検：口唇小唾液腺は，耳下腺や顎下腺の病態を反映する．その生検検査は診断に有用であり，耳下腺や顎下腺での生検と比較して安全が高い．病理組織の特徴は，導管周囲の単核球の著明な浸潤である．

重症度

2 つの疾患活動性指標がある．1 つは EULAR Sjögren's Syndrome Patient Reported Index（ESSPRI）である．自覚症状に関する 3 つの項目（乾燥症状，疲労感，痛み）について患者の自己記入方式によって 0〜10 の 11 段階で評価し，3 つの点数の平均値を点数とする．5 点以上を unsatisfactory symptom state（患者が許容できない症状の状態）とする．

もう 1 つは医師により全身症状を評価するための EULAR Sjögren's Syndrome Disease Activity Index（ESSDAI）である．疾患活動性に関連すると考えられる 12 の臓器病変について評価し，それぞれの点数の合計値を点数とする．123 点満点で 5 点未満を低疾患活動性，5〜13 点を中等度疾患活動性，14 点以上を高疾患活動性とする．

C 治療

主な治療法

1）腺症状に対する治療薬

対症療法を行う．ドライアイには人工涙液点眼薬が中心で，涙点プラグ挿入も行われる．ドライマウスには人工唾液，口腔湿潤薬，含嗽薬などによる局所療法と唾液分泌促進薬（ムスカリン受容体刺激薬）がある．ムスカリン受容体刺激薬は唾液分泌を刺激するが，多汗，消化器症状などの副作用もある．

2）腺外病変に対する治療法

活動性や病状に応じて副腎皮質ステロイド，免疫抑制薬が用いられる．

治療経過・予後

予後は一般的に良好で，腺症状，腺外症状とも長期間安定している．しかし一部に活動性の高い症例が存在し，経過中に新しい病変が発症することもある．悪性リンパ腫は，予後に影響する合併症として注意を要する．また，予後に影響する特定の腺外病変は明らかではないが，腺外病変の存在は予後に影響するとされる．

患者教育・生活指導

ドライマウスに対して，口腔内を清潔に保ち，う歯や感染を防ぐなどの口腔衛生管理や，ガム（ノンシュガー）などで唾液分泌を促すこと，刺激物を控えること，禁煙，唾液腺マッサージなどの日常生活指導が重要である．

●引用文献

1）厚生労働科学研究費補助金難治性疾患等政策研究事業自己免疫疾患に関する調査研究班（研究代表者：住田孝之）：シェーグレン症候群診療ガイドライン 2017 年版，診断と治療社，2017

5 ベーチェット病

A 病態

ベーチェット病とは

ベーチェット病（Behçet's disease：BD）は，再発性の口腔粘膜アフタ性潰瘍，皮膚症状，眼症状，外陰部潰瘍を主症状とする全身性炎症性疾患である[1]．厚生労働省の指定難病に指定されている．病名は，1937 年にはじめて報告したトルコのイスタンブール大学皮膚科 Hulsi Behçet 教授に由来する．特殊型として腸管，血管，中枢神経に病変をきたすことがあり，これらは生命予後に大きな影響を与える[2]．

疫学

世界的には日本をはじめ，韓国，中国，中東，地中海沿岸諸国に多くみられ，“シルクロード病”ともよばれる[3]．日本の平成 26 年度特定疾患医療受給者数は 20,035 人で，発症のピークは 30 歳代，男女比はほぼ 1：1 であるが[4]，男性の方が重症化しやすい．

発症機序

発症機序はいまだ不明であるが，遺伝素因に外的環境因子（病原微生物など）が加わり，白血球の機能が過剰となり，炎症を引き起こすと考えられている．遺伝素因として最も重要視されているのは *HLA-B51* であり[5]，日本人では *HLA-A26* も多い．*HLA-B51* 陽性者のベーチェット病罹患相対危険率は 17.1 倍と高い．

症状・病変

主症状と副症状に分類されており，主症状のものは頻度が高く，診断上も重要である．これらの症状は再発を繰り返すことが特徴である．なお，特殊型である消化管・大血管・中枢神経の症状は，初診時に主症状を伴わずに発症することはない．

1）主症状

1）口腔内アフタ（図Ⅸ-10a）：境界鮮明な浅い有痛性潰瘍であり，発作性に多発する．舌や口唇粘膜，歯肉を含む口腔内すべてに生じうる．

2）皮膚症状

① 結節性紅斑（**図Ⅸ-10b**）：下腿に好発し，発赤・皮下硬結（1～5 cm）・圧痛を伴う．

② 血栓性静脈炎：下腿の皮下に生じることが多い．

③ 毛嚢炎 / 座瘡（ざそう）様皮疹：顔面，頸部，背部にみられるにきび様の皮疹．

④ 被刺激性亢進：採血など針を刺した部位で，48 時間後に膿を伴う発赤を生じる（針反応）．

3）眼症状：ぶどう膜炎（**図Ⅸ-10c**）：両眼の虹彩 / 毛様体，脈絡膜に発作性，再発性に生じ，羞明・結膜充血・眼痛・霧視・視力低下をきたし，失明のおそれがある．

4）外陰部潰瘍（図Ⅸ-10d）：男性では陰嚢や陰茎に，女性では大・小陰唇に生じる有痛性の境界鮮明なアフタ性潰瘍がみられる．

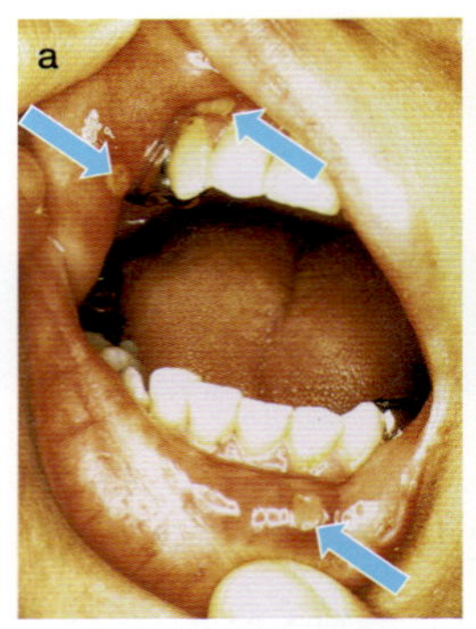

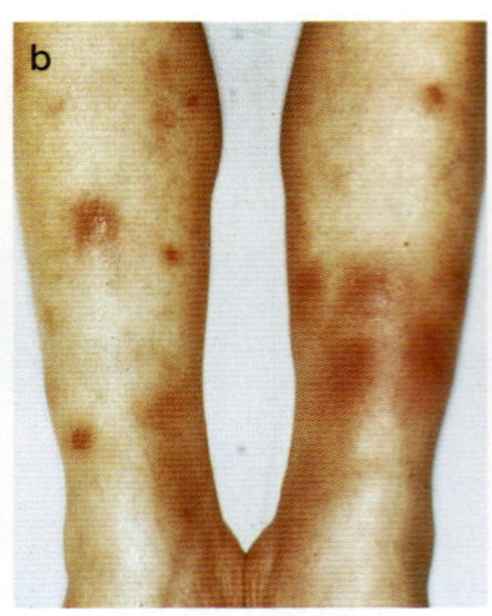

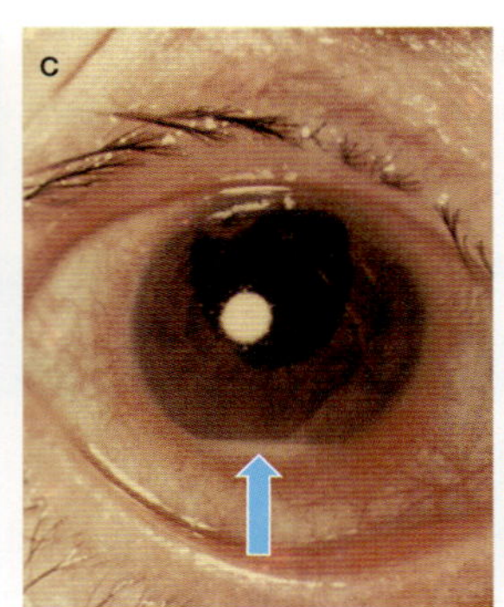

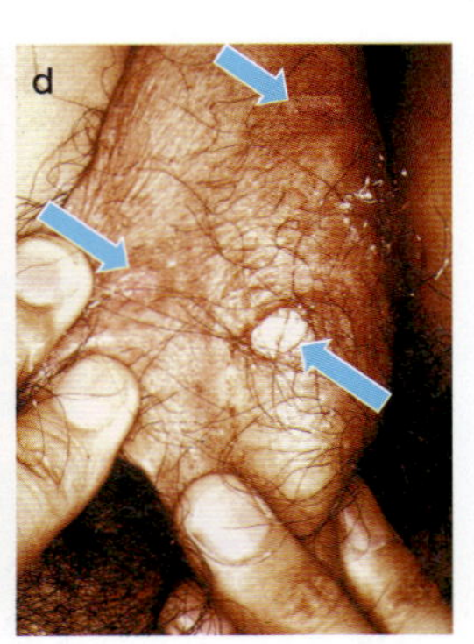

図Ⅸ-10　ベーチェット病の主症状

a：口腔内アフタ．b：皮膚症状（結節性紅斑）．c：眼症状（ぶどう膜炎）．d：外陰部潰瘍．
［Sakane T et al：Behçet's disease. N Engl J Med 341（17）：1284, 1999 より許諾を得て転載］

2）副症状

1）関節炎：四肢の大関節に生じ，変形や硬直を認めることはない．

2）副睾丸炎：再発性の睾丸部の腫脹や圧痛を認める．

3）消化器病変：腹痛や下血，下痢を認め，回盲部の潰瘍性病変が特徴的であるが，病変は食道から直腸までどこにでも生じうる．難治性で穿孔のおそれがある．

4）血管病変：動脈より静脈の頻度が多く，血管のサイズを問わず多彩な症状を示す．静脈血栓や閉塞，動脈瘤・動脈狭窄をきたし，肺動脈瘤については致死的喀血の危険性がある．

5）中枢神経病変：髄膜炎や脳幹脳炎を発症する急性型と，片麻痺や小脳症状，認知機能低下，精神症状をきたす慢性進行型に大別される．

B 診 断

どのような症状から疑われるか

症状出現パターンは多様であるが，典型的には再発性口腔内アフタが先行し，他の主症状が出現して診断にいたり，その後，一部の患者で特殊型が発症する[6]．

診断の進め方・確定診断の方法

検査所見では白血球増加，赤沈亢進，CRP 上昇などの炎症反応を認めるが，ベーチェット病の診断に直結する特異的な検査所見はない．厚生労働省のベーチェット病診断基準（2010 年小改訂）を用いて診断する（**表Ⅸ-13**）．症状は，その時点だけでなく，過去に出現していればカウントする．類似した臨床症状を呈する他の疾患の鑑別診断が重要である．

C 治 療

主な治療法

ベーチェット病の病状は多様なため，すべての病状に対して単一の治療があるわけではない．個々の患者の病状や重症度に応じて治療方針を立てる．

1）主症状に対する治療

口腔内アフタや皮膚症状（結節性紅斑，血栓性静脈炎，毛嚢炎 / 座瘡様皮疹），外

表Ⅸ-13 厚生労働省ベーチェット病診断基準（2010年小改訂）

1．主要項目

（1）主症状
1．口腔粘膜の再発性アフタ性潰瘍
2．皮膚症状
a）結節性紅斑様皮疹
b）皮下の血栓性静脈炎
c）毛嚢炎様皮疹，痤瘡様皮疹
参考所見：皮膚の被刺激性亢進（針反応）
3．眼症状
a）虹彩毛様体炎
b）網膜ぶどう膜炎（網脈絡膜炎）
c）以下の所見があれば（a）（b）に準じる
（a）（b）を経過したと思われる虹彩後癒着，水晶体上色素沈着，網脈絡膜萎縮，視神経萎縮，併発白内障，続発緑内障，眼球癆
4．外陰部潰瘍
（2）副症状
1．変形や硬直を伴わない関節炎
2．副睾丸炎
3．回盲部潰瘍で代表される消化器病変
4．血管病変
5．中等度以上の中枢神経病変
（3）病型診断の基準
1．完全型：経過中に4主症状が出現したもの
2．不全型：
a）経過中に3主症状，あるいは2主症状と2副症状が出現したもの
b）経過中に定型的眼症状とその他の1主症状，あるいは2副症状が出現したもの
3．疑い：主症状の一部が出現するが，不全型の条件を満たさないもの，および定型的な副症状が反復あるいは増悪するもの
4．特殊病変
a）腸管（型）ベーチェット病
b）血管（型）ベーチェット病
c）神経（型）ベーチェット病

2．検査所見

参考となる検査所見（必須ではない）
1．皮膚の針反応
2．炎症反応
赤沈値の亢進，血清CRPの陽性化，末梢血白血球数の増加，補体価の上昇
3．HLA-B51（B5）の陽性（約60%），A26（約30%）
4．病理所見：急性期の結節性紅斑様皮疹では，中隔性脂肪織炎で，浸潤細胞は多核白血球と単核球である．初期に多核球が多いが，単核球の浸潤が中心で，いわゆるリンパ球性血管炎の像をとる．全身性血管炎の可能性を示唆する壊死性血管炎を伴うこともあるので，その有無をみる．
5．神経型の診断においては，髄液検査における細胞増多，IL-6増加，MRIの画像検査（フレア画像での高信号域や脳幹の萎縮像）を参考とする．

［厚生労働省：56 ベーチェット病，〔http://www.mhlw.go.jp/file/06-Seisakujouhou-10900000-Kenkoukyoku/0000089968.pdf〕（最終確認：2017年9月19日）より引用］

陰部潰瘍に対しては，ステロイド外用が主に用いられる．しかし，高度な疼痛や発熱，頻繁な再発，関節炎などを認める場合には，コルヒチンや非ステロイド抗炎症薬（NSAIDs）を使用する．眼症状のうち虹彩／毛様体炎に対しては，ステロイド点眼や局所注射が用いられ，再発防止にはコルヒチンが有効である．後部ブドウ膜炎（網脈絡膜炎）において，それらの加療でも眼発作をコントロールできない場合は，免疫抑制薬のシクロスポリンに変更する．治療抵抗性のブドウ膜炎に対しては，TNF 阻害薬であるインフリキシマブやアダリムマブを使用する．

2）副症状・特殊病変に対する治療

消化管病変に対しては，中～高用量のステロイドに加えて炎症性腸疾患治療薬のスルファサラジンやメサラジン，免疫抑制薬のアザチオプリンを使用するが，難治例にはインフリキシマブやアダリムマブを用いる．消化管出血や穿孔には緊急手術が行われる．

血管病変のうち動脈病変や肺動脈瘤に対しては，高用量のステロイドおよび免疫抑制薬のシクロホスファミド大量静注療法が推奨されている．静脈病変に対しては，ステロイドやアザチオプリン，シクロホスファミド，シクロスポリンなどの免疫抑制薬を使用する．抗凝固療法の併用もなされる．

中枢神経病変のうち急性型に対しては，中～高用量のステロイドもしくはステロイドパルス療法を行い，急性型の発作予防にはコルヒチンが用いられる．慢性進行型に対しては，間欠的メトトレキサート療法やインフリキシマブを使用する．なお，眼病変に対して使用されるシクロスポリンは，急性型神経ベーチェット病と区別できないような神経症状を呈することがある[7]ため，使用は禁忌である．

予後

眼症状や特殊型病変がなければ，症状は反復するものの，一般に予後はわるくない．眼症状は失明のおそれがあり患者の QOL を著しく低下させるが，シクロスポリン，さらにインフリキシマブの登場により予後は改善している．特殊型（消化管・大血管・中枢神経）は生命予後に影響しうるが，TNF 阻害薬などによる改善が期待される．ベーチェット病による全死亡率は 5～9.8% であり[8]，死因は血管病変（とくに肺動脈瘤の破裂）が最も高く，神経ベーチェットによる中枢神経病変がこれに続く[9]．予後不良因子として，男性・若年発症・地中海から東洋系の民族・*HLA-B51* 陽性などが報告されている[10]．

●引用文献

1）Hirohata S, Kikuchi H：Behçet's disease. Arthritis Res Ther 5（3）：139, 2003
2）Sakane T et al：Behçet's disease. N Engl J Med 341：1284, 1999.
3）公益財団法人 難病医学研究財団／難病情報センター：ベーチェット病（指定難病 56）[http://www.nanbyou.or.jp/entry/187]（最終確認：2017 年 8 月 5 日）
4）岳野光洋：Behçet 病．リウマチ病学テキスト，改訂第 2 版，p.400，診断と治療社，2016
厚生労働省：厚生労働省科学研究費補助金 難治性疾患政策研究事業 ベーチェット病に関する調査研究．
[http://www-user.yokohama-cu.ac.jp/~behcet/patient/behcet/standerd.html]（最終確認：2017 年 8 月 5 日）
5）Ohno S et al：Close association of HLA-Bw51 with Behçet's disease. Arth Ophthalmol 100：1455,

1982
6) Ideguchi H et al：Behçet's disease：evolution of clinical manifestations. Medicine (Baltimore) 90：125, 2011
7) Hirohata S et al：Analysis of various factors on the relapse of acute neurological attacks in Behçet's disease. Mod Rheumatol 24：961, 2014
8) Saadoun D et al：Mortality in Behçet's disease. Arthritis Rheum 62：2806, 2010
9) Kural-Seyahi E et al：The long-term mortality and morbidity of Behçet's syndrome：a 2-decade outcome survey of 387 patients followed at a dedicated center. Medicine (Baltimore) 82：60, 2003
10) Hamuryudan V et al：Prognosis of Behçet's syndrome among men with mucocutaneous involvement at disease onset：long-term outcome of patients enrolled in a controlled trial. Rheumatology (Oxford) 49：173, 2010

6 多発性筋炎・皮膚筋炎

A 病態

多発性筋炎・皮膚筋炎とは

多発性筋炎（polymyositis：PM）は，体幹や四肢近位筋，咽頭筋の筋力低下をきたす自己免疫性の全身性炎症疾患である．典型的な皮疹を伴う場合は皮膚筋炎（dermatomyositis：DM）と診断される．いずれも厚生労働省の指定難病に指定されている．

疫学

日本の2009年の調査では，PM/DMの推定患者数は約17,000人である[1]．PMとDMはほぼ同数であり，男女比は1：3で女性に多い．好発年齢は，小児期（5～9歳）と成人期（50歳代）の2峰性を示す．

発症機序

ウイルス感染，悪性腫瘍，遺伝的素因など，さまざまな要因によって免疫異常が引き起こされ，筋組織に炎症と組織傷害を発症するとされているが，いまだ原因は不明である．

症状・病変

1）全身症状

発熱，全身倦怠感，易疲労感，食欲不振，体重減少などが出現する．

2）筋症状

体幹，四肢近位筋に進行性の筋力低下を認め，筋痛や把握痛もみられる．階段昇降，椅子からの起立やしゃがみ立ち，上肢の挙上などが困難になる．また，頸筋や咽頭筋も傷害されるため，誤嚥や窒息を引き起こすこともある．進行例では筋萎縮を伴う．

3）皮膚症状

DM患者では特徴的な皮膚症状がみられる．上眼瞼の浮腫を伴う紫紅色の紅斑は，ヘリオトロープ疹とよばれる（p.229参照）．顔面には，頬部，鼻梁，鼻唇溝などに，落屑を伴う紅斑を認めることもある．手指の指節間関節や中手指節関節の背側に，ゴットロン（Gottron）丘疹とよばれる紫色の丘疹を認める．同様の皮疹が四肢伸側にもみられ，手指の落屑を伴う紅斑と合わせてゴットロン徴候と総称される（**図Ⅸ-11**）．皮疹により角化した手は，機械工の手（mechanic hand）といわれる．前胸部の紅斑はV徴候，肩から背部に及ぶものはショール徴候とよばれる．レイノー（Raynaud）症状（p.230参照）を認めることもある．

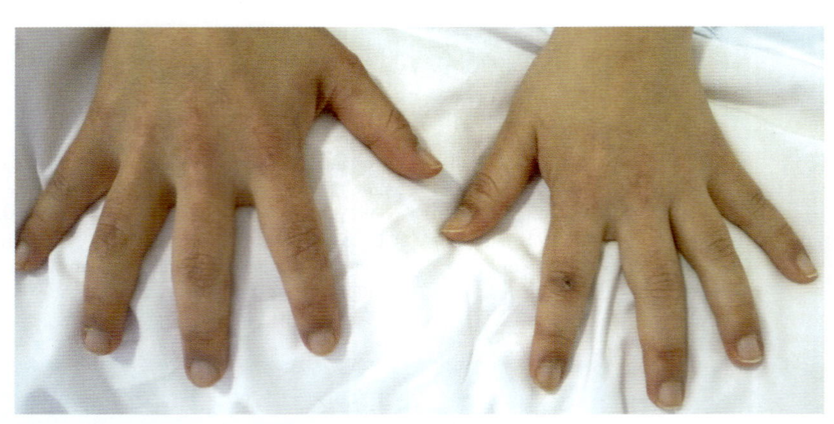

図Ⅸ-11 ゴットロン徴候

4）呼吸器症状・病変

間質性肺炎は約半数で認め，予後規定因子である．乾性咳嗽，息切れ，労作時呼吸困難などを認める．多くは亜急性～慢性の経過をとるが，筋症状を伴わないDM（無筋症性皮膚筋炎〔clinically amyopathic DM：CADM〕）[2] 患者で生じる間質性肺炎は，急速に進行することがあり，その予後はきわめて不良である．

5）その他の病変

不整脈や心不全などの心病変，関節炎を合併することがある．また，一般人口と比べてDMで約3倍，PMで約2倍，悪性腫瘍の合併が多い[3]．

B 診断

どのような症状から疑われるか

四肢近位筋を中心とした筋力低下や筋痛，加えて顔面および手指や四肢の関節伸側に特徴的な皮疹を認めるときに本疾患を疑う．

診断の進め方・確定診断の方法

診断は，多発性筋炎・皮膚筋炎改訂診断基準（厚生労働省，2015年）を用いる[4]（**表Ⅸ-14**）．臨床検査は，筋炎の確認と自己抗体の検出，筋外症状の検査に分けられる．

1）血液検査・免疫学的検査

筋原性酵素が上昇する．最も感度が高いのはクレアチンキナーゼ（CK）であり，そのほか，AST，ALT，LDH，アルドラーゼなどがある．炎症を反映して，CRPや赤沈も上昇する．

PM/DM患者では，筋炎特異的抗体とよばれるさまざまな自己抗体を認める[5]．近年，アミノアシルtRNA合成酵素（aminoacyl tRNA synthetase：ARS）に対する自己抗体が多数同定され，抗ARS抗体と総称される．以前から筋炎の自己抗体として知られる抗Jo-1抗体は，そのひとつである．そのほか，CADM症例で多くみられる抗MDA5（CADM-140）抗体，悪性腫瘍合併例で陽性率が高い抗Tif-1γ抗体，陽性例ではDMに特徴的な皮疹と筋症状がみられ，間質性肺炎や悪性腫瘍の

表Ⅸ-14 皮膚筋炎・多発性筋炎の診断基準

1. 診断基準項目
(1) 皮膚症状 (a) ヘリオトロープ疹：両側または片側の眼瞼部の紫紅色浮腫性紅斑 (b) ゴットロン丘疹：手指関節背面の丘疹 (c) ゴットロン徴候：手指関節背面および四肢関節背面の紅斑 (2) 上肢または下肢の近位筋の筋力低下 (3) 筋肉の自発痛または把握痛 (4) 血清中筋原性酵素（クレアチンキナーゼまたはアルドラーゼ）の上昇 (5) 筋炎を示す筋電図変化 (6) 骨破壊を伴わない関節炎または関節痛 (7) 全身性炎症所見（発熱，CRP 上昇，または赤沈亢進） (8) 抗アミノアシル tRNA 合成酵素抗体（抗 Jo-1 抗体を含む）陽性 (9) 筋生検で筋炎の病理所見：筋線維の変性および細胞浸潤
2. 診断のカテゴリー
皮膚筋炎　：(1) の皮膚症状の (a) ～ (c) の 1 項目以上を満たし，かつ経過中に (2) ～ (9) の項目中 4 項目以上を満たすもの． なお，皮膚症状のみで皮膚病理学的所見が皮膚筋炎に合致するものは，無筋症性皮膚筋炎として皮膚筋炎に含む． 多発性筋炎：(2) ～ (9) の項目中 4 項目以上を満たすもの．
3. 鑑別診断を要する疾患
感染による筋炎，薬剤誘発性ミオパチー，内分泌異常に基づくミオパチー，筋ジストロフィーその他の先天性筋疾患，湿疹・皮膚炎群を含むその他の皮膚疾患

[上阪　等ほか：多発性筋炎 / 皮膚筋炎に関する研究，厚生労働科学研究費補助金難治性疾患等政策研究事業自己免疫疾患に関する調査研究，p.26，平成 26 年度総括・分担研究報告書，2015 より引用]

合併が少ない特徴を持つ抗 Mi-2 抗体が実臨床で測定可能である．

2）画像検査

MRI では，T2 強調画像（脂肪抑制）で筋炎部分が高信号域領域として検出される．

3）生理機能検査

筋電図では，筋原性変化である随意収縮時の低振幅電位を認める．

4）病理組織学的検査

筋生検は，確定診断に重要である．病理組織所見として筋線維の大小不同，壊死再生像，血管周囲への炎症細胞浸潤を認める．CADM では，皮膚生検の病理組織所見が診断基準に含まれる．

5）筋外病変の検査

間質性肺炎合併例では胸部 X 線，胸部 CT，呼吸機能検査などを行う．心病変は心電図，心エコー検査，心筋シンチグラフィなどで評価する．悪性腫瘍の合併が多いため，悪性腫瘍の検索も行う．

C 治療

主な治療法

筋，皮膚，肺などでの炎症を抑制し，機能障害を回復させることが基本方針である．

1）副腎皮質ステロイド

副腎皮質ステロイドが第一選択となる．嚥下障害や急速進行性間質性肺炎を合併する症例では，すみやかに強力な治療を開始する．一般的には，プレドニゾロン高用量（1 mg/kg/ 日）で治療を開始し，2～4 週間継続し，筋症状，CK 値などを指標に 1～2 週ごとに 10% ずつ減量する．減量後も，少量の副腎皮質ステロイドを必要とすることが多い．

2）免疫抑制薬

副腎皮質ステロイド単独で効果が不十分な症例，再燃例では免疫抑制薬を併用する．メトトレキサート，アザチオプリン，タクロリムス，シクロスポリン，シクロホスファミドなどを用いる．急速進行性間質性肺炎合併例では，副腎皮質ステロイドに加えて，タクロリムスもしくはシクロスポリンとシクロホスファミドを併用する強力な免疫抑制療法が有効とする報告がある[6)]．

3）その他の治療

副腎皮質ステロイドで難治例では，免疫グロブリン大量静注療法が適応となる[7)]．

治療後も筋力低下が残ることが多く，リハビリテーションを行う．

皮疹には，副腎皮質ステロイドの外用も有効である．

治療経過・予後

PM/DM 全症例の 5 年生存率は約 80% とされ，治療の進歩とともに改善している．しかし，急速進行性間質性肺炎や悪性腫瘍の合併例では予後はわるく，初発患者の約 10% は致死的な転帰をたどる．副腎皮質ステロイド減量中の再燃や，副腎皮質ステロイドや免疫抑制薬の長期投与による免疫低下に伴う日和見感染症にも注意を要する．

●引用文献

1）冨満弘之ほか：多発性筋炎 / 皮膚筋炎の疫学調査（2）—臨床調査個人票の解析から臨床疫学特性についての研究．厚生労働科学研究費補助金難治性疾患克服研究事業自己免疫疾患に関する調査研究，p.46，平成 23 年度総括・分担研究報告書，2012

2）Sontheimer RD：Would a new name hasten the acceptance of amyopathic dermatomyositis (dermatomyositis sine myositis) as a distinctive subset within the idiopathic inflammatory dermatomyopathies spectrum of clinical illness? Journal of the American Academy of Dermatology 46 (4)：626, 2002

3）Sigurgeirsson B et al：Risk of cancer in patients with dermatomyositis or polymyositis：a popilation-based study. N Engl J Med 326：363, 1992

4）上阪　等ほか：多発性筋炎 / 皮膚筋炎に関する研究．厚生労働科学研究費補助金難治性疾患等政策研究事業 自己免疫疾患に関する調査研究，p.26，平成 26 年度総括・分担研究報告書，2015

5）Targoff IN et al：Myositis specific autoantibodies Curr Rheumatol Rep 8：196, 2006

6）Kameda H et al：Combination therapy with corticosteroids, cyclosporin A, and intravenous pulse cyclophosphamide for acute/subacute interstitial pneumonia in patients with dermatomyositis. The Journal of rheumatology 32 (9)：1719, 2005

7）Dalakas MC et al：A controlled trial of high-dose intravenous immune globulin infusions as treatment for dermatomyositis. N Engl J Med 329：1993, 1993

7 血管炎症候群

A 病態

血管炎症候群とは

血管炎は血管自体に炎症をきたすことで，発熱や全身倦怠感といった全身症状や臓器障害を起こす全身性炎症性疾患である．1982年に，抗好中球細胞質抗体（anti-neutrophil cytoplasmic antibody：ANCA）が発見され，1994年には障害される血管のサイズを大型，中型，小型の3つのカテゴリーに分類したChapel Hill Consensus Conference 1994（CHCC1994）が公表された[1]．2012年には新しい疾患名と定義を含んだCHCC2012に大幅に改定された．血管炎の新分類を，**表Ⅸ-15**に示す．血管炎の多くは厚生労働省の指定難病に指定されている．

疫学

日本における推定患者数は，高安動脈炎が約6,000人で若年女性に多く，多発血管炎性肉芽腫症（granulomatosis with polyangiitis：GPA），好酸球性多発血管炎性肉芽腫症がそれぞれ約2,000人で中高年齢の女性にやや多く，顕微鏡的多発血管炎はGPAの倍の頻度とされている[2]．

発症機序

不明な点が多いが，遺伝的要因と環境的要因の複雑な関与が示唆されている．ANCA関連血管炎では自己抗体の関与，続発性血管炎では膠原病，薬物，ウイルスの感染が病因に挙げられる．

表Ⅸ-15 CHCC2012での血管炎症候群の名称

Ⅰ 大型血管炎	**Ⅴ 単一臓器の血管炎**
・高安動脈炎 ・巨細胞性動脈炎	・皮膚白血球破砕性血管炎 ・皮膚動脈炎 ・原発性中枢神経系血管炎 ・孤発性大動脈炎 ・その他
Ⅱ 中型血管炎	**Ⅵ 全身性疾患に続発する血管炎**
・結節性多発動脈炎 ・川崎病	・ループス血管炎 ・リウマトイド血管炎 ・サルコイド血管炎 ・その他
Ⅲ 小型血管炎	**Ⅶ 誘因の推定される続発性血管炎**
●抗好中球細胞質抗体（ANCA）関連血管炎 ・顕微鏡的多発血管炎 ・多発血管炎性肉芽腫症 ・好酸球性多発血管炎性肉芽腫症 ●免疫複合体性小型血管炎 ・抗糸球体基底膜病 ・クリオグロブリン血症性血管炎 ・IgA血管炎 ・低補体血症性蕁麻疹様血管炎（抗C1q血管炎）	・C型肝炎ウイルス関連クリオグロブリン血症性血管炎 ・B型肝炎ウイルス関連血管炎 ・梅毒関連大動脈炎 ・薬剤関連免疫複合体性血管炎 ・薬剤関連ANCA関連血管炎 ・がん関連血管炎 ・その他
Ⅳ 種々の血管を侵す血管炎	
・ベーチェット（Behçet）病 ・コーガン（Cogan）症候群	

［日本皮膚科学血管炎・血管障害診療ガイドライン改訂版作成委員会：日本皮膚科学会ガイドライン 血管炎・血管障害診療ガイドライン2016年改訂版．日皮会誌 127（3）：302，2017より許諾を得て転載］

症状・病変

発熱や易疲労感，体重減少，関節痛，筋痛といった全身症状に加え，罹患血管による局所症状・病変を認める．

1）大型血管炎

大型血管炎の場合は大動脈とその主要分枝および肺動脈に慢性的な炎症をきたすことで，狭窄ないし閉塞による虚血障害，拡張障害による動脈瘤が主要な病態となる．めまいや頭痛，頭部の虚血症状による視力低下や血管壁脆弱化による大動脈解離などの重篤な合併症も，ときに起こる．

2）小型～中型血管炎

中型ないし小型血管炎の場合は，腎症状として血尿，タンパク尿の検出，急激な腎機能障害を呈し，肺症状として間質性肺炎，細気管支炎，肺胞毛細血管炎による肺胞出血などに伴う咳嗽，呼吸苦，血痰を認める．

末梢神経障害では多発単神経炎により，知覚障害だけでなく，進行により運動障害を併発し下垂足*などを呈することがある．皮膚症状は紫斑，皮膚潰瘍，結節性紅斑，皮下結節が認められる．消化管病変では腹痛，下痢，消化管出血が認められる[3]．

B 診断

診断の進め方・確定診断の方法

血管炎は不明熱の原因となることもあり，多彩かつ重篤な臓器障害を呈する場合があるため，他疾患との鑑別が重要である．確定診断には臨床症状だけでなく，罹患血管のサイズや発症年齢，抗好中球細胞質抗体（ANCA）の有無の確認が必要となる．

検査所見

1）血液検査・免疫学的検査

血液検査所見では白血球増多，赤沈亢進，CRP高値などを呈し，高度の炎症であれば正球性正色素性貧血，血小板増加，低アルブミン血症，高ガンマグロブリン血症，血清補体価高値を認める．ANCA，抗糸球体基底膜抗体（抗glomerular basement membrane〔GBM〕抗体）も診断上重要である．

2）画像検査

画像所見は，大型ないし中型血管炎では血管造影が有力であり，血管の内腔狭窄，不整，動脈瘤などを認める．大型血管炎の場合は造影CT，MRA，さらにFDG-PETでの評価も有用である．小型血管炎では肺病変の精査に胸部単純X線や胸部CTを，肉芽腫性病変の精査では頭部MRIも行う．

3）病理組織学的検査

各血管炎は，病変臓器の組織生検で特異的所見を認めることによって診断が確定される．大型では多核巨細胞性血管炎，中型ではフィブリノイド壊死を伴う全層性血管炎，小型では壊死性血管炎を認める．生検対象となる部位は皮膚，腎臓，肺，浅側頭動脈，神経および筋などになるが，病勢に応じて有意所見のある部位で生検

---

* **下垂足**：足および足関節の背屈力が低下することで，足部が下垂する状態の総称．主な原因は腓骨神経障害で，前脛骨筋や長・短腓骨筋の機能障害が生じる．

表Ⅸ-16 血管炎症候群の治療

高安動脈炎	プレドニゾロン20～30 mg/日の中等量で開始し，血栓症予防として抗血小板薬や抗凝固薬の併用，高血圧，心不全の合併に対してはACE阻害薬，利尿薬の投与を行う．ステロイドの減量が困難な際はシクロホスファミド，アザチオプリン，メトトレキサートなどの免疫抑制薬を併用する．治療抵抗症例ではトシリズマブ（IL-6阻害薬）も有効である．症状をきたす弁膜症や動脈狭窄，動脈瘤に対しては外科的治療が対象となる
巨細胞性動脈炎	プレドニゾロン0.75～1.0 mg/kg/日を初期用量として開始し，症状の消失や炎症所見の改善を確認した後に徐々に減量していく．再燃を疑う際は減量速度をゆるめる．進行性視力障害を認める際はステロイドパルス療法を行う．治療抵抗症例ではトシリズマブも有効である．血栓症の予防に抗血小板薬を併用する
結節性多発動脈炎	プレドニゾロン0.5～1.0 mg/kg/日より開始し，重症の臓器病変を認める際はステロイドパルス療法を行う．ステロイド抵抗性の場合はシクロホスファミドの点滴療法，内服を行う．アザチオプリン，メトトレキサートの併用や病態により血漿交換療法を行う場合がある
ANCA関連血管炎	炎症所見や病変部位に合わせ，プレドニゾロン30～60 mg/日の投与にて開始し，重症例や治療抵抗性である際はステロイドパルス療法，シクロホスファミド，アザチオプリンを併用する．顕微鏡的多発血管炎，多発血管炎性肉芽腫症ではリツキシマブも有効である

［日本皮膚科学血管炎・血管障害診療ガイドライン改訂版作成委員会：血管炎・血管障害診療ガイドライン2016年改訂版．日皮会誌127（3）：299-415，2017をもとに作成］

を行うことが重要となる．

C 治療

主な治療法

基本的な治療薬は副腎皮質ステロイドであり，内服療法を主とするが，急性期あるいは重症例，治療抵抗例ではステロイドパルス療法や免疫抑制薬の併用療法を行う．各血管炎の治療について，**表Ⅸ-16**に示す．

治療経過・予後

血管炎のサイズや病変臓器の有無により寛解率や再燃率は異なるが，いずれにしても発症早期に治療を開始することが生命予後の改善には重要となる．

●**引用文献**

1）Jennette JC et al：2012 revised International Chapel Hill Consensus Conference Nomenclature of Vasculitides. Arthritis Rheum 65：1, 2013
2）Sada KE et al：A nationwide survey on the epidemiology and clinical features of eosinophilic granulomatosis in Japan. Mod Rheumatol 24：640, 2014
3）藤井隆夫：血管炎—総論．リウマチ病学テキスト，改訂第2版，日本リウマチ財団 教育研修委員会，日本リウマチ学会 生涯教育委員会（編），p.238，2016

8 原発性免疫不全症候群

A 病態

原発性免疫不全症候群とは

原発性免疫不全症候群は，免疫系に重要な役割を果たしている分子の先天的な遺伝子異常により，生体防御機構が破綻し，種々の微生物による反復感染や感染の長期化をまねいて易感染性を呈する疾患である．先天性免疫不全症候群ともよばれる．厚生労働省の指定難病に指定されている．

分類

免疫系は，① B 細胞による液性（抗体）免疫系，② T 細胞や NK 細胞による細胞性免疫系，③ 好中球やマクロファージなどによる食細胞系，④ 補体系，に大別され，原発性免疫不全症はそれらの欠陥細胞や分子の種類によって区別される．国際免疫学会連合（International Union of Immunological Societies：IUIS）の原発性免疫不全症分類専門委員による分類に準じて分類されている．分類の詳細については，難病情報センターの原発性免疫不全症候群〔http://www.nanbyou.or.jp/entry/254〕（最終確認：2018 年 3 月 20 日）を参照のこと．

疫学

出生 10 万あたり 2～3 人の発症頻度である．日本では X 連鎖無ガンマグロブリン血症，分類不能型免疫不全症，慢性肉芽腫症が比較的多くみられる[1]．

症状・病変・合併症

反復感染，重症感染，難治感染，持続感染，日和見感染などの易感染性が主な症状である．抗体産生不全では，① 中耳炎や副鼻腔炎などの反復性気道感染，② 肺炎，髄膜炎，敗血症などの重症細菌感染，③ 気管支拡張症，④ 膿皮症，⑤ 化膿性リンパ節炎，⑥ 慢性下痢症，などがみられる．細胞性免疫不全の場合は，① 難治性口腔カンジダ，② ニューモシスチス肺炎，③ ウイルス感染，の遷延・重症化がみられる．

アレルギー，自己免疫疾患（悪性貧血，溶血性貧血，特発性血小板減少症，自己免疫性肝炎など），悪性腫瘍（リンパ網内系腫瘍など）の合併が多い．

B 診断

どのような症状から疑われるか

表Ⅸ-17 に示す原発性免疫不全症候群を疑う 10 の徴候のうち，1 つ以上当てはまる場合は本疾患を疑う．

検査所見

免疫不全症が疑われたとき，白血球数（好中球，リンパ球），血清免疫グロブリン

表Ⅸ-17 原発性免疫不全症候群を疑う 10 の徴候

1. 乳児で呼吸器・消化器感染症を繰り返し，体重増加不良や発育不良がみられる
2. 1 年に 2 回以上肺炎にかかる
3. 気管支拡張症を発症する
4. 2 回以上，髄膜炎，骨髄炎，蜂窩織炎，敗血症や，皮下膿瘍，臓器内膿瘍などの深部感染症にかかる
5. 抗菌薬を服用しても 2ヵ月以上感染症が治癒しない
6. 重症副鼻腔炎を繰り返す
7. 1 年に 4 回以上，中耳炎にかかる
8. 1 歳以降に，持続性の鵞口瘡（がこうそう），皮膚真菌症，重度・広範な疣贅（ゆうぜい）（いぼ）がみられる
9. BCG による重症副反応（骨髄炎など），単純ヘルペスウイルスによる脳炎，髄膜炎菌による骨膜炎，EB ウイルスによる重症血球貪食症候群に罹患したことがある
10. 家族が乳幼児期に感染症で死亡するなど，原発性免疫不全症候群を疑う家族歴がある

（Jeffrey Modell Foundation：10 Warning Signs of Primary Immunodeficiency より 2010 年改変）

［厚生労働省原発性免疫不全症候群調査研究班（2010 年改訂）より引用］

値（IgG，IgA，IgM），血清補体価（CH50）などを調べる．好中球数 1,000/mL 以下，免疫グロブリン値が年齢相応の基準値の 50% 以下（IgG 200 mg/dL，IgA 5 mg/dL 以下は異常），CH50 値が測定限界以下の場合には異常を考える．T 細胞数（CD3 陽性リンパ球数），B 細胞数（CD19/CD20 陽性リンパ球数），phytohemagglutinin（PHA）刺激に対するリンパ球増殖反応，遅延型皮膚過敏反応を調べる．血清 IgG 値が正常にもかかわらず，肺炎・中耳炎を反復する場合は，選択的 IgG サブクラス欠損症を疑い IgG サブクラスを測定する．好中球，血清免疫グロブリン値に異常はないが，化膿性皮膚感染症を反復する場合は，好中球の殺菌能，nitroblue tetrazolium（NBT）還元能，活性酸素産生能などを調べる．

確定診断

上記の検査により，それぞれの細胞の機能不全や分子不全などをある程度推定することが可能であり，特徴的な症状より臨床診断可能な症候群も存在する．ほとんどの疾患では責任遺伝子が同定されており，確定診断のためには遺伝子解析が必要であり，専門施設に依頼する．

C 治療

主な治療法

原発性免疫不全症では，感染症が致死的となることがあるため，感染症ならびに起因微生物を迅速かつ正確に診断し，適切な抗菌薬を投与する．ST 合剤の予防内服も有用である．複合免疫不全症や抗体産生不全症では，定期的な免疫グロブリン置換療法が行われる．静注用免疫グロブリンを 3〜4 週間ごとに 200〜400 mg/kg の投与を行い，投与前の IgG 値（trough level）を 500 mg/dL 以上に維持する．原発性免疫不全症の多くで骨髄移植が行われ，なかでも重症複合免疫不全症は骨髄移植のよい適応である．一部の疾患では遺伝子治療も成功している．

予防

日常生活指導として，うがい・手洗いの励行，感染予防薬の内服などの感染予防が重要である．BCG を含め，予防接種は原則禁忌である．

●引用文献

1）Primary Immunodeficiency Datebase in Japan〔http://pidj.rcai.riken.jp/public_about.html〕（最終確認：2017 年 8 月 24 日）

9 成人スチル病

A 病態

成人スチル病とは

成人スチル病（adult Still's disease：ASD）は，**弛張熱***，関節炎，淡いピンク色の皮疹（**サーモンピンク疹**，p.230 参照）を三主徴とする全身性炎症性疾患で，厚生労働省の指定難病に指定されている．若年者における不明熱の重要な鑑別疾患のひとつである．

* **弛張熱**：39℃以上の高熱が 1 日 1〜2 回生じ，解熱（日差 1℃以上）はするが，37℃以上が持続するスパイク状の熱型を呈する発熱．

疫学

最近の全国調査では，日本では罹病者は4,760人，有病率は10万人あたり3.9人と推定されるまれな疾患である．発症は若年に多いが，中高年での発症も少なからず存在する．男女比は1：1.3でやや女性に多い[1]．

発症機序

原因不明であるが，遺伝的要因に加えて，感染症などの環境因子が引き金となり，マクロファージやT細胞の活性化と，それに伴う炎症性サイトカインの過剰発現が全身の炎症反応を引き起こすと推定される[2]．

症状・病変・合併症

典型的な発熱パターンは**弛張熱**である．特徴的な皮疹は**サーモンピンク疹**とよばれ，瘙痒感の乏しい淡いピンク色の丘疹状の紅斑が体幹，四肢を中心に出現する．皮疹は体温の上昇とともに明瞭化し，解熱とともに消褪することがある．

関節炎は肩，肘，手，膝，足などの中～大関節に多い．**咽頭痛**も頻度が高く，発症初期に多い．肝脾腫やリンパ節腫脹も過半数で認める．まれではあるが，間質性肺炎や心膜炎・胸膜炎などの臓器障害が生じることがある．また，薬剤アレルギーを生じやすい．

本疾患の重症化に伴って出現する重篤な合併症として，**播種性血管内凝固症候群**（disseminated intravascular coagulation：**DIC**），**マクロファージ活性化症候群**（macrophage activation syndrome：**MAS**）*が重要である．

B 診断

どのような症状から疑われるか

ASDは，若年者における**不明熱**や多関節炎の重要な鑑別疾患のひとつである．サーモンピンク疹や後述する血液検査でのフェリチン著増などで疑われることが多い．

診断の進め方・確定診断の方法

1）血液検査

血液中の炎症反応（白血球数，CRP，赤沈）が上昇する．肝障害（AST，ALT上昇）の頻度が高い．また，本症の特徴として血清フェリチンの著増が80％で認められる．

抗核抗体やリウマトイド因子など，自己抗体は通常陰性である．

2）確定診断

画像検査，病理組織学的検査で，診断においてとくに有力なものはない．単独で診断の決め手となる検査はなく，臨床所見を組み合わせて行う．また，悪性リンパ腫などの悪性疾患や感染症の除外も重要である．

診断には，山口らの分類基準を用いることが多い（**表Ⅸ-18**）．

C 治療

主な治療法

治療は主に副腎皮質ステロイド（中等量）で行う．重症例ではステロイドパルス療法も行われる．副腎皮質ステロイド治療に抵抗性の場合は免疫抑制薬を併用する．

治療経過・予後

副腎皮質ステロイドは病状に応じて減量する．通常は副腎皮質ステロイドに反応するが，減量中に再燃することも少なくない．また，感染症を契機に再燃すること

** **マクロファージ活性化症候群**：マクロファージの過剰な活性化と高サイトカイン血症が進行し，成人スチル病の悪化に加え，血球の貪食，DICなどを起こし，多臓器障害にいたる重篤な病態．*

表Ⅸ-18 成人スチル病の分類基準（Yamaguchi らの分類基準）

大項目
39℃以上の発熱，1 週間以上持続
関節痛または関節炎，2 週間以上持続
定型的皮疹
80% 以上の好中球増加を含む 10,000/mm^3 以上の白血球増多
小項目
咽頭痛
リンパ節腫脹あるいは脾腫
肝機能異常
リウマトイド因子および抗核抗体陰性
除外項目
感染，悪性腫瘍，膠原病
大項目 2 項目以上を含む 5 項目以上で成人スチル病と診断する．ただし，除外項目は除く 血清フェリチン高値（正常上限の 5 倍以上）は診断の参考とする

［Yamaguchi M et al：Preliminary criteria for classification of adult Still's disease. J Rheumatol 19 (3)：424, 1992 より引用］

があり，注意が必要である．生命予後は良好で，死亡例はまれである．死亡例は，MAS や DIC 合併例で多い．

●引用文献

1）Asanuma YF et al：Nationwide epidemiological survey of 169 patients with adult Still's disease in Japan. Mod Rheumatol 25 (3)：393, 2015
2）Efthimiou P, Georgy S：Pathogenesis and management of adult-onset Still's disease. Semin Arthritis Rheum 36 (3)：144, 2006

10 IgG4 関連疾患

A 病態

病因

厚生労働省の難病に指定されている疾患であり，免疫グロブリンのひとつである IgG のサブクラスの IgG4 が関与すると考えられているが，病因は明らかでない．分化した CD4 陽性 T 細胞が活性化された B 細胞とともにマクロファージ，筋線維芽細胞や線維芽細胞を活性化して線維化を引き起こし，ネガティブフィードバックとして IgG4 が産生されると考えられている[1]．

疫学

IgG4 関連疾患の概念を作るきっかけとなった自己免疫性膵炎は，人口 10 万人あたり 2.2 人の患者がいると推定される[1]．疾患概念がまだ広く知られていないため，IgG4 関連疾患患者の実人数はさらに多いと考えられる．大多数は高齢の男性である．

症状・病変

ミクリッツ（Mikulicz）病でみられる IgG4 関連唾液腺炎，涙腺炎は特徴的で（**図**

Ⅸ-12），容貌の変化に気づいて眼科や耳鼻科を受診し，診断されることが多い．内臓病変は，硬化性胆管炎，自己免疫性膵炎，尿細管間質性腎炎，後腹膜線維症が多く，ほとんどが無症状で，偶然に画像検査で発見されることが多い．リンパ節腫脹を認めることも多い．

もう少しくわしく

IgG4 関連疾患の呼称について

2001 年に浜野らが自己免疫性膵炎患者の血清 IgG4 が高値であることを発見し，後に山本らがミクリッツ病患者でも血清 IgG4 が高値であることを報告した．それ以降，日本を中心に報告が増え，単臓器だけの傷害にとどまらず，多臓器病変を認める全身性疾患であると考えられるようになり，2010 年より IgG4 関連疾患（IgG4-related disease）と呼称が統一されている．

B 診断

診断基準を**表Ⅸ-19** に示す．血清 IgG4 が 135 mg/dL 以上であれば，傷害臓器からの病理組織学的診断を行うことで確定診断がつく．リンパ節組織は，非特異的な病理組織像が多いため，リンパ節以外の臓器での病理組織学的診断も必要となる．傷害臓器は，唾液腺，涙腺，肺，胆管，膵臓，腎臓，前立腺，後腹膜，大動脈周囲など全身のあらゆる臓器であり，IgG4 陽性形質細胞の浸潤，閉塞性静脈炎と花むしろ状の線維化の所見を認めれば診断が確定する[1,3]．2011 年に厚生労働省岡崎班・梅原班より，IgG4 関連の包括診断基準が作成された[4]（**表Ⅸ-19**）．

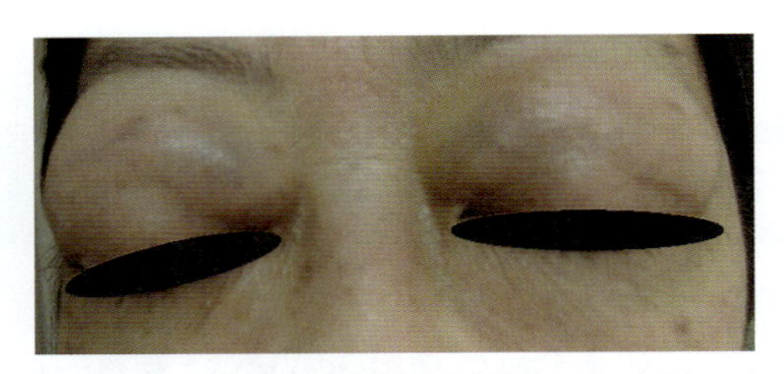

図Ⅸ-12　著明に腫大した涙腺（ミクリッツ病）

もう少しくわしく

ミクリッツ病

1888 年にミクリッツ（Mikulicz）が，持続する涙腺，耳下腺の腫脹を認める症例を報告し，新たな疾患概念を提唱したが，病理組織像がシェーグレン症候群に類似していたためその亜型だと長く考えられてきた．2005 年に山本ら[2]がミクリッツ病患者の血清 IgG4 の高値と傷害組織での IgG4 陽性形質細胞の浸潤が特徴であることを発見し，両者が異なる疾患であることを明らかにした．IgG4 関連疾患の概念を確立するきっかけとなった疾患のひとつである．

表IX-19 IgG4 関連疾患の包括診断基準（2011 年）

包括診断基準
1）臨床的に単一または複数臓器に特徴的なびまん性あるいは限局性腫大，腫瘤，結節，肥厚性病変を認める 2）血液学的に高 IgG4 血症（135 mg/dL 以上）を認める 3）病理組織学的に以下の 2 つを認める ①組織所見：著明なリンパ球，形質細胞の浸潤と線維化を認める ② IgG4 陽性形質細胞浸潤：IgG4/IgG 陽性細胞比 40% 以上，かつ IgG4 陽性形質細胞が 10/HPF を超える
上記のうち，1）＋ 2）＋ 3）を満たすものを確定診断群（definite），1）＋ 3）を満たすものを準確診群（probable），1)＋ 2）のみを満たすものを疑診群（possible）とする ただし，できる限り組織診断を加えて，各臓器の悪性腫瘍（がん，悪性リンパ腫など）や類似疾患，（Sjögren 症候群，原発性硬化性胆管炎，Castleman 病，二次性後腹膜線維症，多発血管炎性肉芽腫症，サルコイドーシス，好酸球性多発血管炎性肉芽腫症など）と鑑別することが重要である

本基準により確診できない場合にも，各臓器の診断基準により診断ができる．

C 治療・予後

中等量の副腎皮質ステロイド（プレドニゾロン換算で 30 mg/ 日）を使用する．傷害のある臓器や程度により投与量や投与期間は異なるが，治療反応は比較的よく，予後もよい．完全に中止すると再燃することが多い．難治例は，免疫抑制薬や抗 CD20 モノクローナル抗体（リツキシマブ）での治療報告がある[3]．

●引用文献

1）Kamisawa T et al：IgG4-related disease. Lancet 385（9976）：1460, 2015
2）Yamamoto M et al：Clinical and pathological differences between Mikulicz's disease and Sjögren's syndrome. Rheumatology（Oxford）44（2）：227, 2005
3）高橋裕樹ほか：IgG4 関連疾患．日内会誌 103：2520，2014
4）Umehara H et al：Comprehensive diagnostic criteria for IgG4-related disease（IgG4-RD）, 2011. Mod Rheumatol 22（1）：21, 2012

11 リウマチ性疾患患者の看護

リウマチ性疾患の看護の目標は，患者の quality of life（QOL）を最大限まで高めることである．リウマチ性疾患の中で最も患者数の多い関節リウマチの診療に関して，医師と患者が「共同意思決定」を行いながら「目標に向けた治療（treat to target：T2T）」を実現するという指針が，欧州リウマチ学会（European League Against Rheumatism：EULAR）から提唱されている[1]．有効性の高い薬剤も開発され治療目標の達成が可能となってきたものの，患者が治療方針を十分理解できず医師の考えと乖離が生じ，最適な治療ができない場合がある．他のリウマチ性疾患も同様で，医師だけで患者支援を行うのはむずかしく，看護師の役割は大きい．本項では，リウマチ性疾患患者の看護支援を行ううえで必要な課題について解説を行う．

A リウマチ性疾患患者の身体・心理・社会的特徴

リウマチ性疾患は発熱や関節痛，腹痛など全身に多彩な症状を引き起こす可能性がある．また病気を治療するための薬剤が副作用を引き起こす場合もある．病状の悪化を防ぎ，副作用を早期発見するには，医療者がささいな病状の変化に気づくことも重要であるが，患者自身が病気や薬剤について理解し，体調の評価と自己管理を行うことが必要で，患者教育が不可欠となる．

また病気が原因で，仕事や学業，家事，結婚や出産などを含めた日常生活や社会生活に支障をきたす場合もしばしばみられる．あたり前に送っていた日々の暮らしができなくなり，病状だけでなく経済面を含め将来についてさまざまな不安や心配が生じる．

このような状況の中，病気と付き合いながら最適な暮らしができるようにするには，身体面だけでなく，社会生活面や心理面への医療者による支援が不可欠であり，その中でも患者に最も身近な存在としての看護師の役割は大きい．

B 看護アセスメント

患者の QOL の向上のためには，日々の暮らしも含めた生活者として患者を理解する必要がある．以下の①～⑤などについて評価を行う．

① 病歴（現病歴，家族歴，既往歴など）．
② 身体的側面（リウマチ性疾患特有の症状，疾患活動性，日常生活動作，合併症，薬の副作用など）．
③ 日常生活の状況（食事や着替え，排泄，買い物や掃除，洗濯などの家事など）．
④ 精神的側面（抑うつ傾向や不安など）．
⑤ 社会的側面（職業，学業，家庭内の役割，家族や友人，同僚，地域の支援，医療保険の種類や，公的支援〔介護保険，身体障害者の認定など〕）．

C 疾患活動性の評価

各疾患の病態や症状についての理解がまず必要である．治療方針を決める際には疾患活動性の総合指標が用いられることが多い．関節リウマチで疾患活動性の評価に最も使われている総合指標は，DAS28-CRP（もしくは ESR）（p.244 参照）で，この値により高・中・低疾患活動性，寛解に分けられ，治療強化が必要かどうか判断を行う．また，全身性エリテマトーデスでは SLEDAI（p.253 参照）が総合指標として用いられる．

D 治療方針の確認と副作用対策

治療方針は各疾患のガイドラインに基づき年齢や合併症，疾患活動性などを総合しながら医師と患者が相談のうえ決定される．看護師は治療方針を確認し，患者の理解度を確かめながら必要な情報を提供する．合併症や副作用の予防，早期発見のための説明も重要である．

メトトレキサートは，週1〜2日の服用後に，休薬が必要で，服薬確認が重要である．葉酸が不足すると肝障害や骨髄抑制などが起こり，葉酸を含む青汁などを摂取すると効果が減弱する．肝障害を起こす飲酒は控えるよう指導する．間質性肺炎にも注意を要し，咳や息切れなど呼吸器症状があればすぐに医療機関への受診を勧める．

副腎皮質ステロイドは，感染症や骨粗鬆症，糖尿病，高血圧など多彩な副作用を引き起こす．副作用を懸念し，またムーンフェイス（満月様顔貌）など容貌の変化のため，薬を減量・中断する場合があるが，副腎不全*を起こす危険があり，自己調節しないよう説明が必要である．

生物学的製剤や免疫抑制薬，副腎皮質ステロイドを使用する場合，B型・C型肝炎ウイルスや肺結核の有無を確認する．感染症については，肺炎や胃腸炎，尿路感染，蜂窩織炎などさまざまな臓器に起こり，ニューモシスチス肺炎のように治療が遅れると重篤化する場合もあるので，普段と異なる症状があれば遅れずに医療機関を受診するよう患者への教育が重要である．とくにIL-6阻害薬で治療中は炎症反応が抑制されるため，感染時でもCRPが上昇しにくく，また発熱や倦怠感などの症状も出にくい．少しでも症状があればすぐに受診し，積極的に検査を受けるよう勧める．

骨粗鬆症でビスホスホネート製剤を服用している場合，歯の状態がわるいと顎骨壊死が起こる可能性がある．口腔ケアの指導と同時に，歯科に相談するように勧める．

E 日常生活の工夫

病状の悪化や合併症を防ぐため，日常生活にも注意を払うことが必要である．

① 適度な運動：関節可動域を維持し，筋力低下を防ぎ，心肺機能を維持するためにも，医師の指導のもと適度な運動や体操を行う．

② 保温：関節痛がある場合，関節を冷やさないよう服装を工夫する．

③ 睡眠：睡眠障害は痛みと関連する場合があり，十分な睡眠を確保する．

④ 禁煙：喫煙は環境要因のひとつとして関節リウマチの発症と関連する．呼吸器感染症のリスクも高めるため，禁煙指導する．

⑤ ストレス：精神的ストレスは痛みに関連する可能性がある．不安や心配事はひとりで悩まずに，家族や友人，医療従事者に相談するよう説明する．

⑥ 関節保護：関節に負担がかかる動作は避ける．動作を助けるだけでなく変形を予防する意味でも自助具を活用する．膝への負担を減らすため，洋式への生活スタイルの変更など生活も見直す．

* **副腎不全**：副腎皮質機能低下症のこと．副腎皮質ステロイドを長期服用すると副腎から分泌されるステロイドホルモンの産生が抑制される可能性がある．その状況で副腎皮質ステロイドの服用を急激に減量・中止するとステロイド欠乏をきたし，悪心や嘔吐，腹痛，下痢，脱力，意識障害など多彩な症状を起こす可能性がある．重篤な場合は副腎クリーゼ（ステロイドの急激な欠乏により生じる循環不全〔低血圧，循環血液量減少性ショック〕を中心とした病態）を起こし，迅速かつ適切な治療が行われないと致死的となる．

⑦ 食事：骨粗鬆症ではCaを，貧血ではFeの摂取を心がけるが，薬剤性Ca上昇や慢性炎症性貧血あるいは腎性貧血の可能性もあり，主治医への確認が必要である．肥満は関節に負担をかけ，生活習慣病とも関連するので，過度なカロリー摂取は避ける．
⑧ 清潔：手洗いやうがい，口腔ケア，シャワーなど皮膚・粘膜を清潔に保つことが重要である．爪白癬や巻き爪など，足の状態確認も必要である．

F 心理的支援とコミュニケーションスキル

患者は発症時だけでなく，どの時期においてもさまざまな不安を抱えている．心理面の配慮と医療者との良好なコミュニケーションは，患者の不安を軽減するだけでなく，患者中心の治療を進めアドヒアランスを向上させるうえでも重要である[2)]．

心理支援については，まず傾聴*1や受容・共感*2などの心理支援の基本姿勢の習得が必要である．

コミュニケーションについては，言語的と非言語的に分類できる．言語的コミュニケーションでは言葉を手段として用いる．「はい」「いいえ」で答えられる閉じられた質問だけでなく，相手が自由に答えられる開かれた質問を行い，患者が自身の気持ちを十分話せるように配慮することが重要である．非言語的コミュニケーションは言葉以外の態度や行為などを手段として用いる．言葉として表現できない思いは，表情，動作，視線などで感じとっていくことが必要である．

G 社会的支援

難病指定を受けている疾患もあり，また年齢や居住地域により利用できる公的医療・福祉制度も異なる．最大限に制度を活用できるよう，医療ソーシャルワーカーとともに個々の患者に合わせた情報提供を行う．また，医療者だけでなく，家族や周囲の支援も重要であり，患者会や各医療施設の患者向けの支援体制についても説明を行う．

H セルフマネジメントのために

患者が自己管理を行うには，まず知識と技術の習得が必須であり，看護師は患者の理解度に合わせて情報提供を行う．同時に重要なことは，患者自身の意思である．臨床現場では，「看護師さんお願いします」など依存傾向を示す患者によく出会う．自己管理に踏み出すモチベーション向上のためのひとつの案は，「自分なりの目標」を患者自身に設定してもらうことである．目標を患者と共有し，目標達成のための行動計画を設定し，ひとつずつクリアしていくことにより自己管理に導くことが可能となる．

*1 **傾聴**：先入観や自分の価値基準にとらわれずに，患者の言葉に積極的に耳を傾けることであり，このような姿勢を示すことで患者は，自分の気持ちを率直に話すようになる．
*2 **受容・共感**：患者の隠された思考や感情の中に入っていき，相手の気持ちを自分自身のものとして受け取り，理解しようとすることであり，人が人を理解しようとするときに重要な姿勢である．

おわりに

EULARより提唱された看護師の役割についてのリコメンデーション[3]では，病気と治療に関する教育や自己管理に関する指導，心理的支援，患者の望む治療目標の達成への寄与など，多くの課題が提唱されている．医療者の視点と患者の視点を兼ね備えながら，他職種とも協働でこれらの課題解決に向けて取り組むことが，患者のQOLの向上につながると考えられる．

●引用文献

1) Smolen JS et al：Treating rheumatoid arthritis to target：recommendations of an international task force. Ann Rheum Dis 69 (4)：631, 2010
2) McCabe C：Nurse-patient communication：an exploration of patients' experiences. J Clin Nurs 13 (1)：41, 2004
3) van Eijk-Hustings Y et al：EULAR recommendations for the role of the nurse in the management of chronic inflammatory arthritis. Ann Rheum Dis 71 (1)：13, 2012

索引

和文索引

欧文索引

看護学テキスト NiCE
病態・治療論［10］　感染症／アレルギー／膠原病

2019年7月20日　発行

編集者　竹末芳生，一木　薫，
　　　　佐野　統，東　直人
発行者　小立鉦彦
発行所　株式会社　南　江　堂
〒113-8410　東京都文京区本郷三丁目42番6号
☎（出版）03-3811-7189（営業）03-3811-7239
ホームページ　https://www.nankodo.co.jp/
印刷・製本　三美印刷

定価は表紙に表示してあります．
落丁・乱丁の場合はお取り替えいたします．
ご意見・お問い合わせはホームページまでお寄せください．

Printed and Bound in Japan
ISBN978-4-524-23751-7